ポケット版 改訂

せん妄の臨床

リアルワールド・プラクティス

A clinical overview of delirium
through the real-world practice
Revised Edition

著 和田 健
広島市立広島市民病院 精神科

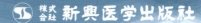
株式会社 新興医学出版社

A clinical overview of delirium
through the real-world practice
Revised Edition

Ken Wada

©Revised edition, 2019 published by
SHINKOH IGAKU SHUPPAN CO. LTD., TOKYO.
Printed & bound in Japan

初版の序

　総合病院に勤務する精神科医にとって，せん妄とは最もしばしば対応を求められ，その結果如何によって自分の臨床力の一部が評価されるような気持ちになってしまう緊張させられる疾患であると言えるだろう。典型的なケースは別にして鑑別診断にも迷うことが多いし，臨床症状や発症経過，治療中の身体疾患やその治療薬，検査データなどさまざまな要因を整理，解釈して見立てをしなければならない。治療的介入には何よりスピードが求められるし，限られた入院期間の中でどこをゴールとするのか考えつつ，担当看護師や担当医，家族とコミュニケーションをとりながら治療にあたる必要がある。選択した薬物療法が奏効しないばかりか有害事象を引き起こしてしまい，自分自身がひどくへこむこともある。精神科医にとってストレスフルな疾患であるとも言えるが，日々せん妄は発症しているので，ひるんではいられない。

　今後わが国では加速度的に高齢化社会が進行し，必然的に入院患者は高齢化するとともに認知症を持つ患者の比率も高まり，せん妄の発症は増加すると思われる。医療経済的にも入院医療の効率化が強く求められている中，せん妄の合併はさまざまなリスクの拡大や，在院日数の延長などによる医療コストの増加に直結する。医療経済，医療安全の問題としてもせん妄への適切な対応が求められている。

　本書は，一般医療の最前線で奮闘している精神科医や看護師を含む医療スタッフがせん妄への対応を求められたときに，何かしら役に立つのではないかと考えながら書いたものである。アートとか技と呼べるようなものでもなく，筆者のこれまでの日常臨床での試行錯誤の寄せ集めの間に，文献からの

知見をはさみこんだ症例集と言えるかも知れない。ビジュアルにぱっと見て理解しやすい構成にはしなかったが，できるだけ具体的にイメージが湧くようにと思案しながら書いたつもりである。総合病院に勤務する精神科医が複合的な要因によって減少する一方，せん妄をはじめとした精神医学的ニーズが日々増大していることにより看過すべきでないミスマッチを生じている臨床現場で，本書が少しでもお役に立てばこの上ない喜びである。

　本書の執筆にあたり，まだまだ未熟な筆者をご推薦くださった川崎医科大学精神医学教室名誉教授 渡邊昌祐先生に厚く御礼を申し上げたい。また筆者に多くの臨床経験をもつ場を与えていただき，ともに悩みながら仕事をさせていただいている岡山大学精神神経病態学教室ならびに広島大学精神神経医科学講座の先輩，同僚の先生方に感謝を申し上げたい。中でも，広島市立広島市民病院元副院長，佐々木メンタルクリニック院長の佐々木高伸先生，川崎医科大学精神医学教室教授の山田了士先生には，総合病院精神科医の先駆者あるいはロールモデルとして非常に多くのことを教えていただき，心より感謝している。また，何度となく締め切りを延長することになり，多大なご迷惑をおかけしたにもかかわらず終始励ましをいただいた新興医学出版社の林峰子さまには厚く御礼を申し上げたい。

　また，本書で提示した症例については，プライバシー保護の観点から修正を加えている部分があることをご了承いただきたい。

平成 24 年 3 月

改訂にあたって

　2012年に「せん妄の臨床―リアルワールド・プラクティス―」を上梓することができ，一定数の方が手に取り，目を通してくださった。今回，新興医学出版社より改訂版を出すようにお声かけがあり，できあがったのが本書である。

　総合病院に勤務するリエゾン精神科医にとって，せん妄は最重要課題である。対応の結果如何によって自分の臨床能力が評価され，「使える精神科医」なのかどうか見定められているような気持ちにさせられる。日々の臨床場面では，症状や発症経過，治療中の身体疾患やその治療薬，検査データなどさまざまな要因を整理，解釈して見立てをしなければならない。治療的介入にはスピードが求められるし，限られた入院期間の中でどこをゴールとするのか考えつつ，病棟看護師や担当医，家族とコミュニケーションをとりながら治療にあたる必要がある。選択した薬物療法が奏効しないばかりか有害事象を引き起こしてしまい，自分自身がひどくへこむこともある。リエゾン精神科医にとってストレスフルな疾患であるとも言えるが，日々せん妄は発症しているので，コンサルテーションが減ることはない。

　今後わが国では加速度的に高齢化社会が進行し，入院患者においてさらなる高齢化と認知症を持つ患者の増加によって，せん妄の発症は増加すると思われる。せん妄の合併はさまざまなリスクの増大や，在院日数の延長などによる医療コストの増加に直結し，医療安全，医療経済の問題としても喫緊の課題である。また，地域医療構想によって地域・在宅ケアが推し進められれば，地域で生活する高齢者でもせん妄が今後大きな課題となる可能性が高い。

改訂にあたって

第1版を上梓後，せん妄の臨床においてふたつの大きなトピックがあったと個人的には考えている。第1に，2012年度から精神科リエゾンチームが診療報酬上位置づけられ，コンサルテーション・リエゾンサービスがチーム医療によって提供されるようになった。リエゾン精神科医が個人プレイで行ってきた活動が，リエゾンナース，リエゾン心理士などとの協働によって提供できる体制になったのである。第2には，せん妄の予防的介入への関心の高まりがある。非薬物療法的介入に加えて予防的薬物療法のエビデンスも出てきており，せん妄の臨床がコンサルテーション・モデルからリエゾン・モデルへと転換しつつある。そしてリエゾン・モデルに基づいた早期介入を推進するために，精神科リエゾンチームがさらに重要な役割を果たすだろう。

本書は，一般医療の最前線で奮闘しているリエゾン精神科医や看護師を含む医療スタッフがせん妄患者への治療およびケアを行うときに，具体的な参考となるようにと考えながら書いたものである。第Ⅰ章理論編では，知識の整理にも役立つよう，文献についてはできるだけアップデートを行い，予防の章を追加した。第Ⅱ章実践編では，初版同様筆者が日常臨床で試行錯誤した症例を中心に文献的考察を合わせて解説した。総合病院に勤務するリエゾン精神科医が複合的な要因によって減少する一方，せん妄をはじめとした精神医学的ニーズが日々増大している現実により看過できないミスマッチを生じている臨床現場で，本書が少しでもお役に立てばこの上ない喜びである。

本書の執筆にあたり，まだまだ未熟な筆者をご推薦くださり，2018年10月に逝去された川崎医科大学精神医学教室名誉教授 渡邊昌祐先生に厚く御礼を申し上げたい。また，ともに日々悩みながら臨床をさせていただいている岡山大学精神神経病態学教室ならびに広島大学精神神経医科学講座の先輩，同僚の先生方に改めて感謝を申し上げたい。中でも，広島市立広島市民

病院元副院長，佐々木メンタルクリニック院長の佐々木高伸先生，岡山大学精神神経病態学教室教授の山田了士先生には，多くの臨床経験を積む場を与えていただいたとともに，リエゾン精神科医の先駆者かつロールモデルとして非常に多くの臨床実践を教えていただき，心より感謝している。また，終始励ましをいただいた新興医学出版社の林峰子さま，岡崎真子さまには厚く御礼を申し上げたい。

　また，本書で提示した症例については，プライバシー保護の観点から修正を加えている部分があることをご了承いただきたい。

令和元年5月

目 次

Contents

初版の序 ………………………………………………………………… *3*

改訂にあたって ………………………………………………………… *5*

第Ⅰ章　理論編

A　せん妄とは何か ……………………………………………………… *12*

B　せん妄の診断と症候学 ……………………………………………… *17*
　　1．せん妄の診断 ……………………………………………………… *17*
　　2．せん妄の症候学 …………………………………………………… *33*

C　せん妄の疫学 ………………………………………………………… *48*
　　1．せん妄の有病率，発症率 ………………………………………… *48*
　　2．せん妄の経過および予後 ………………………………………… *49*

D　せん妄の病態 ………………………………………………………… *53*
　　1．せん妄の病態仮説 ………………………………………………… *53*
　　2．せん妄の生理学的側面 …………………………………………… *56*
　　3．せん妄の生化学的側面 …………………………………………… *60*
　　4．せん妄における脳画像所見 ……………………………………… *64*

E　せん妄の病因 ………………………………………………………… *68*

F　せん妄の予防 ………………………………………………………… *76*
　　1．せん妄に対する非薬物療法的予防介入 ………………………… *77*
　　2．せん妄に対する予防的薬物療法 ………………………………… *84*
　　3．当院で行っているせん妄予防の取り組み ……………………… *91*

G　せん妄の治療法 ……………………………………………………… *99*
　　1．せん妄への初期対応の原則と治療の流れ ……………………… *99*
　　2．せん妄の症状改善をめざした薬物療法 ………………………… *105*
　　3．せん妄に対する薬物療法の使い分け …………………………… *113*
　　4．せん妄に対する非薬物療法的介入 ……………………………… *132*

目 次

第Ⅱ章　実践編

A　せん妄の診断のすすめ方および鑑別診断 ················· **140**
  1. せん妄の診断の流れ ································· 140
  2. 外来場面での対応 ································· 142
  3. 入院場面での対応（他科入院中に精神科コンサルテーションとなる場合）···· 144
  4. せん妄とうつ病との鑑別診断 ···················· 148
    症例 1 ································· 150
  5. せん妄と認知症との鑑別診断 ···················· 152
    症例 2 ································· 154
  6. せん妄と REM 睡眠行動障害との鑑別診断 ··········· 156
    症例 3 ································· 157

B　直接因子および併存疾患を考慮した薬物療法 ··········· **162**
  1. 脳血管障害に伴うせん妄 ························· 162
    症例 4 ································· 164
    症例 5 ································· 165
    症例 6 ································· 167
  2. 頭部外傷に伴うせん妄 ··························· 169
    症例 7 ································· 170
    症例 8 ································· 172
  3. 神経変性疾患に伴うせん妄 ······················ 174
    症例 9 ································· 177
  4. 中枢神経系の腫瘍性疾患に伴うせん妄 ············· 179
    症例 10 ································ 180
  5. 中枢神経系感染症に伴うせん妄 ·················· 182
    症例 11 ································ 183
  6. HIV 脳症に伴うせん妄 ·························· 185
    症例 12 ································ 186
  7. アルコール離脱症候群に伴うせん妄 ··············· 189
    症例 13 ································ 194
  8. 向精神薬を含む薬剤による中毒および離脱症候群に伴うせん妄 ··· 197
    症例 14 ································ 198
    症例 15 ································ 200

目 次

9. 肝疾患に伴うせん妄 ……………………………………… *202*
   症例 16 …………………………………………………… *203*
10. 透析患者を含む腎疾患に伴うせん妄 …………………… *206*
   症例 17 …………………………………………………… *207*
11. 電解質異常に伴うせん妄 ………………………………… *209*
   症例 18 …………………………………………………… *212*
   症例 19 …………………………………………………… *214*
12. 循環器疾患に伴うせん妄 ………………………………… *216*
   症例 20 …………………………………………………… *218*
   症例 21 …………………………………………………… *220*
13. 呼吸器疾患に伴うせん妄 ………………………………… *222*
   症例 22 …………………………………………………… *223*
14. 術後せん妄 ………………………………………………… *225*
   症例 23 …………………………………………………… *229*
   症例 24 …………………………………………………… *231*
15. 終末期せん妄 ……………………………………………… *234*
   症例 25 …………………………………………………… *236*

第Ⅲ章　症例編

症例 A　64 歳 男性 ………………………………………… *246*

症例 B　78 歳 男性 ………………………………………… *252*

症例 C　58 歳 男性 ………………………………………… *258*

症例 D　47 歳 女性 ………………………………………… *265*

索　引 …………………………………………………………… *273*

第 I 章
理論編

A　せん妄とは何か

B　せん妄の診断と症候学

C　せん妄の疫学

D　せん妄の病態

E　せん妄の病因

F　せん妄の予防

G　せん妄の治療法

第 I 章 ┃ 理論編

A せん妄とは何か

Key Point

● せん妄は精神科臨床において頻度の高い外因性精神障害の代表である.

● せん妄は軽度の意識混濁に種々の程度の意識変容を伴う意識障害の一型である.

● せん妄は時として患者の生命の危険に直結するリスクを有している.

● せん妄はコンサルテーション・リエゾンサービスにおいて,速やかな精神医学的介入を求められる最重要な精神疾患である.

　せん妄は精神科の日常臨床においてしばしば遭遇する精神症候群のひとつである. 精神疾患の病因を外因（身体因）, 内因, 心因と分類するなら, 外因性精神障害の代表ともいえる（**表1**）. すなわち, 何らかの身体疾患あるいは全身状態の変化に伴って, 後述するような一定の精神症状を呈し, 外因

● 表1 ● 精神疾患の原因分類

> **1. 外因性精神障害**：身体的な病因により生じる
> - 器質性精神障害：脳に一次病変あり
> - 症状性精神障害：身体疾患により二次的に生じる
> - 中毒性および薬剤性精神障害
>
> **2. 内因性精神障害**：脳に原因があるが特定できていない
> - 統合失調症
> - 双極性障害（躁うつ病）
>
> **3. 心因性精神障害**：心理的葛藤や現実的ストレスによる
> - 神経症
> - パーソナリティ障害

外因ではあらゆる精神症状が起こりうる.
上からの順に鑑別診断を考えてゆく.
心因らしく見えるものほど身体疾患が隠れていたりする.

12　　JCOPY 88002-586

A　せん妄とは何か

となった身体疾患が治癒すれば精神症状も改善するという経過をとるのが基本である[1]。多くの場合，比較的急速に，通常は時間あるいは日にちの単位で発症し，日内変動ともいわれる動揺性の経過をとることが多い。夜間せん妄という言葉があるように，夜間に症状が増強したり，症例によっては昼間ほぼ問題なく過ごし，夜間のみにせん妄をきたす場合も認められる。その病態の基礎には種々の程度の意識障害が存在する。

　意識障害は意識の深さの障害（意識混濁）と，意識の質の障害（意識変容）とに分類される。前者を意識の縦の変化とすれば，後者は横の変化ともいえる。意識混濁をまったく伴わずに意識変容が生じることはないといえるが，意識混濁が強い場合，たとえば Japan Coma Scale（JCS）で3桁に該当するような昏睡あるいは半昏睡になると意識変容は評価できなくなる。せん妄は通常，軽度の意識混濁にさまざまな程度の意識変容を伴った状態であり[2]，不穏興奮，焦燥，錯覚，幻覚や被害妄想などの精神症状が前景となることが多い。意識混濁の程度からいえば，一見覚醒しているように見える患者，すなわち JCS で評価するなら1桁の患者である場合が多い。もちろん不穏や興奮が強いときに診察すれば，明らかに過覚醒でかつ失見当識や錯覚，幻覚などをしばしば伴う。

　せん妄が臨床上問題となるのは，せん妄によりその患者の身体疾患に対する治療，検査，看護などにさまざまな程度の困難を生じ，患者の安全を脅かす場合が多いためである[3]。たとえば，ICU など集中治療の場において患者がせん妄を発症し，不穏興奮をきたせば，当然必要な安静は保てなくなり，静脈ラインやカテーテル，挿管チューブなどを自己抜去して直接生命の危険につながる事態もあり得る。したがって，せん妄は患者の生死に直結しかねない精神症候群であるともいえる。また，一般病棟においても同様に必要な静脈ラインやドレーン，カテーテル類の自己抜去はしばしば起こりうるし，転倒や転落の大きな危険因子となる。身体的にも看護必要度の高い患者にせん妄が発症すると，看護スタッフの負担は倍増する。また，興奮や危険な行為は目立たなくとも，昼夜リズムが乱れ，活動性が低下し，種々の認知障

害が消長する低活動型せん妄[1,4] をきたせば，離床やリハビリテーションが進まず，患者の ADL の低下や在院日数の延長[5,6] などの弊害につながる。

さらにせん妄はその症状が持続している期間のみならず，中長期的な予後を悪化させることが明らかとなってきている。Witlox らのせん妄の予後に関する観察研究のメタアナリシス[7]では，平均 1 年以上の観察期間で死亡率，施設入所，認知症の発症が有意に増加することが示されている。また，認知症発症には至らなくても，60 歳以上で心臓手術後に術後せん妄を生じた患者では 6 ヵ月後で 40％，12 ヵ月後でも 31％が術前の認知機能レベルまで回復しなかったとの報告[8] もある。

またせん妄は臨床的側面のみならず，医療資源の消費を増大させて医療費を押し上げ，医療経済的にも多大な影響をもたらしている[9]。70 歳以上の高齢入院患者を対象とした退院後 1 年間の観察で，入院時にせん妄を呈した患者ではせん妄がなかった患者に比べて 2.5 倍もの医療費が消費されていた[10]。せん妄を呈した患者では，1 人あたり年間 60516 ～ 64421 ドルも医療費が多くかかったと試算されていた。

内科，外科を中心とした救急医療を含む急性期医療を提供する総合病院では，身体的に重症な入院患者が多いため，しばしばせん妄が臨床上の問題となる[11]。入院患者が年々高齢化していることも，せん妄の発症率増加につながり，精神医学的対応へのニーズが拡大している。せん妄を発症した患者に対して，速やかに精神医学的介入を行い，当該身体疾患の治療が滞りなく進むように援助してゆくコンサルテーション・リエゾンサービスが，リエゾン精神科医の主たる役割である。患者の精神症状に対する適切な診断・治療に加えて，身体状況や予後の見通し，家族の希望やニーズ，退院または転院後の療養環境など多くの要因を考慮しながら，対応を進める姿勢が求められる。当該診療科の担当医や看護スタッフなどの治療チームと情報を共有し，協働することも不可欠となってくる。このようなチーム医療を通して，せん妄の早期発見や初期対応，あるいは予防的な介入など身体科スタッフの対応能力を向上させる教育的効果も非常に重要である。薬物療法を含む不適

A　せん妄とは何か

切な対応のためにせん妄を誘発および悪化させることのないよう，治療チームを支援し，レベルアップさせる必要がある。

　研究方法に議論はあるものの，スクリーニングを行ってせん妄を早期に発見し介入した場合と，通常の身体科医によるコンサルテーションに基づいて介入した場合とを比較すると，せん妄改善率および在院日数には差がないことが示されている[12]。一方，せん妄発症以前から行う薬物療法を用いない多面的な介入が，せん妄の発症を減少させ，医療経済的効果においても優れると報告されている[13,14]。Multicomponent Nonpharmacological Delirium Intervention とよばれる非薬物療法的介入のメタアナリシス[15]では，せん妄の発症を56％，転倒を62％減少させたと報告されている。すなわち，今後めざすべきせん妄への対応は，コンサルテーションに依存する reactive な対応のみでなく，発症予防あるいは早期発見につながるような proactive な対応であり，臨床的ならびに医療経済的に有用と考えられる[16]。

　2012年度の診療報酬改定で新設された「精神科リエゾンチーム加算」は，コンサルテーション・リエゾンサービスをチーム医療で行うよう後押しするものであり，2017年8月時点では全国150の医療機関が届け出を行っている（p67，コラム参照）。せん妄への対応は精神科リエゾンチームの主要な役割と考えられ，より早期かつ予防的な介入が広まっていくと期待される。

❖ 文　献 ❖

1) Lipowski ZJ：Delirium；Acute confusional state. Oxford University Press, New York, 1990

2) 平沢秀人，一瀬邦宏：せん妄．三好功峰，黒田重利編集：臨床精神医学講座10　器質・症状性精神障害．中山書店，東京，pp10-26，1997

3) 一瀬邦宏，中村　満，内山　真：せん妄へのアプローチ．山脇成人編集：新世紀の精神科治療4　リエゾン精神医学とその治療学．中山書店，東京，pp251-265，2002

4) Liptzin B, Levkoff SE：An empirical study of delirium subtypes. Br J Psychiatry **161**：843-845, 1992

5) 青木隆之，渡辺俊之，保阪　隆：せん妄と在院日数．保阪　隆監修：在院日数短縮化

第1章 | 理論編

をめざして. 星和書店, 東京, pp32-35, 2002

6) Thomason JWW, Shintani A, Peterson J, et al.：Intensive care unit delirium is an independent predictor of longer hospital stay：a prospective analysis of 261 non-ventilated patients. Critical Care **9**：R375-R381, 2005

7) Witlox J, Eurelings LS, de Jonghe JF, et al.：Delirium in elderly patients and the risk of postdischarge mortality, institutionalization, and dementia：a meta-analysis. JAMA **304**：443-451, 2010

8) Saczynski JS, Marcantonio ER, Quach L, et al.：Cognitive trajectories after postoperative delirium. N Engl J Med **367**：30-39, 2012

9) 岸　泰宏：せん妄の医療経済におけるインパクト. 医学のあゆみ **256**：1155-1158, 2016

10) Leslie DL, Marcantonio ER, Zhang Y, et al.：One-year health care costs associated with delirium in the elderly population. Arch Intern Med **168**：27-32, 2008

11) American Psychiatric Association：Practice guideline for the treatment of patients with delirium. American Psychiatric Association, Washington DC, 1999（日本精神神経学会監訳：米国精神医学会治療ガイドライン. せん妄. 医学書院, 東京, 2000）

12) Cole MG, McCusker J, Bellavance F, et al.：Systematic detection and multidisciplinary care of delirium in older medical inpatients：a randomized trial. CMAJ **167**：753-759, 2002

13) Inouye SK, Bogardus ST Jr, Charpentier PA, et al.：A multicomponent intervention to prevent delirium in hospitalized older patients. N Engl J Med **340**：669-676, 1999

14) Rizzo JA, Bogardus ST Jr, Leo-Summers L, et al.：Multicomponent targeted intervention to prevent delirium in hospitalized older patients：what is the economic value? Med Care **39**：740-752, 2001

15) Hshieh TT, Yue J, Oh E, et al.：Effectiveness of multicomponent nonpharmacological delirium interventions：a meta-analysis. JAMA Intern Med **175**：512-520, 2015

16) 岸　泰宏：コンサルテーション・リエゾン活動に特化した無床総合病院精神科の現状と今後. 精神神経学雑誌 **112**：1203-1209, 2010

B　せん妄の診断と症候学

B せん妄の診断と症候学

理論編

1 せん妄の診断

Key Point

診断

[せん妄の診断基準と評価スケール]

●せん妄の診断基準には ICD-10 と DSM-5 によるものがあるが，前者が使いやすい．

●せん妄は注意障害を基本とし，認知障害を伴って短期間のうちに出現し，変動性の経過をとる．

●診断基準項目を中心とした評価と患者ごとの症状に応じた評価を行うのが実際的である．

●看護スタッフ向けのスクリーニング用評価スケールは広く利用されるべきである．

❶ せん妄の診断基準

　せん妄の診断や評価には，いくつかの診断基準や評価スケールが利用されている。診断基準として頻用されているのは，米国精神医学会による DSM-5[1]（表2）と WHO による ICD-10[2]（表3）である。DSM-5 では，「病歴，身体所見，臨床検査所見からその障害が他の医学的疾患，物質中毒または離脱（すなわち，乱用薬物や医薬品によるもの），または毒物への暴露，または複数の病因による直接的な生理学的結果により引き起こされたという証拠がある」ことが求められている。実際の臨床では，直接的な証拠を特定することはしばしば困難で，心理的要因の関与が疑われたり，環境的要因が大きいと思われる場合もあるなど，DSM-5 の診断基準を厳密に適用すると診断がしづらくなってしまう。ICD-10 でも症状発現の原因と考えられる基礎疾

JCOPY 88002-586

17

第 I 章 ｜ 理論編

● 表 2 ● せん妄の診断基準 (DSM-5)

A. 注意の障害（すなわち，注意の方向づけ，集中，維持，転換する能力の低下）
および意識の障害（環境に対する見当識の低下）

B. その障害は短期間のうちに出現し（通常数時間～数日），もととなる注意
および意識水準からの変化を示し，さらに 1 日の経過中で重症度が変動す
る傾向がある

C. さらに認知の障害を伴う（例：記憶欠損，失見当識，言語，視空間認知，知覚）

D. 基準 A および C に示す障害は，他の既存の，確定した，または進行中の
神経認知障害ではうまく説明されないし，昏睡のような著しい覚醒水準の
低下という状況下で起こるものではない

E. 病歴，身体所見，臨床検査所見からその障害が他の医学的疾患，物質中毒
または離脱（すなわち，乱用薬物や医薬品によるもの），または毒物への
暴露，または複数の病因による直接的な生理学的結果により引き起こされ
たという証拠がある

(American Psychiatric Association：Diagnostic and Statistic Manual of Mental Disorders Fifth Edition (DSM-5). American Psychiatric Publication, Washington DC, 2013 (日本精神神経学会監修，高橋三郎，大野　裕監訳：DSM-5 精神疾患の診断・統計マニュアル．医学書院，東京，p588，2014))

● 表 3 ● せん妄の診断基準 (ICD-10)

以下のいずれの症状も軽重に関わらず存在しなければならない

(a) 意識と注意の障害
（意識は混濁から昏睡まで連続性があり，注意を方向づけ，集中し，維持，
そして転導する能力が減弱している）

(b) 認知の全体的な障害
（知覚のゆがみ，視覚的なものが最も多い錯覚及び幻覚．抽象的な思考と
理解の障害であるが，一過性の妄想を伴うこともある．即時及び短期記
憶の障害を伴い，失見見当識を示す）

(c) 精神運動性障害
（寡動あるいは多動で，予測不能な変化を示す．反応時間の延長）

(d) 睡眠―覚醒周期の障害
（不眠あるいは睡眠・覚醒周期の逆転）

(e) 感情障害，例えば抑うつ，不安あるいは恐怖，焦燥，多幸，無感情あるいは困惑

(World Health Organization：ICD-10 classification of mental and behavior disorder：Clinical description and diagnostic guideline. World Health Organization, Geneva, 1992 (融道男，他監訳：ICD-10 精神および行動の障害−臨床記述と診断ガイドライン（新訂版）．医学書院，東京，pp69-70，2005))

B　せん妄の診断と症候学

● 表 4 ● せん妄の症状による分類

●**過活動型せん妄**
24 時間以内に下記 2 項目以上の症状が新たに認められた場合
- 運動活動性の量的増加
- 活動性の制御喪失
- 不穏
- 徘徊

●**低活動型せん妄**
24 時間以内に下記 2 項目以上の症状が新たに認められた場合
活動量の低下または行動速度の低下は必須
- 活動量の低下
- 行動速度の低下
- 状況認識の低下
- 会話量の低下
- 会話速度の低下
- 無気力
- 覚醒の低下／引きこもり

●**混合型せん妄**
24 時間以内に，上記両方の症状が認められた場合

(Meagher D, et al.：A new data-based motor subtype schema for delirium.
J Neuropsychiatry Clin Neurosci 20：185-193, 2008 より引用)

患について言及されているが，直接的な根拠としてまでは求めておらず，まずはせん妄と診断してさらに原因の検索を進めるというアプローチがとりやすく，実際的である。

　DSM-5[1] ではせん妄の 3 つの病型を特定するように求められている（表4）[3]。せん妄としてまずイメージされやすく，治療的介入の対象となりやすいのは過活動型せん妄である。特に夜間に精神運動興奮や易刺激性，易怒性などを示し，衝動行為や点滴ライン，ドレーンの自己抜去，ベッドからの転落，転倒などのリスクにつながりやすい。低活動型せん妄は，夜間不眠ではあるが強い興奮や危険な行為には至らず，昼間にうとうと眠り込んで傾眠または過眠を呈し，無気力や的外れな応答が目立つなど一見認知症やうつ病のような印象を与える。看護上は身体的治療を進める上で支障となったり，事故やけがにつながる行為にまでは至らないことが多く，手がかからないと判断されて見過ごされやすい点が問題となる。混合型せん妄は上記の 2 型を24 時間以内に同時に満たし，1 日のうちに反復して現れることが多い。夜間

のみに興奮や攻撃性を示し，日中は比較的クリアで失見当識も目立たないいわゆる夜間せん妄は過活動型せん妄に分類されるが，日中に活動性低下や失見当識などが消長すれば混合型せん妄に分類される。したがって，これらの病型はまったく別の病態に基づくものではなく，注意および認知障害をベースに他の精神症状が異なるプロフィールで重畳していると考えたほうがよい。夜間には過活動型せん妄の症状が優勢となり，昼間は低活動型せん妄の症状が前景にたつ混合型せん妄の症例が多いことが反映されていると考えられる。

　高齢の入院患者を対象とした検討[4]では，病型が特定された275例のせん妄患者のうち，過活動型が21.5%，低活動型が38.5%，混合型が27.3%であった。せん妄の各病型についての総説[5]では，その病型の定義にもよるが，低活動型せん妄の頻度は7〜71%，平均で34.4%とされており，過活動型せん妄よりも多いとされている。ICU入室患者では，過活動型せん妄はまれで0〜2%，低活動型せん妄が45〜64%，平均で56%ともっとも多く，混合型せん妄は報告により幅があり，6〜55%，平均で23%とされている[6]。精神科へコンサルテーションとなる症例から受ける印象と異なる数字であるのは，前述したように低活動型せん妄が見過ごされやすい点が大きいと推測される。Delirium Rating Scale-R-98（DRS-R-98）で評価した各病型間での症状の相違については，過活動型せん妄では知覚異常，妄想，感情の不安定性，運動性焦燥の頻度が高く，低活動型せん妄では思考過程の異常と運動抑制の頻度が高かったと報告されている[7]。症状の重症度を比較すると，認知障害は3型間で有意な差は認めなかった[7]。低活動型せん妄の評価には，過活動型せん妄をターゲットに開発された評価尺度は使いにくく，Moritaら[8]が開発したCommunication Capacity Scale（CCS）が推奨されている[9]。

　分類して考える意義は，治療的介入について大まかな方針を立てる際に，まず何が問題かを把握しやすくする点にある。過活動型せん妄では適切な薬物療法によって危険な行動をコントロールし，リスクの軽減をめざすことが先決となり，低活動型せん妄では過度の鎮静は控え，昼夜リズムの確立に向けた働きかけを重視する。第二世代の抗精神病薬は低活動型せん妄には効果

B　せん妄の診断と症候学

理論編

診断

が乏しく，特に olanzapine（ジプレキサ®）や quetiapine（セロクエル®）は抗ヒスタミン作用による鎮静作用が影響しやすいとする報告[5] もある。また見過ごされることの少なくない低活動型せん妄に対して，より積極的な介入を促すために，せん妄の一型としての位置づけを明確にするという意義も有している。今後はより早期からの予防的な介入が求められ，低活動型せん妄への適切な対応はますます重要となると考えられる。

❷ せん妄の評価スケール

せん妄評価スケールについては，その目的によって大まかに3つに分類される[10]。第一はスクリーニングのため，第二は診断あるいは鑑別のため，第三は重症度評価のためである。海外で開発されて日本語版が作成されているものと，わが国で開発されたものとがある（表5）[10]。日本語版の評価スケールの信頼性と妥当性については未検証のものもあり，臨床研究に用いる際にはその有用性を考慮して使用する必要がある。

精神科医が日常臨床において評価スケールを使用する目的は，まず DSM-5[1] ないし ICD-10[2] に基づいてせん妄を診断した上で，重症度を評価したり，治療経過を追うためである場合が多いと思われる。その際に有用な評価スケールとして，Trzepacz らによる DRS-R-98[11] や Memorial Delirium Assessment Scale（MDAS）[12] などがよく知られており，日本語版も作成されている（表6，7）[13〜16]。DRS-R-98 は国際的にもっとも広く使用されており，信頼性と妥当性は確立されている。診断に関する3項目と重症度を評価する13項目とに分けられており，過活動型と低活動型とを区別して評価することも可能となっている。日本語版についても信頼性と妥当性が検証されており[17]，使用にあたっては原著者の許可が必要である。MDAS は DSM-Ⅳの診断基準に準拠して作成されており，認知機能検査や行動観察，介護者からの情報によって評価する10項目からなる。せん妄患者と非せん妄患者を十分鑑別することができるとともに，10分程度で施行可能という簡便さが特徴である。急性発症や症状の変動性に関する評価がないために，

JCOPY 88002-586

21

第I章 | 理論編

● 表5 ● わが国で使用されているせん妄の症状評価尺度

尺度	項目数	目的	日本語版の信頼性・妥当性	原版の言語	備考
ADS	6	過活動型せん妄評価	検証済み	日本語	終末期がん患者
CCS	5	低活動型せん妄評価	検証済み	日本語	終末期がん患者
DRS	10	せん妄の診断と重症度評価	未検証	英語	
DRS-R-98	16	せん妄の診断と重症度評価	検証済み	英語	
DRS-J	11	せん妄評価	妥当性の一部のみ検証	日本語	看護師評価
DST	11	せん妄スクリーニング	妥当性のみ検証	日本語	
MDAS	10	せん妄の重症度評価	検証済み	英語	
MMSE	11	認知障害スクリーニング	検証済み	英語	全質問数は30
NCS	9	せん妄評価	未検証	英語	看護師評価

(松岡 豊, 他:せん妄の症状評価尺度-その信頼性と妥当性-. 精神科治療学 22:902, 2007)

せん妄の診断やスクリーニングに使用するにはやや不向きで, 重症度評価や経過を追う場合に有用である。日本語版の信頼性や妥当性は松岡ら[15]によって検証されている。

　しかしながら多忙な日常臨床場面でこれらの評価スケールを毎回利用しながら診療にあたることはかなり困難で, 著者の場合はまず不可能と考えている。したがってこれらの評価スケールではどのような症候が挙げられ, 評価されているのかを理解した上で, エッセンスとして診断基準に挙げられている症候をピックアップして評価する。また患者によって前景となる症候は異なってくるので, 経過や治療への反応性を評価する場合には, 患者ごとに診てゆくポイントを変えることも当然必要になる。たとえば, 幻視が非常に優

B　せん妄の診断と症候学

勢な患者ではその改善が，焦燥感が強く，易怒的で拒絶が目立つ患者では接触性が穏やかになってゆくことが目安になる。

　人工呼吸管理中の患者ではせん妄がしばしばみられるが，会話ができないために見当識や注意障害の評価が困難である。Ely ら[18] は Confusion Assessment Method for the Intensive Care Unit（CAM-ICU）を作成し，信頼性および妥当性に優れ，使用しやすいツールであると報告している。評価は図 1 に示すような流れで行い，2 ～ 3 分で施行可能であるとされており，評価手順を効率化した CAM-ICU フローシート日本語版[19] の妥当性や信頼性も検証されている[20]。ICU 入室患者を対象とした評価スケールでは，Intensive Care Delirium Screening Checklist（ICDSC）[21] も知られており，CAM-ICU と並んで米国集中治療医学会による成人 ICU 患者の疼痛，不穏およびせん妄の管理に関する臨床ガイドライン（PAD ガイドライン）[22] でも推奨されている。ICDSC 日本語版（表 8）の妥当性を検証する試み[23] も行われており，8 項目を 0 または 1 点の 8 点満点で評価し，比較的簡便であることから著者の施設の ICU では ICDSC のほうを使用している。

　終末期がん患者のせん妄はその身体状況の回復が望みにくいために，改善を得ることがしばしば困難で，予後不良の兆候であることも多い。したがって，終末期がん患者のせん妄ではその可逆性を評価することが重要となる。せん妄の病因が脱水や感染症，高カルシウム血症，薬剤誘発性などの場合は回復の可能性が見込まれるが，脳転移や肝不全，腎不全などによる場合は回復が困難である。その場合には疼痛緩和と合わせ，不穏，興奮，焦燥などのコントロールのために持続鎮静を必要とすることも少なくない。持続鎮静は当然のことながら，患者のコミュニケーション能力や自己決定能力を低下させる。したがって終末期がん患者にみられるせん妄に対する持続鎮静を含む治療効果を判定するには，不穏，興奮など鎮静の標的症状とコミュニケーション能力とを別個に評価する必要がある。このような特殊性を考慮して作成されたのが，Morita ら[8] による Agitation Distress Scale と Communication Capacity Scale である。英語版と日本語版が同時に作成され，信頼性や

第Ⅰ章 | 理論編

● 表6 ● せん妄評価尺度98年改訂版（DRS-R-98）

DRS-R-98 Severity Scale（重症度スケール）

1. 睡眠・覚醒サイクルの異常
家族，世話人，看護師ならびに患者を含めたすべての情報を使用して睡眠・覚醒パターンを得点してください。睡眠と単に目を閉じている状態を区別するようにしてください
0：異常は存在しない
1：軽度の睡眠持続の異常または日中にときおり認められる傾眠
2：中等度の睡眠・覚醒サイクルの破綻（たとえば，会話中に寝入ってしまう，日中うたた寝を認め夜間に混乱や行動変化を伴った短期間の覚醒を数回認める，夜間ほとんど眠れないなど）
3：重度の睡眠・覚醒サイクルの崩壊（たとえば，睡眠・覚醒サイクルの昼夜逆転，睡眠と覚醒パターンを頻回に繰り返す，重度の不眠を伴う日内リズムの破綻）

2. 知覚異常ならびに幻覚
錯覚や幻覚はいかなる知覚領域でも起こりえます。知覚障害には音，騒音，色，染み，光などの"単純"なものと，会話，音楽，人間，動物，光景など多面的でもある"複雑"なものがあります。患者や世話人からの報告あるいは患者を観察することで推察される場合に得点してください
0：存在しない
1：軽度の知覚異常（たとえば，非現実感や離人感，患者が夢と現実を区別することができない場合）
2：錯覚が存在
3：幻覚が存在

3. 妄 想
妄想はいかなるタイプのものも起こりますが，最もよくみられるのは被害妄想です。患者，家族，世話人による報告をもとに得点してください。考えがありえないことであり，論理的に話しても訂正不能な場合に妄想と得点してください。妄想的な思考はその患者の通常の文化的あるいは宗教的な背景からは了解できません
0：存在しない
1：軽度の疑い深さ，高度の警戒感，とらわれ
2：妄想までは至っていない，あるいはもっともらしい，普通でない，または過度な考え
3：妄想的

4. 情動の変容
患者の情動は，患者がどのように感じているかではなく感情の表出として得点してください
0：存在しない
1：情動はときおり変化したり，状況に対して不適切だったりする：数時間単位での変化であり感情はだいたい自分でコントロールされている
2：情動は状況に対してしばしば不適切であり，分単位でとぎれとぎれに変化する：情動は常に自分でコントロールされているわけではないが，他人からの補正に反応する
3：重度であり，持続して感情の抑制ができない。急激に情動は変化し状況に不適切であり，他人からの補正に反応しない

5. 言 語
方言や吃音などによるものでない口調，筆記あるいは手話の異常を得点してください。流暢さ，文法，理解力，文意内容，呼称を評価してください。必要なら命令や指示に従わせるなどの非言語的な方法で，理解力や呼称について検査してください
0：正常な言語
1：言葉を見つけることの困難さや，流暢さの問題などの軽度な異常

2：理解力の困難さや意味のあるコミュニケーション（文意内容）の欠損などの中等度の異常
3：意味のない文意内容，言葉のサラダ，無言，重度理解力低下などの高度の異常

6. 思考過程の異常
言語あるいは文章による表現から思考過程の異常を得点してください。患者が話したり，書いたりできない場合は，得点しないでください
0：正常な思考過程
1：思考の脱線，迂遠
2：しばしば連合が弛緩しているが，理解はだいたい可能
3：ほとんどの場合，連合は弛緩している

7. 運動性焦燥
面会者，家族やスタッフからの情報を含めて，観察により得点してください。ジスキネジア，チック，あるいは舞踏病などによるものは含めないでください
0：落ちつかなさや焦燥は認められない
1：軽度の全体的な運動活動の落ち着きのなさや軽度のそわそわ
2：上下肢の急激な動作，行ったり来たり歩き回る，そわそわ落ち着きがない，静脈ラインを引き抜くなどの中等度の運動性焦燥
3：攻撃的，抑制や隔離が必要などの重度の運動性焦燥

8. 運動抑制
直接患者の観察，家族，面会者やスタッフが観察した情報から活動を得点してください。Parkinson症状による制止症状には得点しないでください。傾眠や睡眠には得点しないでください
0：自発活動の緩慢さは認められない
1：評価にやや支障をきたす程度の運動活動の頻度や自発性あるいは速度の軽度な抑制
2：活動への参加，自己ケアで支障をきたす程度の運動活動の頻度や自発性あるいは速度の中程度の抑制
3：ほとんど自発的行動がみられない重度の運動制止

9. 見当識
しゃべることができない患者の場合には，視覚あるいは聴覚を利用した多項目の選択肢を用いた回答方法で検査することができます。3週間以上入院している症例については，2日間までの間違いまで正常とするのではなく，7日までの間違いまでは正常としてください。人物に対する失見当識は親しい人を認識できないことを意味します。また，名指しできなくてもその人を認識していれば正常と考えられます。人物に対する失見当識で，自分の身元がわからない場合が最も重度ですがこれはまれです。人物に対する失見当識は通常は時間，場所の失見当識が出現した後に生じます
0：人物，場所，時間に関して見当識は障害されていない
1：時間に対して失見当（たとえば，2日以上日付を間違う，月，年を間違う）あるいは場所に対しての失見当（たとえば，建物，市，県などの名前など）。ただし，どちらか一方のみの失見当
2：時間ならびに場所の失見当
3：人物に対する失見当

10. 注 意
知覚が欠如した患者，挿管されている患者，あるいは手の動きが制限されている患者では，筆記のほかに代用方法を用いてください。注意はインタビューを通じて（たとえば，言語の保続，転導性，次の話題への転換困難など）あるいは特定の検査（たとえば数唱など）にて評価

〈つづく〉

B せん妄の診断と症候学

理論編

診断

＜つづき＞

することができます

0：清明であり注意も保たれている

1：軽度の転導性あるいは軽度の注意保持の困難さが認められるが、合図することにより再度集中することができる。定型的なテストにおいても、些細な間違いが認められるのみであり、反応も極端に遅延していない

2：集中ならびに注意の保持が困難な中等度の注意の障害である。定型的なテストでは、多くの間違いが認められ、テストに注意を向ける、あるいは終了させるのに催促しなければならない

3：集中あるいは注意の保持に重度の障害がある。多くの誤った、不完全な反応を認めたり、指示に従うことができない。周囲の関係ない騒音や出来事で注意が向けられない

11．短期記憶
2～3分後に呈示した情報（たとえば、3項目を言語的あるいは視覚的に呈示する）を想起することで定めてください。定型的な検査では、想起させる前に与える情報が適切に記銘されている必要があります。記銘に必要であった試行回数ならびに手がかりを与えたときの効果をスコアシートに記入してください。患者には想起するまでの待ち時間内に暗唱させなくてはいけませんし、患者は口述あるいは口述でない方法で、検査者に正しい項目を示すことができます。インタビューの経過に認められた短期記憶の欠損も使用することができます

0：短期記憶は障害されていない

1：3項目中2項目が想起可能：3項目はカテゴリーのヒントを与えることで想起可能なこともある

2：3項目中1項目が想起可能：残りの項目はカテゴリーのヒントを与えることで想起可能なこともある

3：3項目中1項目も想起できない

12．長期記憶
定型的な方法あるいはインタビューを通じて、過去の自分についての想起（既往歴、情報、体験などの他の情報源から確証できるもの）や、その文化にふさわしい一般

情報の想起で評価することができます。定型的な検査の場合、言語あるいは視覚を用いて、3つの項目を適切に記銘させ、その後少なくとも5分後まで想起させるようにしてください。定型的なテストの最中には、想起までの待ち時間帯内に暗記させてはいけませんし、その時間は注意をほかに向けておくようにしてください。一般的な情報の想起において、8年未満の教育を少か受けていない患者や精神遅滞の患者の場合には、考慮に入れてください。3項目を使用した定型的な検査による近時短期記憶ならびにインタビュー中に行うような非定型的な近時ならびに遠時長期記憶検査など、長期記憶が評価できるすべてのものから判断して障害の重症度を評価してください

0：長期記憶において著明な異常は認められない

1：3項目中2項目が想起できない、あるいはその他の長期記憶を想起するのに軽度の異常がある

2：3項目中1項目が想起できない、あるいはその他の長期記憶を想起するのに中等度の異常がある

3：3項目中1項目も想起できない、あるいはその他の長期記憶を想起するのに重度の異常がある

13．視空間能力
非定型的ならびに定型的な方法で評価してください。居住区域や周囲を移動する際の障害（たとえば迷子になる）について検討してください。図を描くあるいは模写する、積み木の組み合わせ、地図を描き主要都市を示すなどの定型的な方法で検査してください。視覚障害がある場合は影響を受けることを考慮してください

0：異常はない

1：図の大まかなところやだいたいの詳細、部分はあっているが軽度な異常がある；あるいは患者の周囲で移動するのにほとんど問題はない

2：図の大まかなところで歪められていたり、詳細、部分において数カ所の誤りがあるなど中等度の異常：近隣のよく知っている目標物を確認することが困難であるが、新たな環境のなかで、迷わないよう繰り返しの指示を必要とする程度の状態

3：定型的検査で重度の異常：繰り返し周囲を徘徊したり迷子になったりする

DRS-R-98 Optional Diagnostic Items（診断学的項目）

次に挙げる3項目はせん妄と他の疾患を鑑別するため、ならびに研究目的で使用します。これらの得点は、重症度得点に加算してDRS-R-98総合得点としてください

14．症状発症のタイミング
現在評価しているエピソードやその障害の初期症状がどの程度急性発症か得点してください。トータルのせん妄期間を得点するのでありません。異なった精神疾患と同時にせん妄が出現している場合には、せん妄からくる症状の発症を鑑別してください。たとえば、大うつ病の患者が大量服薬を行いせん妄を発症している場合、せん妄の発症時期について得点してください

0：通常の、あるいは長期にわたるベースラインの行動と比べて特別な変化がない

1：数週から1か月にかけての、ゆるやかな症状の発症

2：数日から1週間にかけての、急性的な行動や性格の変化

3：数時間から1日以内の、突然の行動の変化

15．症状の重症度変動
それぞれの評価期間中の、個々の症状ならびに症状群の盛衰について得点してください。通常は認知、情動、知覚の強さ、思考障害、言語障害に認められます。知覚異常はとぎれとぎれに通常生じますが、他の症状の重症度

が変動している時期により集中して認められるということを念頭においてください

0：変動は認められない

1：数時間で症状の強さが変動する

2：数分で症状の強さが動揺する

16．身体の障害
評価している症状が生理学的、身体的、あるいは薬理学的な問題によるのか、その程度について得点してください。多くの患者は上記の問題も抱えていますが、症状と因果関係がある場合もない場合もあります

0：身体的な問題は存在しない、あるいは活動性ではない

1：身体の障害が存在し、精神症状に影響を与えている可能性がある

2：薬物、感染、代謝障害、中枢神経の病変、あるいはその他の身体医学的問題があり、行動あるいは精神状態の変化を引き起こしていることが明確である

©1998 Trzepacz

（Trzepacz P，他：日本語版せん妄評価尺度98年改訂版．精神医学 43：1365-1372, 2001）

第 I 章 | 理論編

● 表 7 ● Memorial Delirium Assessment Scale（MDAS）日本語版

◆ 検者は患者の現時点での周囲とのやりとり，あるいは過去数時間にわたる患者の行動や体験に基づいて，
以下に挙げるせん妄の重症度を評価する。

① 意識障害
現時点での周囲（検者，室内にいる他の人やもの）に対する覚醒度および周囲とのやりとりを評価する。
（たとえば患者に周囲の状況を説明するように求めてみる）

□ 0：なし　患者は言われなくても周囲の状況を十分に把握しており，適切なやりとりができる。
□ 1：軽度　患者は周囲の状況のうちいくつか把握していない点がある。もしくは自然に検者と適切なやり
　　　　　　とりができない。強い刺激を与えると完全に覚醒し，適切なやりとりができる。面接は長引く
　　　　　　が，ひどく中断することはない。
□ 2：中等度　患者は周囲の状況のうちいくつかのことについて，あるいはまったく把握していない。もしく
　　　　　　は自発的には検者と適切なやりとりができない。強い刺激を与えても完全には覚醒せず，適切
　　　　　　なやりとりができない。面接は長引くが，ひどく中断することはない。
□ 3：重度　患者は周囲の状況についてまったく把握しておらず，検者との自発的なやりとりもないし，検
　　　　　　者に気づくこともなく，最大の刺激を与えても面接は困難ないし不可能である。

② 見当識障害
見当識に関する以下の 10 項目について質問する。
（年・月・日・曜日・季節・何階・病院の名称・区市町村・都道府県・地方）

□ 0：なし　　　正答 9 ～ 10 項目
□ 1：軽度　　　正答 7 ～ 8 項目
□ 2：中等度　　正答 5 ～ 6 項目
□ 3：重度　　　正答 4 項目以下

③ 短期記憶障害
検者は 3 つの単語（たとえば「りんご・テーブル・明日」「空・タバコ・正義」）を 1 個ずつ言う。その
後に患者に繰り返させ，べつの課題を経て約 5 分後に再度復唱させる。

□ 0：なし　　　3 単語の即時再生と遅延再生が可能
□ 1：軽度　　　3 単語の即時再生は可能だが，1 単語だけ遅延再生が不可能
□ 2：中等度　　3 単語の即時再生は可能だが，2 ～ 3 単語の遅延再生が不可能
□ 3：重度　　　1 単語以上の即時再生が不可能

④ 順唱，逆唱の障害
まず 3 数字の順唱，次に 4 数字，5 数字の順唱，続いて 3 数字，4 数字の逆唱を行う。ただし，正答でき
た場合のみ次の段階に進むこと。
（たとえば「6 － 8 － 2」「3 － 5 － 2 － 9」「1 － 7 － 4 － 6 － 3」など）

□ 0：なし　　　少なくとも 5 数字の順唱と 4 数字の逆唱が可能
□ 1：軽度　　　少なくとも 5 数字の順唱と 3 数字の逆唱が可能
□ 2：中等度　　4 ～ 5 数字の順唱は可能だが，3 数字の逆唱は不可能
□ 3：重度　　　3 数字の順唱のみ可能

⑤ 注意の集中と注意の転換の障害
患者の注意力が変動する。話の筋道がそれる，外部からの刺激により注意が散漫になる，課題に夢中にな
りすぎる，などのために，検者が質問を言い換えたり，何度も繰り返し行う必要があるかどうかによって，
面接中に評価する。

□ 0：なし　　　上記のいずれも認められない。患者の注意の集中とその転換は正常である。
□ 1：軽度　　　注意力の問題が 1 ～ 2 度生じるが，面接が長引くことはない。
□ 2：中等度　　注意力の問題がしばしば生じ面接は長引くが，ひどく中断することはない。
□ 3：重度　　　注意力の問題が常にあり，面接は中断し，ないし不可能である。

⑥ 思考障害
まとまりのない，的はずれな，支離滅裂な話，あるいは脱線した，迂遠な，誤った論法などから，面接中
に評価する。患者に多少複雑な質問をしてみる。
（たとえば「あなたの体はいまどういう状態なのか教えてください」）

＜つづく＞

26

B　せん妄の診断と症候学

理論編

診断

＜つづき＞

□0：なし　　患者の話は理路整然としていて，まとまりがある。
□1：軽度　　患者の話についていくのがやや困難である。質問に対する答えはやや的はずれであるが，面接
　　　　　　が長引くほどではない。
□2：中等度　解体した思考や話が明らかに存在し，面接は長引くが中断することはない。
□3：重度　　解体した思考や話のために，検査が非常に困難ないし不可能である。

⑦　知覚障害
　面接中，場にそぐわない行動から推測される誤認，錯覚，幻覚。患者自らが認める場合もある。
過去数時間ないし前回評価以後の期間において，看護者や家族の話，および診療録からうかがわれるそれ
らの症状も同様に評価する。

□0：なし　　誤認，錯覚，幻覚は認めない。
□1：軽度　　睡眠に関連した誤認，錯覚，あるいは一過性の幻覚が時折出現するが，場にそぐわない行動は
　　　　　　認めない。
□2：中等度　幻覚，頻繁な錯覚が数回出現するが，場にそぐわない行動はわずかで，面接は中断されない。
□3：重度　　頻繁で激しい錯覚ないし幻覚があり，場にそぐわない行動が持続するため，面接は中断され，
　　　　　　身体的ケアもひどく妨げられる。

⑧　妄想
　面接中，場にそぐわない行動から推測される妄想を評価する。患者自らが訴える場合もある。
過去数時間ないし前回評価以後の期間において，看護者や家族の話，および診療録からうかがわれるそれ
らの症状も同様に評価する。

□0：なし　　誤った解釈や妄想は認めない。
□1：軽度　　誤った解釈や疑念が認められるが，明らかな妄想観念や場にそぐわない行動は認めない。
□2：中等度　患者自らが妄想を認める。場にそぐわない行動が妄想の証拠になることもある。ただし，妄想
　　　　　　は面接の中断や身体的ケアの妨げになるほどではなく，その寸前にとどまる。
□3：重度　　持続的な激しい妄想を認め，その結果，場にそぐわない行動につながったり，面接が中断され
　　　　　　たり，身体的ケアが著しく妨げられたりする。

⑨　精神運動抑制もしくは精神運動興奮
　過去数時間にわたる活動性ならびに面接中の活動性について評価し，以下のいずれかに○印を付けるこ
と。（a；低活動型　b；過活動型　c；混合型）

□0：なし　　正常な精神活動
□1：軽度　　抑制は，動作がやや遅いことからかろうじて気づかれる程度，興奮はかろうじて気づかれる程
　　　　　　度か，単にじっとしていられないようにみえるのみ。
□2：中等度　抑制が明らかに存在し，動作回数の著しい減少や動作の著しい遅延を認める（患者が自発的に
　　　　　　動いたり話したりすることはほとんどない）。興奮が明らかに存在し，患者は絶えず動いてい
　　　　　　る。抑制・興奮いずれにおいても結果的には検査に要する時間が長くなる。
□3：重度　　抑制は重度。患者は刺激なしには動くことも話すこともない。緊張病型の場合もある。興奮
　　　　　　は重度。患者は絶えず動き，刺激に対して過度に反応し，監視や抑制を必要とする。検査を完
　　　　　　遂することは困難ないし不可能である。

⑩　睡眠覚醒リズムの障害
　適切な時間に入眠し，かつ覚醒していられるかどうかを，面接中の直接観察，ならびに過去数時間ないし
前回評価以後の期間における睡眠覚醒リズム障害についての看護者，家族，患者の話，診療録記載によっ
て評価する。ただし朝方に評価するときだけは前夜の観察を参考にする。

□0：なし　　夜間良く眠り，日中も覚醒を維持できる。
□1：軽度　　適切な睡眠・覚醒状態からの軽度の逸脱。夜間の入眠困難と一時的な中途覚醒があり，薬物を
　　　　　　内服すれば睡眠は良好となる。日中にはときどき眠気がある程度，もしくは面接中傾眠ではあ
　　　　　　るが容易に完全覚醒できる。
□2：中等度　適切な睡眠・覚醒状態からの中等度の逸脱。夜間，中途覚醒を繰り返し，再入眠しにくい。日中
　　　　　　に長い居眠り状態が多い，もしくは面接中傾眠状態で強い刺激を与えないと完全覚醒しない。
□3：重度　　適切な睡眠・覚醒状態からの重度の逸脱。夜間は眠らず，日中はほとんど眠って過ごす。もし
　　　　　　くは面接中いかなる刺激を与えても完全覚醒しない。

（Matsuoka Y, et al.：Clinical utility and validation of Japanese version of Memorial
Delirium Assessment Scale in a psychogeriatric inpatient setting. Gen Hosp Psychiatry
23：36-40, 2001, せん妄の重症度評価尺度 MADS（Memorial Delirium Assessment
Scale）. http://plaza.umin.ac.jp/~pcpkg/mdas.html 参照）

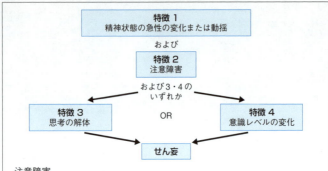

● 図1 ● Confusion Assessment Method for the Intensive Care Unit (CAM-ICU)

(Ely EW, et al.: Delirium in mechanically ventilated patients-Validity and reliability of the confusion assessment method for the intensive care unit (CAM-ICU). JAMA 286: 2703-2710, 2001 より引用改変)

妥当性は検証されている。使用にあたっては原著者に連絡が必要である。

　看護スタッフによるせん妄評価スケールの利用では，せん妄のスクリーニングを目的とすることが多い。もっとも簡便で信頼性も高いと評価されているのは，Confusion Assessment Method (CAM)[24]であり，日本語版であるCAM-J (表9)[25]も作成され，妥当性も検証されている。著者の施設では後述するような入院患者に対するせん妄早期介入プログラムを運用しているが，看護師が行うせん妄スクリーニングにはCAM-Jを利用している。CAM-Jでは，DSM-5の診断基準に挙げられている項目を中心に4項目で評価をするが，注意障害や認知障害の有無を具体的にはどのような手順で評

B　せん妄の診断と症候学

● 表 8 ● Intensive Care Delirium Screening Checklist（ICDSC）日本語版

ICDSC（Intensive Care Delirium Screening Checklist）

このスケールはそれぞれ 8 時間のシフトすべて，あるいは 24 時間以内の情報に基づき完成される。明らかな徴候がある＝ 1 ポイント：アセスメント不能，あるいは徴候がない＝ 0 ポイントで評価する。それぞれの項目のスコアを対応する空欄に 0 または 1 で入力する。

1．意識レベルの変化 （A）反応がないか，（B）何らかの反応を得るために強い刺激を必要とする場合は評価を妨げる重篤な意識障害を示す。もしほとんどの時間（A）昏睡あるいは（B）昏迷状態である場合，ダッシュ（－）を入力し，それ以上評価を行わない。 （C）傾眠あるいは，反応までに軽度ないし中等度の刺激が必要な場合は意識レベルの変化を示し，1 点である。 （D）覚醒，あるいは容易に覚醒する睡眠状態は正常を意味し，0 点である。 （E）過覚醒は意識レベルの異常と捉え，1 点である。	------
2．注意力欠如 会話の理解や指示に従うことが困難。外からの刺激で容易に注意がそらされる。話題を変えることが困難。これらのうちいずれかがあれば 1 点。	------
3．失見当識 時間，場所，人物の明らかな誤認。これらのうちいずれかがあれば 1 点。	------
4．幻覚，妄想，精神障害 臨床症状として，幻覚あるいは幻覚から引き起こされていると思われる行動（例えば，空を掴むような動作）が明らかにある。現実検討能力の総合的な悪化。これらのうちいずれかがあれば 1 点。	------
5．精神運動的な興奮あるいは遅滞 患者自身あるいはスタッフへの危険を予測するために追加の鎮静薬あるいは身体抑制が必要となるような過活動（例えば，静脈ラインを抜く，スタッフをたたく）。活動の低下，あるいは臨床上明らかな精神運動遅滞（遅くなる）。これらのうちいずれかがあれば 1 点。	------
6．不適切な会話あるいは情緒 不適切な，整理されていない，あるいは一貫性のない会話。出来事や状況にそぐわない感情の表出。これらのうちいずれかがあれば 1 点。	------
7．睡眠／覚醒サイクルの障害 4 時間以下の睡眠。あるいは頻回な夜間覚醒（医療スタッフや大きな音で起きた場合の覚醒を含まない）。ほとんど 1 日中眠っている。これらのうちいずれかがあれば 1 点。	------
8．症状の変動 上記の徴候あるいは症状が 24 時間のなかで変化する（例えば，その勤務帯から別の勤務帯で異なる）場合は 1 点。	------
合計点	

質問項目に対して「0 点」または「1 点」の点数をつけて，その合計点が 4 点以上の場合，せん妄と評価する。

（Bergeron N, et al.：Intensive Care Delirium Screening Checklist：evaluation of a new screening tool. Intensive Care Med 27：859-864, 2001. Dr. Nicolas Bergeron の許可を得て逆翻訳法を使用し翻訳. 翻訳と評価：卯野木健，水谷太郎，櫻本秀明）

第I章 | 理論編

● 表9 ● Confusion Assessment Method 日本語版（CAM-J）

①急性発症と変動性の経過（Acute onset and fluctuating course）
• 患者さんの精神状態は，ベースライン時と比べて急激な変化が見られましたか？
• 異常な行動が日内で変動しますか？
  例えば ・異常な行動が現れたり消える
  　　　 ・あるいは程度が増減しがちである
　　　　　　　　　　　　　　　　　　　　　　　左記内容が当てはまる
　　　　　　　　　　　　　　　　　　　　　　　　　（Yes, No）

（ご家族や看護師さんから情報を得てください）

②注意散漫（Inattention）
• 患者さんは集中することが困難ですか？
  例えば ・他の事に気を取られやすい
  　　　 ・人の話を理解することが難しい
　　　　　　　　　　　　　　　　　　　　　　　左記内容が当てはまる
　　　　　　　　　　　　　　　　　　　　　　　　　（Yes, No）

③支離滅裂な思考（Disorganized thinking）
• 患者さんの思考はまとまりのない，あるいは支離滅裂でしたか？
  例えば ・とりとめのない話や無関係な話をする
  　　　 ・不明瞭，または筋の通らない考え方をする
  　　　 ・意図が予測できず，変化についていけない
　　　　　　　　　　　　　　　　　　　　　　　左記内容が当てはまる
　　　　　　　　　　　　　　　　　　　　　　　　　（Yes, No）

④意識レベルの変化（Altered level of consciousness）
• 全体的に見て，この患者さんの意識レベルをどう評価しますか？
  意識清明　　　　　　　　　　　（正常）
  過覚醒（過度に敏感）
  傾眠（すぐに覚醒する）
  昏迷（覚醒困難）　　　　　　　 （異常）　　　　意識状態は（異常）である
  昏睡（覚醒不能）　　　　　　　　　　　　　　　　　（Yes, No）

①②両方とも YES ⟹ ③④どちらか YES ⟹ せん妄と判断

（渡邉　明：The Confusion Assessment Method（CAM）日本語版の妥当性. 総合病院精神医学 25：165-170, 2013）

価すればよいのか迷う場合も少なくない。そこで具体的な質問内容や観察項目を示しているのが3D-CAM（表10）[26]である。実際には3分で所定の評価を行うには難しい印象もあるが，参考にはなる。

　その他には，町田らによるせん妄スクリーニング・ツール（DST，表11）[27]やNEECHAM混乱・錯乱状態スケール（表12）[28]などが利用されている。前者は11系列，3項目からなり，おおむね5〜10分で評価でき，認知症など他の精神疾患との鑑別においても十分な感受性，特異性を有していること

30

B　せん妄の診断と症候学

● 表 10 ● 3D-CAM による CAM-J 評価のチェックポイント

Feature 1a　急性の変化

観察

入院時あるいは入院前（家族などから聴取）の状態から変化している　　はい・いいえ

Feature 2　注意障害

患者への質問

6，8，2 を逆唱させる　　　　　　　　　　　　　　　　　　　　　　できない・できる

3，5，2，9 を逆唱させる　　　　　　　　　　　　　　　　　　　　できない・できる

曜日を日曜からさかのぼって月曜まで言わせる　　　　　　　　　　　できない・できる

100 から 7 をひく暗算を 2 回させる　　　　　　　　　　　　　　　できない・できる

観察

会話の流れを理解して，適切に受け答えができない　　　　　　　　　はい・いいえ

注意が移りやすくて話がそれたり，集中が難しい　　　　　　　　　　はい・いいえ

Feature 3　思考の混乱

患者への質問

あなたが今いる場所はどこですか？　　　　　　　　　　　　　　　　言えない・言える

今年は何年ですか？　　　　　　　　　　　　　　　　　　　　　　　言えない・言える

今日は何曜日ですか？　　　　　　　　　　　　　　　　　　　　　　言えない・言える

観察

訴えている内容がわかりにくく，論理的でない　　　　　　　　　　　はい・いいえ

会話にとりとめがなく，まとまらない　　　　　　　　　　　　　　　はい・いいえ

発語が少なく，会話が続きにくい　　　　　　　　　　　　　　　　　はい・いいえ

Feature 4　意識レベルの変化

観察

明らかに眠たそうか，混乱していたり，昏睡様である　　　　　　　　はい・いいえ

何かに異常に執着したり，過覚醒である　　　　　　　　　　　　　　はい・いいえ

Feature 1b　動揺性経過

患者への質問および観察

患者の注意は変動している　　　　　　　　　　　　　　　　　　　　はい・いいえ

（Feature2 の評価が数分から数時間単位で変動する）

患者の思考や認知は変動している　　　　　　　　　　　　　　　　　はい・いいえ

（Feature3 の評価が数分から数時間単位で変動する）

患者の意識レベルは変動している　　　　　　　　　　　　　　　　　はい・いいえ

（Feature4 の評価が数分から数時間単位で変動する）

1a or 1b+2+3，　1a or 1b+2+4，　1a or 1b+2+3+4 →せん妄！

（Marcantonio ER, et al.：3D-CAM：derivation and validation of a 3-minute diagnostic interview for CAM-defined delirium：a cross-sectional diagnostic test study. Ann Intern Med 161：554-561, 2014 より引用改変）

第 I 章 | 理論編

● 表 11 ● せん妄スクリーニング・ツール（DST）

A：意識・覚醒・環境認識のレベル

現実感覚

夢と現実の区別がつかなかったり，ものを見間違えたりする。
例えば，ゴミ箱がトイレに，寝具や点滴のビンが他のものに，さらに天井のシミが虫に見えたりするなど。

① ある　　② なし

活動性の低下

話しかけても反応しなかったり，会話や人とのやりとりがおっくうそうに見えたり，視線を避けようとしたりする。一見すると「うつ状態」のように見える。

① ある　　② なし

興奮

ソワソワとして落ち着きがなかったり，不安な表情を示したりする。あるいは，点滴を抜いてしまったり，興奮し暴力をふるったりする。ときに，鎮静処置を必要とすることがある。

① ある　　② なし

気分の変動

涙もろかったり，怒りっぽかったり，焦りやすかったりする。あるいは，実際に，泣いたり，怒ったりするなど感情が不安定である。

① ある　　② なし

睡眠-覚醒のリズム

日中の居眠りと夜間の睡眠障害などにより，昼夜が逆転していたり，あるいは，一日中，明らかな傾眠状態にあり，話しかけても，ウトウトしていたりする。

① ある　　② なし

妄想

最近新たに始まった妄想（誤った考えを固く信じている状態）がある。例えば，家族や看護師がいじめる，医者に殺されるなどと言ったりする。

① ある　　② なし

幻覚

幻覚がある。現実には聞こえない声や音が聞こえる。実在しないものが見える。現実的にはありえない，不快な味や臭いを訴える（口がいつもにがい・しぶい，イヤな臭いがするなど）。体に虫が這っているなどと言ったりする。

① ある　　② なし

B：認知の変化

見当識障害

見当識（時間・場所・人物などに関する認識）障害がある。例えば，昼なのに夜だと思ったり，病院にいるのに，自分の家だと言うなど，自分がどこにいるかわからなくなったり，看護スタッフを孫だと言うなど，身近な人の区別がつかなかったりするなど。

① ある　　② なし

記憶障害

最近，急激に始まった記憶の障害がある。例えば，過去の出来事を思い出せない。さっき起こったことも忘れるなど。

① ある　　② なし

C：症状の変動

現在の精神症状の発症パターン

現在ある精神症状は，数日から数週間前に，急激に始まった。あるいは，急激に変化した。

① ある　　② なし

症状の変動性

現在の精神症状は，一日の内でも出たり引っ込んだりする。例えば，昼頃は精神症状や問題行動もなく過ごすが，夕方から夜間にかけて悪化するなど。

① ある　　② なし

↓

せん妄の可能性あり

【検査方法】

1）最初に，「A：意識・覚醒・環境認識のレベル」について，上から下へ「① ある　② なし」について全ての項目を評価する。

2）次に，もし，A列において，ひとつでも「① はい」と評価された場合「B：認知の変化」について全ての項目を評価する。

3）次に，もし，B列において，ひとつでも「① はい」と評価された場合「C：症状の変動」について全ての項目を評価する。

4）「C：症状の変動」のいずれかの項目で「はい」と評価された場合は「せん妄の可能性あり」，直ちに，精神科にコンサルトする。

★注意：このツールは，患者面接や病歴聴取，看護記録，さらに家族情報などによって得られる全情報を用いて評価する。さらに，せん妄の症状は，一日のうちでも変転するため，DSTは，少なくとも24時間を振り返って評価する。

患者さん氏名　　　　　　　　　　様（男・女）（年齢　　歳）
身体疾患名（　　　　　　　　　　　　　　）
検査年月日　　　　　年　　　月　　　日

（町田いづみ，他：せん妄スクリーニング・ツール（DST）の作成．総合病院精神医学 15：150-155，2003）

B せん妄の診断と症候学

が示されている。後者は各項目にアンカーポイントが示されているのはよいがすべて目を通すのにやや煩雑であり，バイタルサインが重視されていたり，睡眠に関する項目がないなどの問題点がある。

　せん妄は日常臨床でしばしば認められる精神症候群であるにもかかわらず，見逃され，適切な介入につながらない場合も多い。緩和ケア科に紹介され，MDAS または DSM-Ⅳ-TR に基づいてせん妄と診断された患者のうち，61％がプライマリーチームによって見逃されていたとの報告がある[29]。また，看護スタッフによる評価を検討した前向き研究[30] で，797 例を対象にした2721 回の観察において，観察の回数では 19％，患者数では 31％しかせん妄が同定されなかった。見逃しにつながりやすい要因として，低活動型せん妄，80 歳以上の高齢者，視覚障害，認知症が挙げられた[30]。入院患者の精神的変調にまず気づくのは看護スタッフであり，早期介入へつなげるためにも看護スタッフが使いやすいスクリーニングのための評価スケールは広く利用されるべきである。さらには，評価スケールを用いたトレーニングを含む看護スタッフに対する教育を行い，せん妄への理解や対応能力の向上をはかっていくことが重要である。

2 せん妄の症候学

Key Point

[せん妄の症候学的評価]

● 軽度意識障害の存在を適切に評価できるよう習熟する必要がある.

● 認知機能障害は，看護スタッフからの情報を参考に，患者に具体的に尋ねながら評価する.

● 精神運動性障害の程度は，薬物療法的介入を要するかを判断する一番の目安となる.

● 睡眠覚醒リズムの評価では，投与されている治療薬の影響を常に考慮する.

● しばしば認められる幻視や被害妄想，情動不安定などにも着目する.

第 I 章 | 理論編

● 表 12-1 ● 日本語版 NEECHAM 混乱・錯乱状態*スケール

The Japanese version of the NEECHAM Confusion Scale (J-NCS), copyright 1998, Watanuki, S., et al.
(Translation authorized by Virginia J. Neelon, copyright 1985/1989)

患者氏名 /ID: _____ 日付: _____ 時刻: _____
評価者: _____

サブスケール 1—認知・情報処理:

認知・情報処理—注意力: (注意力—覚醒状態—反応性)

4. 注意力・覚醒が完全である:名前を呼んだり体に触れたりするとすぐに適切な反応がある—例えば視線や顔を向ける。周囲の状況を十分認識する、周囲のできごとに適切な関心を持つ。

3. 注意力・覚醒が散漫 または過敏・過剰:呼びかけ、体の接触、周囲のできごとに対する注意の持続が短いか、または過覚醒で周囲の合図や物に対し注意過敏になる。

2. 注意力・覚醒が変動する または過剰である:注意が適切でない:反応が遅く、視線を向けさせ注意を維持するためには繰り返し呼びかけたり体に触ったりする必要がある。物や刺激を認知できるが、刺激の合間に眠り込むことがある。

1. 注意力・覚醒が困難である:物音や体に触れることで眼を開く。怖がる様子を示すことがあり、ナースとのコンタクト(コミュニケーションや非言語的なやりとり・身体接触を含む)に注意を向けたり認知したりすることができない、または引きこもり行動や攻撃的な行動を示すことがある。

0. 意識覚醒・反応性が低下している:刺激に対して眼を開けることも開けないこともある。刺激を繰り返すとごくわずかな意識覚醒を示すことがある。ナースとのコンタクトを認知できない。

認知・情報処理—指示反応性: (認知—理解—行動)

5. 複雑な指示に従うことができる:「ナースコールのボタンを押してください。」(対象となるナースコールのボタンを探し、それを認知し、指示を実行する)

4. 複雑な指示にゆっくりと反応する:複雑な指示に従う(または指示を完了する)ためには、促したり指示を繰り返したりする必要がある。複雑な指示を「ゆっくり」とまたは過剰な注意を払いながら実行する。

3. 簡単な指示に従うことができる:「〇〇さん、手(または足)を挙げてください。」(手や足の一方のみを指示する)

2. 簡単な口頭指示に従うことができない:体に触れられたり視覚的な合図に促されて指示に従う—例えば口のそばにコップを持っていくと水を飲むという動作はとれる。ナースがコンタクトをとったり、安心させたり手を握ったりすると、落ち着いた表情・反応を示す。

1. 視覚的な指示に従うことができない:呆然とした表情やおびえた表情の反応があるか、あるいはまた刺激に対して引きこもる反応や反抗的な反応を示し、行動が過剰または過少・不活発な状態。ナースが軽く手を握っても入らない。

0. 行動が過少・不活発で傾眠状態:周囲の環境の刺激に対しほとんど運動・反応を示さない。

認知・情報処理—見当識: (見当識、短期記憶、思考・会話の内容)

5. 時間・場所・人の見当識がある:思考過程や会話・質問の内容が適切。短期記憶がしっかりしている。

4. 人と場所の見当識がある:記憶・想起障害はほとんどなく、会話や質問の内容、質問に対する答えはおおよそ適切である。同じ質問や会話の繰り返しが多いことがあり、コンタクトを継続するには促しが必要である。依頼されたことにはおおむね協力的である。

3. 見当識が変動する:自己の見当識は保たれ家族を認識できるが、時間と場所の見当識は変動する。視覚的な手がかりを用いて見当識を保つ。思考・記憶が障害されていることが多く、幻覚(実在しないものを実在しているかのように知覚する)や錯覚(実際の感覚刺激を誤ったものに知覚する)が見られることもある。要求されたことには受け身的に協力する(協力的にふるまう自己防衛行動)。

2. 失見当識があり記憶・想起が困難である:自己の見当識は保たれ家族を認識できる。ナースの行動に関して質問したり、要求されたことや処置を拒否したりすることがある(反抗的にふるまう自己防衛行動)。会話の内容や思考が乱れている。幻覚や錯覚が見られることが多い。

1. 失見当識状態で認知が困難である:親しい人や、身近な家族・物の認識ができる時とできない時がある。話し方や声が不適切。

0. 刺激に対する認知・情報処理能力が低下している:言語刺激に対しほとんど反応を示さない。

サブスケール 2—行動:

行動—外観:

2. きちんとした姿勢を保ち、外観が整い清潔さがある:ガウンや服の着方が適切で、外観がきちんとしていて清潔である。ベッドや椅子での姿勢が正常である。

1. 姿勢または外観のどちらかが乱れている:着衣やベッド、外観がいくらかだらしない、またはきちんとした姿勢や体位を保つ能力が幾分か失われている。

0. 姿勢と外観の両方が異常である:だらしなく、不潔で、ベットの中できちんとした姿勢でいることができない。

行動—動作:

4. 行動が正常である:身体の動き、協調運動、活動が適切であり、ベットの中で静かに休むことができる。手の動きが正常である。

3. 行動が遅いまたは過剰である:(もっと行動があってもいいはずなのに)あまりにも静かすぎる、自発的な動きがほとんどない(手や腕を胸の前で組んでいるか身体の脇に置いている)、または過剰な動き(行ったり来たり、起きたり寝たりと落ち着かない、またはびっくりしたような過剰な反応)が見られる。手の振戦が見られることがある。

2. 動作が乱れている:落ち着きがないまたは速い動作が見られる。異常な手の動き—例えばベットにある物やベットカバーをつまむなど—が見られる。目的にかなった動作をするためには介助を要することがある。

1. 不適切で不穏な動作がある:管を引っ張ったりベット柵を乗り越えようとするなど、不適切な(一見、目的のないような)行動が頻繁に見られる。

0. 動作が低下している:刺激のない時は動作が限られている。抵抗的な動作が見られる。

<つづく>

B　せん妄の診断と症候学

理論編

診断

＜つづき＞

行動―話し方：
4. 話し方が適切である：会話が可能で，会話を開始し持続することができる。診断上の疾患を考慮に入れると話し方は正常である。声のトーン（調子）は正常である。
3. いまひとつ適切な話し方ができない：言語刺激に対し，簡潔で単純な反応しか示さない。診断上の疾患を考慮に入れると話し方は明瞭であるが，声のトーンが異常であったり，話し方が遅かったりすることがある。
2. 話し方が不適切・不明瞭である：独り言を言ったり意味不明なことを話すことがある。診断上の疾患を考慮に入れても話し方は不明瞭である。
1. 話し方や声が乱れている：声やトーンが変調している。ぶつぶつ言ったり，叫んだり，ののしったり，または（例えば，痛みや要求があるはずなのに）不適切なほど沈黙している。
0. 異常な声である：うなっているか，それ以外の異常な声を発する。話し方は不明瞭である。

サブスケール3―生理的コントロール：

生理学的―測定値：

実際の記録値：		正常値：
＿＿＿＿＿＿	体温	（36―37℃）
＿＿＿＿＿＿	収縮期血圧	（100―160）
＿＿＿＿＿＿	拡張期血圧	（50―90）
＿＿＿＿＿＿	心拍数	（60―100）
＿＿＿＿＿＿	整／不整	（どちらかに丸をする）
＿＿＿＿＿＿	呼吸数	（14―22）
	（1分間完全に数える）	
＿＿＿＿＿＿	酸素飽和度	（93以上）

＿＿＿＿＿＿一定時間の無呼吸や徐呼吸があるか
（1分間の観察中に15秒以上あり　しかもそれが1回以上観察される）
1＝あり，0＝なし

＿＿＿＿＿＿酸素療法の指示があるか
0＝指示なし
1＝指示はあるが現在は酸素を投与していない
2＝指示があり現在も酸素を投与している

生命機能の安定性：
※収縮期血圧と拡張期血圧の両方またはどちらかが異常であればそれを1として数える。
※心拍数の異常と不整脈の両方またはどちらかが認められれば1として数える。
※無呼吸と呼吸の異常の両方またはどちらかが認められれば1として数える。
※体温の異常は1として数える。
2. 血圧，心拍数，体温，呼吸数が正常値の範囲内でしかも整脈である。
1. 上記※のうちどれか1つが正常値を外れる。
0. 上記※のうち2つ以上が正常値を外れている。

酸素飽和度の安定性：
2. 酸素飽和度が正常値の範囲内（93以上）であり，しかも酸素の投与を受けていない。
1. 酸素飽和度が90から92の間であるか，または90以上でも酸素の投与を受けている。
0. 酸素投与の有無にかかわらず，酸素飽和度が90未満である。

排尿機能のコントロール：
2. 膀胱のコントロール機能を維持している。
1. 最近24時間以内に尿失禁があったか，またはコンドーム型排尿カテーテルを着用している。
0. 現在尿失禁状態であるか，留置カテーテルを用いているか間欠的導尿をしている。または無尿状態である。

	合計点：示唆：
＿＿＿＿＿＿レベル1の点数：認知・情報処理	0―19　中程度から重度の混乱・錯乱状態
（0―14点）	20―24　軽度または発生初期の混乱・錯乱状態
＿＿＿＿＿＿レベル2の点数：行動（0―10点）	25―26　「混乱・錯乱していない」がその危険性が高い
＿＿＿＿＿＿レベル3の点数：総合的な生理学的	27―30　「混乱・錯乱していない」，正常な機能の状態
コントロール（0―6点）	
＿＿＿＿＿＿J-NCSの合計点（0―30点）	

＊訳注：confusion（コンフュージョン）は「錯乱」または「混乱」と訳される。「錯乱」が必ずしも興奮を伴わないことなどが本邦の医療従事者に正しく理解されていないため，「錯乱」のみでは精神科疾患の興奮型の症状を想起させ，「引きこもり」や「おとなしい」タイプのせん妄のニュアンスをカバーできない懸念があった。一方，日常生活で頭が混乱する程度の状態や，せん妄と診断される前の「おかしい」と看護者が判断する段階，またせん妄の初期・軽度の症状など，これら人間の現象を幅広く包括する用語として「混乱」も候補として考えた。しかし「混乱」という用語が一般的な日常用語でもあり，臨床の症状として特異性に欠けること，そして用語の混乱を引き起こす懸念があったため，折衷案として現時点では「混乱・錯乱状態」と併記することにした。

（綿貫成明，他：日本語版 NEECHAM 混乱・錯乱状態スケールの開発及びせん妄のアセスメント．臨床看護研究の進歩 12：46-63，2001）

第Ⅰ章 ｜ 理論編

● 表 12-2 ● 日本語版 NEECHAM 混乱・錯乱状態スケールの得点方法

日本語版 NEECHAM 混乱・錯乱スケール（以下，スケールと略）の合計得点の範囲は，0（反応がほとんどない）から30（正常な機能の状態）までです。スケールは9項目あり，認知─情報処理能力，行動と動作，そして生理学的コントロールをアセスメントするための3つのサブスケール（下位尺度）に分けられます。サブスケール1は重要な認知機能を測定するため，得点配分が最も高くなっています（0から14点）。サブスケール2（0から10点）は行動上の症状の発現を測定します。サブスケール3（0から6点）は得点配分が最も軽くなっています。その理由は，これら生理学的指標の項目のうち1つか2つ以上の指標で異常値を示すことが，入院患者の場合一般的によくあるからです。

評価者は患者とのやりとり（コミュニケーションやケアとその反応）を通し，各項目で患者の反応や行動をよく表している選択肢を選び，その項目の点数をつけます。スケールの正確な得点をつけるためには，対象患者の反応に影響を及ぼす可能性のある要因を考慮すること，つまり文化的な（生育環境や人種的な）背景の違いを十分に配慮しながら，身体的（視覚，聴覚，運動などの）障害があるかどうかを確認することが必要です。ある項目の得点をつける際に，その選択肢の記述にある行動のすべてがその患者に見られる必要はありませんが，その選択肢にある行動はその患者に典型的に見られるものでなければなりません。スケールの使用前にある程度の訓練が必要ですが，看護師の評価者間の一致度（信頼性）は優れています。スケールの得点をつけるのに必要なデータは，通常の患者の観察とバイタルサインのアセスメントを行う10分間で収集することができます。

認知─情報処理能力

部屋に入った時，患者の反応性─例えば視線や認知など─に注意して下さい。

患者が注意力を維持し，言語情報と視覚情報の両方を理解できるかどうかにも注意して下さい。その患者の意識を集中したり喚起し続けたりするためには，コンタクト（コミュニケーションや非言語的なやりとりを含む）を繰り返す必要があります。患者の言葉や顔の表情は，看護師とのやりとりを理解していることを示していますか。

例：患者は要求されている行動を視覚的な合図から予測することができる（体温計という視覚的な合図に対して，口腔検温の場合は口を開ける，腋窩検温の場合は腋窩を広げる）。

複雑な指示または合図を伴う指示に対する反応を観察して下さい。患者は，電話やナースコールの一連の手順を開始し，それを終了することができますか。ナースコール・システムの種類にもよりますし，最初の使用手順の説明（オリエンテーション）を受けたかどうかにもよりま

すが，患者が看護師をナースコールで「呼ぶ」能力は，複雑な指示の処理能力を測定する手段として使えます。患者がどのようにして「ナースコールを見つけてならす」か観察して下さい。（複雑なナースコール・システムの場合，「呼び出し装置」の位置を見つけ，ベッドサイド・テーブルからそれを取り出し，複数のボタンの中から選んでナースコールを鳴らし，そして看護師からの返事に応答する必要があります。）

この一連の作業を完了するのに，患者は通常の速さで，しかも促しや助けを必要とせずに実行することができましたか。患者は視覚的な合図や身体接触という合図を伴う指示にしか反応しませんでしたか。

見当識と短期記憶は，「今日は何日（日付または曜日）かわかりますか」という典型的な質問をしなくても調べることができます。いまは一日のうちのいつごろから，どの食事を済ませたか，ここはどこなのか，これらは通常ケアのやりとりの中で得られる情報の例です。

行動と外観・動作

患者が外観を保ち，きちんとした姿勢や体位でいる際の患者の認識と行動に得点を付けます（通常の看護で行う清潔ケアを受けた後での得点は付けず，患者の機能だけに注目して得点を付けて下さい）。

「過剰な」動きや目的のない動きはありますか。

患者の異常な手や指の動き─例えばシーツをつまんで引っ張るなど─が見られますか。

文化的な背景から元々ゆっくりした話し方をする場合と，話をすること・言葉を話しはじめること・その場に応じた適切な話し方が困難な場合とを区別して下さい。

＜つづく＞

36

B　せん妄の診断と症候学

＜つづき＞

生理学的コントロール

バイタルサインはスケールの定義通りに得点を付けます。バイタルサインを取る際には，患者の反応と認識を観察して下さい。患者は手順を予測して協力しますか，それとも繰り返し促したり合図したりすることが必要ですか。

酸素の安定度は，非侵襲的な方法である酸素飽和度（パルス・オキシメーター）で得点を付けます。患者の体位（例えば，気道を圧迫していないかなど）と，酸素が投与されているかどうか（投与の場合は流量）に注意して下さい。オキシメーターで測定する代わりに，酸素療法が必要な場合は1点減点し，また無呼吸（1分間の観察中に15秒以上あり，しかもそれが1回以上観察される場合）

がある場合にも1点減点する方法で得点を付けることができます。

失禁の得点は，混乱・錯乱を起こした患者の認知機能・身体的機能（移動能力や尿排出機能など）の低下，それらの相互作用の影響とともに，臨床のケアの要因も絡んでいます。項目の定義通りに得点を付けますが，患者がトイレに行くのに（または尿瓶・便器を使うのに）介助が必要かどうか，介助を求めていたかどうか，そして介助が遅れたかどうかに注意して下さい。また，オムツ使用の場合はその理由や原因を考慮し，認知と排泄機能のレベルに注目して得点を付けて下さい。

得点化

	得点
項目1—3 情報処理能力／注意力	＝0〜 4
情報処理能力／指示反応性	＝0〜 5
情報処理能力／見当識	＝0〜 5
	＝0〜14
項目4—6 行動／外観	＝0〜 2
行動／動作	＝0〜 4
行動／話し方	＝0〜 4
	＝0〜10

27〜30 ＝「混乱・錯乱していない」，正常な機能の状態
25〜26 ＝「混乱・錯乱していない」がその危険性が高い
20〜24 ＝軽度または発生初期の混乱・錯乱状態
　0〜19 ＝中程度から重度の混乱・錯乱状態

重度の慢性的な認知障害（痴呆）がある患者の得点は，上記の範囲と異なることがあります（急性の混乱・錯乱がさらに痴呆の上に重なっているかどうかによります）。

スケールの得点を付ける際に役立つヒント

• 患者とのやりとりが終了した後でスケールの得点を付けて下さい。各項目の得点を選ぶ前に，それぞれの項目にある選択肢をすべて読んで下さい。
• 患者の得点を付ける際，評価点の1点や2点の変化はよくあることです—つまり，3点以上の変化は臨床上有意な変化と考えられ，より完全なアセスメントが求められる根拠となります。
• 創造性を発揮して下さい。患者にとって快適でしかも必要な情報が得られるアプローチの方法を開発して下さい。重要な点は，アセスメントにも得点化作業にも一貫性があるということです。
• 認知能力は15分という短時間の間でさえ変化することがあります。もしそうであれば（どちらに当てはまるか迷う時は），患者とのやりとりすべての中で観察したうち最も低いレベルの得点を付けて下さい。
• 今現在のやりとりの中で観察したことだけを記録し，それ以前に観察したことは記録しないで下さい。
• 患者とのやりとりの中で起こったことと同時に，周囲の状況に対する患者の認識や反応に注意を払って下さい。
• 患者に「はい」または「いいえ」を聞き出して，それをもとに得点を付けることはしないで下さい。

（綿貫成明，他：日本語版 NEECHAM 混乱・錯乱状態スケールの開発及びせん妄のアセスメント．臨床看護研究の進歩 12：46-63，2001）

第1章 | 理論編

❶ 軽度意識障害の評価

せん妄の診断においては，DSM-5，ICD-10どちらの診断基準でもまず第一に，「注意の障害を伴う意識障害」が挙げられており，軽度意識障害の存在を適切に評価できなければならない。この点においては原田[31]が述べている意識障害を診わけるための着眼点（**表13**）が非常に参考になる。

まずは一見正常にはみえるが，どことなく不活発で，行動や表情に生彩を欠く点が挙げられる。この点については，従来がどうなのか，発症前がどうであったのかについて，家族や看護スタッフからの情報を得ることも必要になる。注意の障害については，簡単な質問には答えられることも多いので，できるだけ患者に話してもらうように質問をし，その中で単語の言い間違いや話のちぐはぐさ，まとまりの悪さを見いだすように観察する。たとえば，「今朝から今までのことについて話してみてください」などと尋ね，長くしゃべらせることで，ボロを出させるわけである。脈絡のない話題が入り込んだり，同じことを何度も説明しようとして迂遠であったりする。また連続引き算などの暗算をさせてみることも役に立つ。100から7を連続して引き算させるなどがよく利用されるが，一の位は正しく計算しているのに十の位をそ

● **表13** ● 最軽度の意識混濁を把握するための着眼点

> 1. **全体的な印象**
>   一見正常にみえるが，本来の活発さや生彩に欠ける
> 2. **注意**
>   - 長い思考の際にまとまりが悪くなる（思路障害）
>   - ささいな単語の言い間違いが目立つ（語性錯語）
>   - 暗算による引き算で桁の繰り下がりを間違える
>   （93-7 → 83，86-7 → 69など）
> 3. **感情・意欲**
>   - 多弁ではしゃいだり，多幸的なこともある
>   - 不機嫌で返事をしようとしない
>   - 無欲状でぼうっとしており，刺激がないと反応に乏しい
> 4. **記憶**
>   多少とも記憶欠損を残すが，事後的にしか把握できない

B　せん妄の診断と症候学

のまま答えて間違うなどがしばしばみられる。また患者が自分で答えた後に，間違ったことに自分で気づくことがまれでない。感情や意欲の面では，軽躁的にみえたり，多幸的であったり，脱抑制と思われる場合があったり，ぼんやりとして反応が乏しく無欲状のことがあったり，不機嫌で拒絶的であったりする。意識障害とこれらの情動障害とは必ず併存するわけではないが，逆に情動障害を呈している患者を診たときには，軽度意識障害の存在を疑ってみるという視点が重要である。最後に，せん妄における意識障害はその程度が常に動揺し，変化するという経過をとるのが特徴である。日にちあるいは時間の単位で動揺がみられ，典型的なのは夜間せん妄と呼ばれる場合で，昼間は比較的安定しているにもかかわらず，夜になると失見当識や興奮をきたし，健忘を残す。実際には長時間連続して患者を直接観察することは困難であるので，時間を変えて訪室したり，看護スタッフや付き添いの家族からの情報で把握するように努める。患者の発言なども含めて具体的に記載された看護記録は非常に参考になる。

❷ 認知機能の評価

　記憶や見当識，知覚などの認知機能の障害については，患者に具体的に尋ねながら評価してゆく。まずは今の調子はどうか，苦痛に感じる点はどこかなどを尋ねながら，場所や時間の見当識について確認する。「今おられるここはどこでしょうか？」と場所について先に尋ねたり，「こちらへはいつからおられるのですか？」と時間についてまず尋ねることもある。場所について正確に答えられないときは，「病院におられるのですが，わかりますか？」と確認する。その上で「○○病院へ入院されているんですよ」と伝え，それを否定される場合は深追いしない。時間については，いつここへ来たのかという入院日についてまず尋ね，「ここへ来てどれくらい経ちますか？　だいぶ経ちますか？　それともまだそう経っていませんか？」と時間経過が理解できているかを確認して，「今日は何月何日ですかね？」と尋ねることが著者の場合は多い。時間についても，正確に答えられないときは「今日は○月

第Ⅰ章 | 理論編

△日ですよ。ここへ来られて◇日くらいになりますよ」と伝えて，見当識が保てるように配慮する。家族の付き添いがあれば，「この方はどなたでしょうか？」と人物に対する見当識も確認する。

記憶に関しては意識障害があれば当然健忘を残すわけであるが，「夕べは眠れましたか？」とか「お昼ご飯は食べられましたか？ 何が出ましたか？」などと尋ねて確認する。当初は夜間不眠があっても，「眠れなくて困りました」などと答えることは少なく，あいまいな返答が多かったり，眠れたとまったく不眠を否定することもある。事前に看護スタッフから情報を得て，患者の訴えを否定しすぎないように配慮しながら確認してゆく。連日往診している場合は，「僕の顔を覚えていますか？ 昨日お話しさせてもらったのですが」と面接の導入も兼ねて尋ねることもよく行っている。

❸ **精神運動性障害の評価**

精神科へ紹介となるせん妄患者では多くの場合，興奮したり，易怒的，攻撃的となったり，必要な点滴ラインやドレーンを抜こうとしたりなど運動性焦燥といわれる状態像を伴っている。逆に発語や体動が少なくなり，身体状況から期待されるレベルより明らかに離床やリハビリテーションが進まなかったり，セルフケアができなかったりなど運動抑制といわれる状態像を呈することもある。危険な行為に及んでリスクにつながることから特に前者の場合に適切な評価が求められる。実際には夜間に興奮や点滴ラインの抜去などは起こりやすいため，看護スタッフから情報を収集して判断する場合が多い。精神運動性障害の程度は，薬物療法による介入を要するのか，どの程度必要かを判断する際の一番の目安となる。

著者は大まかに表14のように4段階に分けて考えている。すなわち，危険な行為の生じるリスクやその出現時間帯に基づいて軽度，中等度，重度，最重度と分類する。運動抑制が前景で不穏興奮が目立たない場合を軽度，不眠不穏を認めるが危険行為には至らない場合を中等度，夜間に不穏興奮が強く点滴ライン抜去，転落などの危険が高い場合を重度，昼間にも不穏興奮が

40

B　せん妄の診断と症候学

● 表 14 ● せん妄における精神運動性障害評価のめやす

軽　度：いわゆる低活動型せん妄で不穏興奮が目立たない
中等度：不眠不穏を認めるが危険行為には至らない
重　度：夜間に不穏興奮が強くライン抜去，転落などの危険が高い
最重度：昼間にも不穏興奮がみられ，ライン抜去，転落などの危険
　　　　　が非常に高い

みられ，点滴ライン抜去，転落などの危険が非常に高い場合を最重度と考える。

❹ 睡眠覚醒リズムの評価

　多くのせん妄患者では夜間不眠を呈し，日中うとうと眠ってしまう傾眠を伴うことが多い。時に夜間不眠でありながら昼間も眠気を訴えず，易怒性や焦燥感を伴い，過覚醒と思われる患者も存在する。夜間の不眠の程度は主に看護記録から把握する。睡眠覚醒リズムがまったく乱れてしまうと，いわゆる昼夜逆転の状態となり，昼間は眠り込んでいるのに夕方くらいから覚醒して目をらんらんとさせ，運動性焦燥を示してその後は眠らないというパターンに陥る。薬物療法的介入を開始すると，薬剤による過鎮静が生じて睡眠覚醒リズムをかえって乱したり，病状を修飾することもしばしばある。薬剤性の過鎮静を生じたと判断された場合は，いったん薬剤の投与中止も考慮するが，そうすると夜間は興奮するという場合もあり，薬剤調整を行いながら経過観察する。その際には，睡眠状況とともに，朝には覚醒して朝食が摂れているか，昼間覚醒して過ごせているか，リハビリテーションなどのスケジュールがこなせているかなど，昼間の覚醒度，活動性も評価する。

❺ 幻覚・錯覚や妄想の評価

　せん妄の診断基準の項目には含まれていないが，幻視や被害妄想などの症状はしばしば認められる。幻覚，錯覚としては視覚性の異常が優勢で，「カーテンが人影に見える」，「布団のくびれが猫に見える」などの錯視や，「大勢

第Ⅰ章 ｜ 理論編

の人が入って来た」，「配水管から虫がたくさん出てきた」などの幻視を訴える。通常は夜間に出現することが多い。妄想の中では被害妄想が比較的多く，付き添いの家族や看護スタッフがしばしばその対象となる。いわゆる妄想構築といわれるような体系化された持続的な妄想ではなく，あいまいで内容が変化するなど，周囲を正しく認識できないことに由来する一過性，反応性の訴えであることが多い。看護スタッフや家族から情報を得て，患者に確認して評価する。

❻ 情動障害の評価

せん妄ではその病態の基礎にある意識障害のために，感情のコントロールができなくなったり，刺激や働きかけに対して不適切な情動的反応を示すことがしばしば認められる。軽度の場合，変化は一時的で自分でも自覚できるが，状況や場にそぐわない言動がみられ，急に叫んだり，何でもないことに怒ったりする。重度になると持続的に興奮したり，大声を出したり，かと思うと涙ながらにまとまりのない訴えをしたり，感情の抑制ができなくなる。実際に患者に面接を行って観察するとともに，看護スタッフや家族から情報を得て評価する。

❼ アルコールおよび薬物離脱せん妄の評価

アルコール離脱せん妄では，術後せん妄など身体疾患に伴って発症するせん妄と一部異なった経過や症候を呈するので，別個に述べる。アルコール離脱せん妄では時間経過に沿って，特徴的な症候群が二峰性に出現することが知られている（図2）[32]。

早期離脱症候群は最終飲酒から4～8時間後以降に出現してくるが，まず認められるのは自律神経症状である。動悸，発汗，頻脈，血圧上昇，嘔気嘔吐などで，程度の軽い場合もある。次いで12～48時間後以降になると，手指振戦や筋の攣縮などの神経症状に加えて，不安焦燥や小動物幻視，要素性幻聴などの精神症状が伴ってくることもある。

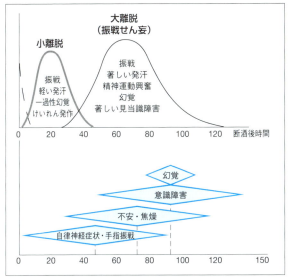

● 図2 ● アルコール離脱せん妄の経過

上図は Victor らによる小離脱，大離脱の概念，下図は鈴木らによる階層的出現様式を示す。
(宮川朋大，他：アルコール離脱せん妄の現在の考え方と治療．精神科治療学 22：1006, 2007)

　後期離脱症候群いわゆる振戦せん妄と呼ばれる状態になれば，失見当識，精神運動興奮，幻視，被害妄想など通常のせん妄と同様の精神症状がみられる。診断名にもあるように全身の粗大な振戦を伴うことが多く，発汗や頻脈などの自律神経症状も伴う。

　入院したために断酒する結果となり，アルコール離脱せん妄を生じる患者も少なくないので，飲酒歴の聴取は重要である。よく経験するように患者は過少申告することが常であるので，訴えの倍以上は飲酒していると考えたほうがよい。家族にも確認する必要がある。離脱せん妄の出現時期を予測するためには，最終飲酒日時を確認することを忘れてはならない。明らかにアルコール依存症と診断がついている患者ばかりでなく，問題化していないアル

第Ⅰ章 ｜ 理論編

コール多飲者において生じることもある。

　アルコール離脱せん妄の症状評価においては，Clinical Institute Withdrawal Assessment of Alcohol Scale, Revised（CIWA-Ar）（**表 15**）[33] が頻用されている。

● 表 15 ● Clinical Institute Withdrawal Assessment of Alcohol Scale, Revised（CIWA-Ar）

Patient: _____ Date: _____ Time: _____ (24 hour clock, midnight = 00:00)
Pulse or heart rate, taken for one minute: _____　Blood pressure: _____

NAUSEA AND VOMITING — Ask "Do you feel sick to your stomach? Have you vomited?" Observation. 0　no nausea and no vomiting 1　mild nausea with no vomiting 2 3 4　intermittent nausea with dry heaves 5 6 7　constant nausea, frequent dry heaves and vomiting	**TACTILE DISTURBANCES** — Ask "Have you any itching, pins and needles sensations, any burning, any numbness, or do you feel bugs crawling on or under your skin?" Observation. 0　none 1　very mild itching, pins and needles, burning or numbness 2　mild itching, pins and needles, burning or numbness 3　moderate itching, pins and needles, burning or numbness 4　moderately severe hallucinations 5　severe hallucinations 6　extremely severe hallucinations 7　continuous hallucinations
TREMOR — Arms extended and fingers spread apart. Observation. 0　no tremor 1　not visible, but can be felt fingertip to fingertip 2 3 4　moderate, with patient's arms extended 5 6 7　severe, even with arms not extended	**AUDITORY DISTURBANCES** — Ask "Are you more aware of sounds around you? Are they harsh? Do they frighten you? Are you hearing anything that is disturbing to you? Are you hearing things you know are not there?" Observation. 0　not present 1　very mild harshness or ability to frighten 2　mild harshness or ability to frighten 3　moderate harshness or ability to frighten 4　moderately severe hallucinations 5　severe hallucinations 6　extremely severe hallucinations 7　continuous hallucinations
PAROXYSMAL SWEATS — Observation. 0　no sweat visible 1　barely perceptible sweating, palms moist 2 3 4　beads of sweat obvious on forehead 5 6 7　drenching sweats	**VISUAL DISTURBANCES** — Ask "Does the light appear to be too bright? Is its color different? Does it hurt your eyes? Are you seeing anything that is disturbing to you? Are you seeing things you know are not there?" Observation. 0　not present 1　very mild sensitivity 2　mild sensitivity 3　moderate sensitivity 4　moderately severe hallucinations 5　severe hallucinations 6　extremely severe hallucinations 7　continuous hallucinations

〈つづく〉

B　せん妄の診断と症候学

＜つづき＞

| ANXIETY — Ask "Do you feel nervous?" Observation.
0　no anxiety, at ease
1　mildly anxious
2
3
4　moderately anxious, or guarded, so anxiety is inferred
5
6
7　equivalent to acute panic states as seen in severe
　　delirium or acute schizophrenic reactions | HEADACHE, FULLNESS IN HEAD　— Ask "Does your head feel different? Does it feel like there is a band around your head?" Do not rate for dizziness or lightheadedness. Otherwise, rate severity.
0　not present
1　very mild
2　mild
3　moderate
4　moderately severe
5　severe
6　very severe
7　extremely severe |
| AGITATION — Observation.
0　normal activity
1　somewhat more than normal activity
2
3
4　moderately fidgety and restless
5
6
7　paces back and forth during most of the interview, or
　　constantly thrashes about | ORIENTATION AND CLOUDING OF SENSORIUM — Ask "What day is this? Where are you? Who am I?"
0　oriented and can do serial additions
1　cannot do serial additions or is uncertain about date
2　disoriented for date by no more than 2 calendar days
3　disoriented for date by more than 2 calendar days
4　disoriented for place/or person

Total **CIWA-Ar** Score ＿＿＿
Rater's Initials ＿＿＿
Maximum Possible Score 67 |

*The **CIWA-Ar** is not* copyrighted and may be reproduced freely. This assessment for monitoring withdrawal symptoms requires approximately 5 minutes to administer. The maximum score is *67* (see instrument). Patients scoring less than 10 do not usually need additional medication for withdrawal.

(Sullivan JT, et al.：Assessment of alcohol withdrawal：the revised clinical institute withdrawal assessment for alcohol scale（CIWA-Ar）. Br J Addict 84：1353-1357, 1989 より引用)

❖　文　献　❖

1）American Psychiatric Association：Diagnostic and Statistic Manual of Mental Disorders Fifth Edition（DSM-5）. American Psychiatric Publication, Washington DC, 2013（日本精神神経学会監修，髙橋三郎，大野　裕監訳：DSM-5 精神疾患の診断・統計マニュアル．医学書院，東京，2014）

2）World Health Organization：ICD-10 classification of mental and behavior disorder：Clinical description and diagnostic guideline. World Health Organization, Geneva, 1992（融　道男，他監訳：ICD-10 精神および行動の障害−臨床記述と診断ガイドライン（新訂版）. 医学書院，東京，2005）

3）Meagher D, Moran M, Raju B, et al.：A new data-based motor subtype schema for delirium. J Neuropsychiatry Clin Neurosci **20**：185-193, 2008

4）Bellelli G, Morandi A, Di Santo SG, et al.："Delirium Day"：a nationwide point prevalence study of delirium in older hospitalized patients using an easy standardized diagnostic tool. BMC Med **14**：106, 2016

5）Stagno D, Gibson C, Breitbart W：The delirium subtypes：a review of prevalence, phenomenology, pathophysiology, and treatment response. Palliat Support Care **2**：171-179, 2004

6）Zaal IJ, Slooter AJ：Delirium in critically ill patients：epidemiology, pathophysiology,

第 I 章 | 理論編

diagnosis and management. Drugs **72**：1457-1471, 2012

7) Grover S, Sharma A, Aggarwal M, et al.：Comparison of symptoms of delirium across various motoric subtypes. Psychiatry Clin Neurosci **68**：283-291, 2014

8) Morita T, Tsunoda J, Inoue S, et al.：Communication Capacity Scale and Agitation Distress Scale to measure the severity of delirium in terminally ill cancer patients：a validation study. Palliat Med **15**：197-206, 2001

9) 松島英介：低活動型せん妄. 総合病院精神医学 **22**：65-71, 2010

10) 松岡　豊, 西　大輔, 清水　研：せん妄の症状評価尺度-その信頼性と妥当性-. 精神科治療学 **22**：901-907, 2007

11) Trzepacz PT, Mittal D, Torres R, et al.：Validation of the Delirium Rating Scale-revised-98：comparison with the delirium rating scale and the cognitive test for delirium. J Neuropsychiatry Clin Neurosci **13**：229-242, 2001

12) Breitbart W, Rosenfeld B, Roth A, et al.：The Memorial Delirium Assessment Scale. J Pain Symptom Manage **13**：128-137, 1997

13) Trzepacz PT, 岸　泰宏, 保坂　隆, 他：日本語版せん妄評価尺度98年改訂版. 精神医学 **43**：1365-1371, 2001

14) 松岡　豊, 新垣　浩, 田中邦明, 他：Memorial Delirium Assessment Scale 日本語版の信頼性と妥当性に関する検討. 老年精神医学雑誌 **11**：698-699, 2000

15) Matsuoka Y, Miyake Y, Arakaki H, et al.：Clinical utility and validation of Japanese version of Memorial Delirium Assessment Scale in a psychogeriatric inpatient setting. Gen Hosp Psychiatry **23**：36-40, 2001

16) せん妄の重症度評価尺度 MADS（Memorial Delirium Assessment Scale）. http://plaza.umin.ac.jp/~pcpkg/mdas.html

17) Kato M, Kishi Y, Okuyama T, et al.：Japanese version of the Delirium Rating Scale, Revised-98（DRS-R98-J）：reliability and validity. Psychosomatics **51**：425-431, 2010

18) Ely EW, Inouye SK, Bernard GR, et al.：Delirium in mechanically ventilated patients-Validity and reliability of the confusion assessment method for the intensive care unit（CAM-ICU）. JAMA **286**：2703-2710, 2001

19) ICU におけるせん妄評価法（CAM-ICU）トレーニング・マニュアル. http://www.icudelirium.org/docs/CAM_ICU_training_Japanese.pdf

20) 古賀雄二, 村田洋章, 山勢博彰：日本語版 CAM-ICU フローシートの妥当性と信頼性の検証. 山口医学 **63**：93-101, 2014

21) Bergeron N, Dubois MJ, Dumont M, et al.：Intensive Care Delirium Screening Checklist：evaluation of a new screening tool. Intensive Care Med **27**：859-864, 2001

22) Barr J, Fraser GL, Puntillo K, et al.：Clinical practice guidelines for the management of pain, agitation, and delirium in adult patients in the intensive care unit；American College of Critical Care Medicine. Crit Care Med **41**：263-306, 2013

23) 古賀雄二, 村田洋章, 山勢博彰：日本語版 ICDSC の妥当性と信頼性の検証. 山口医学

第 I 章 | 理論編

出現時には，叫び声や粗大な体動がしばしば認められ，患者を覚醒させると，鮮明で複雑な内容の夢様体験が報告されることから，stage 1-REM とせん妄とは，意識レベルが軽度低下した状態において観察される行動異常という面で共通点を有し，病態生理学的機序での関連性を推測させる。

菱川ら[13]は振戦せん妄出現時に，stage 1-REM よりも脳波基礎律動での低振幅速波化と高頻度の急速眼球運動が顕著となる excited stage 1-REM というポリグラフィ所見について報告している。Excited stage 1-REM 出現時には，多彩な幻覚体験が生じ，その幻覚と関連した異常言動が現れる。この excited stage 1-REM は急激に起こる現象であり，振戦せん妄患者において興奮や幻視が比較的突然訴えられる事実と符合する。

抗コリン薬である biperiden（アキネトン®，タスモリン®）を投与して実験的に軽度の意識変容状態を誘発してポリグラフィを検討すると，excited stage 1-REM や stage 1-REM と類似の所見が認められる[14]。この意識変容状態後に入眠すると，stage 1 に速い眼球運動が混入するポリグラフィ所見が得られ，夢様体験を伴うことが確認されている[14, 15]。これらの状態で認める眼球運動は，REM 睡眠時に認める眼球運動とは異なり，むしろ覚醒時に特有な速い眼球運動が賦活されて stage 1 の浅睡眠期に混入してきた stage 1 with REMs ではないかと推測されている[14]。すなわち，stage 1 という睡眠の中でも比較的覚醒水準の高い状態において，速い眼球運動が駆動される脳内機序が賦活されること，換言すれば，軽度意識レベルが低下した状態において特定の脳部位が同時に賦活される機能的アンバランスがせん妄の発現と密接に関与していると考えられる。

❸ せん妄と REM 睡眠行動障害（RBD）との関連

せん妄における幻覚は軽度の意識混濁を背景とし，幻視が優勢であることから睡眠時の夢体験との類似性が想定されてきた。またせん妄は，多くの場合不眠を主とする睡眠覚醒リズムの乱れを伴い，夜間に増悪する傾向があり，一晩しっかり眠れると速やかに改善することもしばしば経験される。し

低下に伴い，まずはα波の周波数の徐波化が起こり，次にはα波が減少してθ波が混入し，さらにはθ波が主体となり，δ波が混入してくる。肝性脳症や尿毒症性脳症などの代謝性脳症が基礎疾患としてある場合には，意識レベルが JCS の 1 桁であってもδ波主体の高度の徐波化を呈することもある。多型性のδ波は局所性にもびまん性にも認められることがあり，前者では脳腫瘍など局所性の病変と関連する。前頭葉優位の間欠性周期性δ波は，敗血症，尿毒症，高血糖などで認められることがある[11]。三相波は術後せん妄でも認められるが，肝性脳症や尿毒症，重症の敗血症，急性薬物中毒などで観察されることが多い[11]。日常臨床で経験するせん妄では，α波の減少からθ波主体の基礎律動を示すことが多く，軽度の徐波化にとどまることが多い。せん妄発症前から認知症など脳の器質的な異常による基礎律動の徐波化をきたしていたと考えられる例を除けば，せん妄の改善に伴い，脳波所見には改善がみられる。

　過活動型せん妄の患者においては，基礎律動の軽度の徐波化に加えて，脱同期化や低振幅速波を認めることが指摘されている。これは覚醒に関与する神経機構の機能低下と，精神運動興奮や幻覚などの出現に関与する神経機構の機能亢進が同時に起こっていることの反映と考えられている[12]。低活動型せん妄の患者では，代謝性脳症の患者で観察されるようなθ波，δ波が優位となる[11]。実際には患者の状態により脳波検査が施行できない場合も多いが，非侵襲的で比較的安価な検査であり，もっと活用されてよいと考える。

❷ せん妄におけるポリグラフィ所見

　アルコール離脱時にみられる振戦せん妄の患者で終夜ポリグラフィを検討すると，stage 1 と Rapid Eye Movement（REM）睡眠の特徴を併せ持つ stage 1-REM with tonic EMG（stage 1-REM）がしばしば出現すると報告されている[13]。Stage 1-REM ではθ波が混在する低振幅速波を中心とした脳波所見とともに急速眼球運動が認められるが，REM 睡眠で認められるはずの骨格筋活動の抑制が起こらずに持続的な筋放電を認める。Stage 1-REM

第1章 | 理論編

みられる。また，炎症性サイトカインであるインターロイキン1（IL-1）や
腫瘍壊死因子α（TNFα）は，視床下部−下垂体−副腎皮質系を不活化す
る作用を持っており[10]，神経内分泌仮説と神経炎症仮説は相互に影響を及
ぼし合っていると推測される。

せん妄患者では不眠や昼夜逆転などがしばしばみられ，概日睡眠リズムの
障害を伴っている。概日リズム調節にはメラトニンが主要な役割を果たして
おり，その分泌は朝日を浴びることなどで調節されている。ICU入室や入
院環境，不動化などにより適切な環境刺激が奪われることで，メラトニン分
泌が影響を受け，せん妄の発症につながるとするのが概日リズム調節障害仮
説である。また，メラトニンは抗酸化活性，抗炎症活性を有しており，神経
炎症仮説との関連も示唆される[2]。

神経伝達物質仮説については，本章③せん妄の生化学的側面として後述
する。

2 せん妄の生理学的側面

Key Point

● せん妄患者の脳波ではα波が減少して，θ波主体となり，基礎律動の軽度
徐波化を呈することが多い．

● 過活動型せん妄では，脱同期化や低振幅速波を認める場合もある．

● 振戦せん妄患者の終夜ポリグラフィでは，stage 1とREM睡眠の特徴を
併せ持つstage 1-REM with tonic EMGがしばしば出現する．

● REM睡眠行動障害においても夜間の異常言動を呈するが，典型的なせん
妄との鑑別は困難ではない．

❶ せん妄における脳波所見

脳波にはリアルタイムの意識状態やその変化が鋭敏に反映され，意識障害
時には徐波化を中心とした基礎律動の変化として観察される。意識レベルの

D せん妄の病態

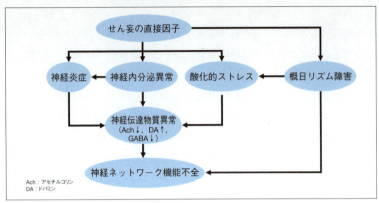

● 図3 ● せん妄の病態モデル

(Fricchione GL, et al.:Postoperative delirium. Am J Psychiatry 165, 803-812, 2008, Maldonado JR:Neuropathogenesis of delirium:review of current etiologic theories and common pathways. Am J Geriatr Psychiatry 21:1190-1222, 2013 を参考に作成)

産生される[6]。これらのサイトカインによって神経炎症が海馬や大脳皮質で惹起され、記憶や認知などの障害に関与しているのではないかと推測されている[6]。このような神経炎症仮説は魅力的ではあるが、脳脊髄液中のバイオマーカーを検討した総説[7]では、現段階ではまだ十分な結論には達していないとし、今後の研究の方向性、可能性を示唆している。せん妄発症に先行する炎症反応やバイオマーカーの変化がより正確に捉えられるようになれば、せん妄のリスク評価に役立てることができ、効率的な予防的介入につながると期待される。

せん妄では直接因子が身体的侵襲として作用することにより、グルココルチコイドの過剰な分泌が起こり、発症に関与しているとするのが神経内分泌仮説である。グルココルチコイドは一般的には免疫抑制作用を持つと理解されているが、特定の状況下ではサイトカインの産生を刺激するなど神経炎症を増強する方向に作用する可能性も指摘されている[8]。認知症に伴うせん妄患者では、デキサメタゾン抑制試験でグルココルチコイドの分泌が有意に抑制されず、視床下部-下垂体-副腎皮質系の機能亢進を示唆する報告[9]も

第 1 章 ｜ 理論編

ている.

●せん妄でみられる概日リズム調節障害には，メラトニンの関与が想定され
　ている.

　せん妄の病態仮説についてはこれまでにも複数が提唱されているが，どれ
も単独ですべての病態を説明できるものはない。Maldonado[2] は 7 つの仮説
を紹介し，その関連性について述べており，押淵らの総説[4] でわかりやす
く紹介されている。Maldonado[2] が提唱しているのは，①神経炎症：
neuroinflammatory hypothesis，②加齢：neuronal aging hypothesis，③酸
化的ストレス：oxidative stress hypothesis，④神経伝達物質の異常：
neurotransmitter deficiency hypothesis，⑤神経内分泌の障害：
neuroendocrine hypothesis，⑥概日リズム調節障害：diurnal dysregulation
hypothesis，⑦神経ネットワークの障害：network disconnectivity
hypothesis である。②加齢については，子どもでもせん妄はみられるので必
須の病態ではないかもしれないが，日常臨床では圧倒的に高齢者が多いこと
から，ここに挙げた病態仮説の基盤として重要といえる。著者としては，⑦
神経ネットワークの障害が複数の病態が重なり合って惹起される最終経路と
考えたいので，図 3 のように模式化してみた。
　せん妄は種々の代謝障害や手術侵襲，外傷などの直接因子により生じた酸
化的ストレスにより神経機能が可逆的に障害された状態と考えることもでき
る[5]。まずは海馬や皮質下の諸核などが障害を受け，侵襲が持続した場合に
は脳幹や大脳皮質へも影響が及ぶと考えられている。全身麻酔による手術や
外傷などに起因する炎症反応は，約 2 日後にピークに達し，6 〜 7 日でもと
のレベルに戻るとされている[1]。この時間経過は典型的な術後せん妄の経過
に非常に似通っており，術後の炎症反応がせん妄の発症に関連していること
を推測させる。手術侵襲や全身性の感染症などにより末梢での免疫応答が賦
活されると，中枢神経系でもミクログリアの活性化によって，インターロイ
キン 1（IL-1）や腫瘍壊死因子 a（TNF a）などの炎症性サイトカインが

54

D　せん妄の病態

D　せん妄の病態

　せん妄は軽度の意識混濁に種々の程度の意識変容を伴う意識障害の一型である。それに加えて認知機能障害や注意障害，睡眠覚醒リズムの障害，幻覚妄想，精神運動興奮，情動不安定など種々の精神症状を呈する。せん妄の病態においては，これら諸症状の出現に関与する脳部位が機能不全をきたしていると考えられる。具体的には意識の維持に関与するとされている脳幹網様体賦活系や，認知機能や情動コントロールに関与する大脳辺縁系を含む大脳皮質が想定されている。これらの脳部位をつなぐ神経ネットワークの機能不全は，老化に伴う神経細胞の脆弱性を基盤に，神経炎症，酸化的ストレス，神経内分泌学的異常などにより惹起された神経伝達物質の異常に基づくと考えられる（図3）[1,2]。

　Lipowski[3] が提唱したせん妄の3型，過活動型，低活動型，混合型は相互に移行することもあり，一連の病態と理解されているが，特に前2者では異なった臨床症状を呈する。したがってその病態においては共通する機序の上に異なる機序が重畳していると考えられる。過活動型せん妄では，脳幹網様体賦活系の機能低下による意識障害に加えて，大脳辺縁系などの機能亢進が起こっていると推測される。低活動型せん妄では，脳幹網様体賦活系の機能低下による意識障害に加えて，より広範な大脳機能の低下が想定される。

1　せん妄の病態仮説

Key Point

● せん妄の病態仮説では，神経炎症が近年注目されている．

● 末梢および中枢神経系での炎症性サイトカインの産生が，せん妄の発症に関与すると推測されている．

● せん妄においては，視床下部−下垂体−副腎皮質系の機能亢進が示唆され

第 1 章 ｜ 理論編

with delirium. American Psychiatric Association, Washington DC, 1999（日本精神神経学会監訳：米国精神医学会治療ガイドライン．せん妄．医学書院，東京，2000）

5）Wise MG, Hilty DM, Cerda GM, et al.：Delirium（confusional state）. In：Textbook of Consultation-Liaison Psychiatry：Psychiatry in the Medically ill（eds Wise MG, Rundell JR）. American Psychiatric Publishing, Washinton DC, pp257-272, 2002

6）Pisani MA, McNicoll L, Inouye SK：Cognitive impairment in the intensive care unit. Clin Chest Med **24**：727-737, 2003

7）Demeure MJ, Fain MJ：The elderly surgical patient and postoperative delirium. J Am Coll Surg **203**：752-757, 2006

8）Breitbart W, Alici Y：Agitation and delirium at the end of life；"We couldn't manage him". JAMA **300**：2898-2910, 2008

9）吉田一生，有井一朗，福居顯二：終末期せん妄―実態，関与する因子，マネージメント―．総合病院精神医学 **17**：260-268，2005

10）Ross CA, Peyser CE, Shapiro I, et al.：Delirium；Phenomenologic and etiologic subtypes. Int Psychogeriatr **3**：135-147, 1991

11）Spiller JA, Keen JC：Hypoactive delirium；assessing the extent of the problem for inpatient specialist palliative care. Palliat Med **20**：17-23, 2006

12）Dasgupta M, Hillier LM：Factors associated with prolonged delirium：a systematic review. Int Psychogeriatr **22**：373-394, 2010

13）Jackson TA, Wilson D, Richardson S, et al.：Predicting outcome in older hospital patients with delirium：a systematic literature review. Int J Geriatr Psychiatry **31**：392-399, 2016

14）McCusker J, Cole M, Dendekuri N, et al.：The course of delirium in older medical inpatients. J Gen Intern Med **18**：696-704, 2003

15）Cole MG, McCusker J, Bellavance F, et al.：Systematic detection and multidisciplinary care of delirium in older medical inpatietnts：a randomized trial. CMAJ **167**：753-759, 2002

16）和田　健，佐々木高伸，日域広昭，他：せん妄の薬物療法においてベンゾジアゼピン系薬剤はどのように使用されているか．精神医学 **49**：193-197，2007

17）Witlox, J, Eurelings LS, de Jonghe JF, et al.：Delirium in elderly patients and the risk of postdischarge mortality, institutionalization, and dementia：a meta-analysis. JAMA **304**：443-451, 2010

のせん妄有病率を各々31.5%，41.2%と報告している。認知症を伴わない患者では，8.8%，14.8%であり，中長期的な予後にも認知症の合併は大きく影響すると考えられる。入院中にせん妄が改善した患者でも，6ヵ月後の時点で31.4%がせん妄を有しており，認知症の合併，身体疾患の経過などによってせん妄が再燃することは珍しくないと考えざるを得ない。

せん妄がADLなどの機能的な予後や生命予後に影響することも以前より指摘されている[4]。McCuskerら[14]の報告でも，12ヵ月間の観察期間中に30.9%が死亡しており，生存している患者でもADLにおける依存度は悪化している。せん妄の予後に関する観察研究のメタアナリシス[17]では，平均1年以上の観察期間で死亡率，施設入所，認知症の発症が有意に増加することが示されている。多くのせん妄に関する研究が高齢の入院患者を対象としていることとも関連するが，入院の理由となった身体疾患が治癒しない限りADLも徐々に低下してゆくことは十分に予想される。せん妄を発症する，反復するということは，せん妄を発症しない患者よりも身体的に重症であったり，手術などの侵襲やストレスに対して脆弱であることの端的な反映といえるだろう。せん妄患者の家族に対して病状を説明するときには，一時的な病状であり，改善するものだと強調してしまいがちになるが，入院の契機となった身体疾患および合併症の経過も十分に考慮し，現実的な説明を心がけるべきである。著者の場合は，「必ず回復します」と説明することは避け，「身体的に改善すればせん妄も改善する見込みが高いです」などとすることが多い。

❖ **文　献** ❖

1) Michaud L, Bula C, Berney A, et al.：Delirium；Guidelines for general hospitals. J Psychosom Res **62**：371-383, 2007

2) Inouye SK：Delirium in older persons. N Eng J Med **354**：1157-1165, 2006

3) Siddiqi N, House AO, Holmes JD：Occurrence and outcome of delirium in medical in-patients；a systematic literature review. Age Aging **35**：350-364, 2006

4) American Psychiatric Association：Practice guideline for the treatment of patients

せん妄はその発症要因となっている身体疾患の改善に伴って，いったんは完全に回復する患者も多い。しかしながら，さまざまな要因によってせん妄が遷延したり，回復しなかったり，認知症に移行したり，機能的予後や生命予後に負の影響を及ぼすこともある。21 の観察研究を検討した総説 [12] では，CAM や DRS，DSM などでせん妄の改善を評価した研究に限定すると，退院時に 10 ～ 72%の患者でせん妄が持続していた。せん妄を遷延させる要因について，認知症，身体疾患の数，せん妄の重症度，低活動型せん妄，低酸素血症が挙げられた [12]。せん妄の予後に関連する要因としては，重症度や病型，持続期間などせん妄に関連する要因，合併する精神疾患に関連する要因，患者の背景因子などの要因，検査所見などのバイオマーカーに関する要因が挙げられる [13]。中でも予後不良と関連する要因は，せん妄の持続期間，低活動型せん妄，せん妄の重症度，認知症やうつ病の合併であったとの報告 [13] がある。一般的に高齢患者になるほど完全に回復しにくく，回復に要する期間も延長する。終末期がん患者では身体状況の改善が望みにくいため，合併したせん妄の改善も困難な場合が多い。

McCusker ら [14] は 65 歳以上のせん妄患者 193 名を前方視的に検討し，24時間以内に症状が改善した例が 39.4%，退院時または 8 週後の時点で改善していた例が 29%，退院時または 8 週後の時点で症状が持続していた例が31.6%と報告している。認知症を伴わなかった 45 例では，せん妄が持続していた例が 11.1%のみで良好な改善率を示している。せん妄患者に対して積極的な看護介入を行い，通常のケアとの改善率を比較した研究 [15] では，8週後の時点の改善率が介入群で 48%，通常ケア群で 45%となっている。認知症の合併が疑われる患者が介入群には 59.3%，通常ケア群には 56.1%含まれており，認知症が改善率に負の影響を及ぼしている可能性が示唆される。平均年齢 74.4 歳のせん妄患者自験 84 例では，退院時転帰でみると，薬剤が中止できた「治癒」が 31 例 36.9%，薬剤投与中で症状が改善している「軽快」が 40例 47.6%で，「不変」は死亡例 7 例を含む 10 例 11.9%であった [16]。

中長期的な予後に関する検討では，McCusker ら [14] が 6 および 12 ヵ月後

ると考えてよい。ICU 管理を要する患者ではさらに高率にせん妄の発症を認め，70 〜 87% [6]，80% [7] などの発症率が報告されている。人工呼吸管理のため鎮静を要したり，言語的なコミュニケーションが困難であるなどせん妄の評価がしづらい側面はあるが，ICU 管理を要する患者ではおおむね80％程度にせん妄のリスクがあると考えられる。

　終末期がん患者ではせん妄の頻度は非常に高く，約 80% [4] と報告されており，低い数字でも 20 〜 42%，高ければ 52 〜 88% [8] ともいわれている。緩和ケア領域での前向き研究では，終末期がん患者の入院時におけるせん妄有病率が約 42%，その後死亡する直前の 1 週間にさらに 32 〜 45% の患者がせん妄を呈すると報告されている [8]。後方視的なカルテ調査による研究と前向き研究とでは有病率に大きな差がみられ，低活動型せん妄が見落とされている可能性や，軽度のせん妄と他の精神障害との鑑別の困難さなどが指摘されている [9]。緩和ケア領域では低活動型せん妄のほうがみられやすく，その頻度は 15 〜 71% で平均 48% という報告 [10] や，緩和ケア病棟への入院時にせん妄を認めた患者のうち 86%，緩和ケア病棟へ入院中の患者の時点有病率調査でせん妄を認めた患者のうち 78% という非常に高い頻度の報告 [11] もなされている。終末期がん患者ではさまざまな精神症状が出現しうるが，低活動型せん妄を適切に診断し，必要な治療およびケアを提供することの重要性とその難しさをしっかりと認識するべきである。

2　せん妄の経過および予後

Key Point

● せん妄の改善は，発症要因である身体疾患の経過と密接に関連する.

● 一定数のせん妄患者は十分に改善しないまま，転院や施設への入所となる.

● せん妄の経過および予後には，認知症の合併が負の影響を及ぼす.

● せん妄は中長期的に ADL などの機能的予後を悪化させ，死亡率を上昇させる.

第1章 | 理論編

C せん妄の疫学

1 せん妄の有病率，発症率

Key Point

●入院患者におけるせん妄の有病率はおよそ 10 〜 30％である．

●術後患者では約 50％にせん妄発症のリスクがある．

●ICU 管理を要する重症患者では，約 80％にせん妄が合併する．

●終末期がん患者では約 80％にせん妄が認められ，低活動型せん妄が多い．

　せん妄の有病率や発症率については多くの報告があるが，患者の臨床的背景や調査のセッティング，適用する診断基準などにより当然その結果は異なってくる。せん妄の入院時有病率については，11 〜 33％[1]，14 〜 24％[2]などの報告があり，おおむね 10 〜 30％程度[3]と考えられている。米国精神医学会のせん妄治療ガイドライン[4]では，入院患者におけるせん妄の有病率は 10 〜 30％であり，入院している高齢者では 10 〜 40％としている。これらの数字は仮に 500 床規模の総合病院であると仮定した場合，多く見積もると 150 名のせん妄患者が入院していることになる。院内紹介を受けて実際に診療にあたっている実数と比較すると多すぎるとの印象も持つが，各診療科でのせん妄の診断率の低さが反映されているのかもしれない。もちろん精神科に紹介されず，各診療科で対応しているせん妄患者も一定数存在している。

　入院中のせん妄の発症率については，3 〜 56％[1]，6 〜 56％[2]，10 〜 15％[4]などと報告されている。入院中に発症するせん妄のうち，しばしば認められ，対応に苦慮することも多いのが術後せん妄である。術後せん妄の発症率は，51％[4]，10 〜 51％[5]などとする報告があり，対象患者の年齢や手術侵襲などによって異なるものの，術後患者の 2 人に 1 人にはリスクがあ

48

B　せん妄の診断と症候学

63：103-110, 2014

24) Wong CL, Holroyd-Leduc J, Simel DL, et al.：Does this patient have delirium? value of bedside instruments. JAMA **304**：779-786, 2010

25) 渡邉　明：The Cofusion Assessment Method（CAM）日本語版の妥当性．総合病院精神医学 **25**：165-170, 2013

26) Marcantonio ER, Ngo LH, O'Connor M, et al.：3D-CAM：derivation and validation of a 3-minute diagnostic interview for CAM-defined delirium：a cross-sectional diagnostic test study. Ann Intern Med **161**：554-561, 2014

27) 町田いづみ，青木孝之，上月清司，他：せん妄スクリーニング・ツール（DST）の作成．総合病院精神医学 **15**：150-155，2003

28) 綿貫成明，酒井郁子，竹内登美子，他：日本語版 NEECHAM 混乱・錯乱状態スケールの開発及びせん妄のアセスメント．臨床看護研究の進歩 **12**：46-63，2001

29) de la Cruz M, Fan J, Yennu S, et al.：The frequency of missed delirium in patients referred to palliative care in a comprehensive cancer center. Support Care Cancer **23**：2427-2433, 2015

30) Inouye SK, Foreman MD, Mion LC, et al.：Nurses' recognition of delirium and its symptoms：comparison of nurse and researcher ratings. Arch Intern Med **161**：2467-2473, 2001

31) 原田憲一：意識障害を診わける改訂版．診療新社，大阪，pp37-55，1997

32) 宮川朋大，丸山勝也：アルコール離脱せん妄の現在の考え方と治療．精神科治療学 **22**：1005-1012, 2007

33) Sullivan JT, Sykora K, Schneiderman J, et al.：Assessment of alcohol withdrawal：the revised clinical institute withdrawal assessment for alcohol scale（CIWA-Ar）. Br J Addict **84**：1353-1357, 1989

Column　精神科看護必要度

　Diagnosis Procedure Combination（DPC）病院では看護師が個々の入院患者に対して，勤務帯ごとに看護必要度を記録しなければならない。従来の看護必要度は主に身体的看護の必要度であり，精神状態についての評価はなされず，片手落ちであった。実際には患者の精神状態は看護必要度に大きく影響し，せん妄をはじめ，認知症など多くの精神疾患が一般科の入院患者に合併している。そこで，平成28年度の診療報酬改定から「診療・療養上の指示が通じる」，「危険行動」の2項目が追加されており，せん妄や認知症の患者を評価するためと考えられる。一歩前進とは言えるが，患者の精神面により配慮を促す意味からも，不安や抑うつなども含めたトータルな看護必要度に基づいて看護基準や診療報酬上の手当てがなされていくべきである。

D　せん妄の病態

● 表 16 ● REM 睡眠行動障害（RBD）の診断基準

A. REM 期抗重力筋脱力を伴わない REM 睡眠が認められる
B. 少なくとも次のひとつ以上が存在する
　　ⅰ）睡眠に関連したけが，危害を加える恐れのある行為，または
　　　　破壊的行為をしたことがある
　　ⅱ）睡眠ポリグラフ観察中に異常な REM 睡眠行為が認められる
C. REM 睡眠中にてんかん様脳波活動は認められない
D. 他の睡眠障害，身体疾患，神経疾患，精神疾患，薬物使用，また
　　は物質使用障害で説明できない

（American Academy of Sleep Medicine：The International Classification of Sleep
Disorders, Second Edition. Diagnostic & Coding Manual. American Academy of
Sleep Medicine, 2005（日本睡眠学会診断分類委員会，訳：睡眠障害国際分類第 2 版.
診断とコードの手引き. 医学書院，東京，2010））

たがってせん妄の発症機序として，夢体験と密接な関連を持つ REM 睡眠の
異常が関与しているのではないかと考えられてきた。

REM 睡眠行動障害（REM sleep behavior disorder：RBD，表 16）では，
REM 睡眠中に本来認められる骨格筋活動の抑制が欠如するために，鮮明な
夢体験に支配されて起き上がる，叫ぶ，場合によっては隣に寝ている家族に
暴力をふるうなどの行動異常を生じるとされている [16, 17]。RBD はあくまで
も睡眠時随伴症，すなわち睡眠中の行動異常であり，覚醒によって行動異常
は消失し，覚醒後には意識や見当識は障害されないのが一般的である。した
がって典型的なせん妄と RBD の鑑別は困難ではない。しかし，異常行動中
の患者の状態は，意識レベルが低下した状態で RBD の場合は夢体験に，せん
妄の場合は幻覚に支配された異常な言動を呈するという側面において共通点
を有している。

RBD で終夜睡眠ポリグラフィを検討すると，しばしば stage 1-REM が認
められる。この場合，stage 1-REM は入眠直後には出現せず，正常の睡眠
リズムに近い周期性を持って繰り返し認められる。したがってあくまで
REM 睡眠における異常，REM sleep without muscle atonia であると考えら
れる [12]。しかしながら，脳幹部に病変を持つ神経変性疾患では，入眠直後

第I章 | 理論編

の時期にも stage 1-REM を認めることがあり，これらの患者では REMs が non-REM 睡眠の時期に漏出し，stage 1 with REMs を呈していると考えられる[18]。振戦せん妄でみられる stage 1-REM は stage 1 with REMs と考えられ，REM 睡眠の発現には脳幹の橋被蓋背外側部に存在する青斑核複合体とその周辺の網様体諸核が重要な働きをしている[3]ことを考え合わせると，振戦せん妄では病態機序として橋被蓋部の機能異常が推測される。

3 せん妄の生化学的側面

Key Point

● せん妄の病態においては，アセチルコリン系の機能低下，ドパミン系の機能亢進が想定されている.

● アルコール離脱せん妄，過活動型せん妄ではノルアドレナリン系の機能亢進も推測される.

● Benzodiazepine 受容体作動薬やバルビツレートの離脱によるせん妄では，GABA 系の急激な機能低下が発症に関与していると推測される.

❶ せん妄とアセチルコリン系

脳内アセチルコリン系の機能低下がせん妄の病因として重要であることは，いくつかの臨床的事実より想定されている[19, 20]。しばしば経験されるのが抗コリン作用を有する薬剤，たとえば biperiden（アキネトン®，タスモリン®）や trihexyphenidyl（アーテン®）などの抗パーキンソン病薬，imipramine（トフラニール®）などの三環系抗うつ薬によるせん妄の誘発である。前述したように biperiden（アキネトン®，タスモリン®）については実験的にも確認されている[4]。またアセチルコリン系神経伝達を増強するコリンエステラーゼ阻害薬である physostigmine（ワゴスチグミン®）の静脈注射（以下，静注）がせん妄を改善させることも知られている[20, 21]。血清抗コリン活性の上昇がせん妄の発症や重症度と相関し，せん妄の改善にしたがって低下するという

D　せん妄の病態

知見も指摘されている[19]。

　意識の維持に重要な役割を果たしている上行性網様体賦活系は，脳幹網様体から視床を介して大脳皮質に投射し，アセチルコリンが神経伝達物質として作用している[19,22]。また視床下部あるいは前脳基底核から大脳皮質に投射するアセチルコリン作動性基底核皮質系も，覚醒レベルの維持や認知機能において重要と考えられている[19,22]。どちらのアセチルコリン系の機能低下もせん妄の発症に関与しうると推測される。

　また最近では，アセチルコリン系がミクログリアを抑制し，脳内の免疫応答や炎症を調節することでせん妄の発症に関与しているのではないかとの仮説も提唱されている[23]。

❷ せん妄とドパミン系

　レボドパやドパミンアゴニストなどのドパミン作動薬や，コカインなどのドパミン放出を刺激する薬剤でせん妄を生じる[24]ことから，脳内ドパミン系の機能亢進がせん妄の惹起に関与していると考えられる。症状レベルでも幻視を中心とした幻覚や被害妄想，興奮などのいわゆる精神病症状がしばしば観察され，脳内ドパミン系の機能亢進が病態機序として重要視されている統合失調症と一部共通の機能異常が想定される。また現在せん妄の治療薬として抗精神病薬，すなわち haloperidol（セレネース®）や risperidone（リスパダール®），quetiapine（セロクエル®）などのドパミン受容体遮断薬が用いられ，一定の効果を示す臨床的事実からもやはりせん妄の病因として脳内ドパミン系は重要と考えられる。脳内ドパミン系にはいくつかの系が知られているが，中でも中脳辺縁系および中脳皮質系がせん妄の病態に関与していると考えられる。

　脳内のドパミン系はアセチルコリン系とおおむね拮抗して作用している[9]ことが知られており，ドパミン系の機能亢進はアセチルコリン系の機能低下をもたらす。どちらの神経伝達物質系がせん妄の病態にとって本質的なのか，せん妄における common neural pathways はあるのかについては現時

第1章 | 理論編

点では結論が出ていない。またドパミン受容体には5つのサブタイプが同定されているが、どのタイプがせん妄に関与しているのかもよくわかっていない。著者の私見では、ドパミン系およびアセチルコリン系を中心とし、他の神経伝達物質系も関与して神経ネットワークの障害が生じることでせん妄が発症すると考えている（図3）。Risperidone（リスパダール®）では改善せずに quetiapine（セロクエル®）への変更後速やかに改善する患者もいれば、その逆の患者もいる。このような経験から、患者の基礎疾患や原因薬剤などによりどの神経伝達物質系が強く関与するのかの比重が異なり、治療薬への反応性も異なってくるのではないかと考える。

❸ せん妄とノルアドレナリン系

脳内ノルアドレナリン系は橋背側の青斑核から大脳皮質、大脳辺縁系などに広く投射し、睡眠覚醒リズムやホルモン分泌、情動の調節に関与しているとされている。アルコール離脱せん妄患者の髄液中では、ノルアドレナリンおよびその主要代謝産物の濃度上昇がみられ[25]、ノルアドレナリン系の機能亢進がアルコール離脱せん妄の病態に関与していると想定される。アルコール離脱せん妄患者の脳波所見では、他の病因によるせん妄と比較して基礎律動の徐波化が目立たず、低振幅速波パターンをとりやすい事実もノルアドレナリン系の機能亢進と矛盾しない。典型例では発汗過多や頻脈、血圧上昇など強い自律神経症状を伴うこととも関連している[25]。統合失調症や気分障害、パニック障害などの知見から、脳内ノルアドレナリン系は不安焦燥、運動興奮などに関与すると考えられており、過活動型せん妄においても同様に機能亢進をきたしている可能性が推測される。

❹ せん妄とセロトニン系

脳内セロトニン系は脳幹に存在する縫線核からノルアドレナリン系と同様に大脳皮質、大脳辺縁系などへ広く投射している。その機能については依然として十分に解明されていないが、ノルアドレナリン系と共通する部分が多い。

D　せん妄の病態

セロトニンはアミノ酸であるトリプトファンから生合成され，ドパミンや
ノルアドレナリンはフェニルアラニンからチロシンを経て生合成される。脳
内セロトニンの合成は血清中のトリプトファンに依存し，またトリプト
ファンが脳血液関門を通じて取り込まれる際にはフェニルアラニン，チロ
シンなどと競合することが知られている[26]。心臓外科手術を受けた患者の
うち，せん妄を発症した患者では発症しなかった患者と比較して血清中トリ
プトファンが低値で，フェニルアラニンが高値であったとの報告[26]がある。
すなわち，せん妄患者においては脳内セロトニン系の機能低下とドパミン系
およびノルアドレナリン系の機能亢進が示唆される。

せん妄の薬物療法でよく使用される quetiapine（セロクエル®）や
risperidone（リスパダール®）などの第 2 世代抗精神病薬や，trazodone（デ
ジレル®，レスリン®）や mianserin（テトラミド®）などの抗うつ薬は共通
してセロトニン 2 受容体の遮断作用を有しており，セロトニン系の関与と関
連しているのかもしれない。

❺ せん妄と GABA 系

GABA 神経系は脳内各部位に広く分布し，主に抑制性の神経伝達機能を
有していることが知られている。GABA 受容体にアゴニストとして作用す
る benzodiazepine 受容体作動薬やバルビツレートの離脱によってせん妄が
惹起されることから，GABA 系の急激な機能低下がせん妄の発症に関与し
ていることが推測される。横田ら[27]はせん妄患者の髄液中の GABA 濃度を
測定し，せん妄回復後にはその濃度が上昇し，せん妄時の DRS（Delirium
Rating Scale）スコアと GABA 濃度が負の相関を示したと報告している。ま
た髄液中 GABA の低値は，benzodiazepine 受容体作動薬による離脱症候群
以外のせん妄患者でも認めたことから，他の病因によるせん妄においても
GABA 機能の低下が関与していると推測している。

一般的にアルコール離脱せん妄に対しては lorazepam（ワイパックス®）
などの benzodiazepine 受容体作動薬が第一選択となるが，他のせん妄では

第Ⅰ章 | 理論編

かえって悪化させることが多い。薬剤反応性からみてもアルコール離脱せん妄は，術後せん妄など他のせん妄とは異なる病態機序を有し，GABA神経系の関与がより大きいものと考えられる。

4 せん妄における脳画像所見

脳機能を評価するモダリティとしてSPECT，PETなどの手法は有用であり，今後も受容体イメージングの進歩など発展が期待されるが，せん妄患者に適用するにあたってはいくつかの課題があり，十分なエビデンスが得られていない。ひとつには不穏興奮などを呈している患者では検査が困難であるという問題があり，薬剤によって鎮静してしまうと検査結果が病態を反映しなくなってしまう可能性がある。この点については，静注後約2分程度でトレーサーの脳内分布が固定され，その後の鎮静の影響などを受けないテクネシウム製剤の使用により克服できる可能性はある。またせん妄を発症する前のデータを得ておくことは困難であり，せん妄時と回復時を比較することで関与する脳部位を指摘するにとどまる点も限界である。

Alsopらの総説[28]によれば，SPECTを用いた研究は複数あるものの，多くは症例報告であり，多数例での検討は少ない。多くの報告では脳血流の低下が指摘されているが，感染や炎症，脳外傷などの直接的な影響との判別が難しい例も含まれている。せん妄時と回復時とに繰り返し検討されている場合は，その多くで脳血流の改善を認めている。低血流を示す脳部位としては，頭頂葉および前頭葉が多い。脳血流の定量的な検討はほとんど行われていないため，相対的に局所的な低血流を検出することはある程度可能であるが，全脳的な低血流を明らかにすることは難しくなるという限界がある。また対象となるせん妄患者は高齢者が多く，せん妄発症以前より脳の虚血性変化を伴っていたり，認知症を合併していたりすると，結果の解釈には慎重を要すると考えられる。

SPECTは多くの病院で使用可能であり，脳機能をある程度リアルタイム

D　せん妄の病態

に評価できる大きな利点を有していることから，せん妄の病態解明に有効な手段となりうる。過活動型せん妄ではおそらく神経活動が亢進している部位と低下している部位とがあり，脳機能のアンバランスをきたしていると思われるので，脳血流の低下と上昇とを同時に評価できる解析法が必要である。また，プロスペクティヴに発症前に検査を施行することは困難としても，せん妄改善後に再検査を行い，比較を行えるような研究デザインが必要と考えられる。

　最近のせん妄を対象とした脳画像研究の総説[29]では，MRIの灌流画像を用いた脳血流の評価や，造影剤を用いた脳血液関門の評価などの発展性についてふれている。脳機能画像として注目されるモダリティに安静時の機能的MRIがあり，Choiらの報告[30]がある。彼らは課題遂行時よりも安静時においてより高い活動性を示す神経回路default mode networkと，アセチルコリンおよびドパミンと関連する皮質下の機能連結に着目して解析を行っている。せん妄患者では，背外側前頭前野と後部帯状回の機能連結が正常対象群とは逆のパターンとなり，楔前部と後部帯状回との機能連結が正常対象群より増強する。これらの脳部位は，せん妄の中核的な症状である意識や認知の障害に関与していると考えられる。また，視床髄板内核群および尾状核と他の皮質下領域との機能連結が，せん妄のエピソード中には低下し，その改善により回復する。これらの脳部位は，アセチルコリンおよびドパミン系を介してせん妄の発症に関与すると推測される。検査施行に際して安静を要する点が課題ではあるが，侵襲性も低く，反復して評価でき，今後の発展が期待される。

❖　文　献　❖

1）Fricchione GL, Nejad SH, Esses JA, et al.：Postoperative delirium. Am J Psychiatry **165**：803-812, 2008

2）Maldonado JR：Neuropathogenesis of delirium：review of current etiologic theories and common pathways. Am J Geriatr Psychiatry **21**：1190-1222, 2013

3）Lipowski ZJ：Delirium；Acute confusional state. Oxford University Press, New York, 1990

4）押淵英弘，西村勝治：せん妄の病態・機序. Progress in Medicine **36**：1621-1625, 2016

第 I 章 ｜ 理論編

5) Brown TM：Basic mechanisms in the pathogenesis of delirium. In：Psychiatric Care of the Medical Patient, 2nd ed（eds Stoudemire A, Fogel BS, Greenberg DB）. Oxford University Press, New York, pp571-580, 2000

6) Cortese GP, Burger C：Neuroinflammatory challenges compromise neuronal function in the aging brain：Postoperative cognitive delirium and Alzheimer's disease. Behav Brain Res **322**：269-279, 2017

7) Hall RJ, Watne LO, Cunningham E, et al.：CSF biomarkers in delirium：a systematic review. Int J Geriatr Psychiatry **33**：1479-1500, 2018

8) Uchoa ET, Aguilera G, Herman JP, et al.：Novel aspects of glucocorticoid actions. J Neuroendocrinol **26**：557-572, 2014

9) Robertsson B, Blennow K, Brane G, et al.：Hyperactivity in the hypothalamic-pituitary-adrenal axis in demented patients with delirium. Int Clin Psychopharmacol **16**：39-47, 2001

10) Dinkel K, Ogle WO, Sapolsky RM：Glucocorticoids and central nervous system inflammation. J Neurovirol **8**：513-528, 2002

11) Palanca BJA, Wildes TS, Ju YS, et al.：Electroencephalography and delirium in the postoperative period. Br J Anaesth **119**：294-307, 2017

12) 千葉　茂：せん妄の神経生理学的側面．老年精神医学雑誌 **9**：1294-1303，1998

13) 菱川泰夫，杉田義郎，飯島壽佐美，他：異常な睡眠状態 "Stage 1-REM" とそれに類似した REM 睡眠の解離現象の病態生理；幻覚・異常行動・意識障害を特徴とするせん妄状態のメカニズム．神経進歩 **25**：1129-1147，1981

14) 小島卓也，渥美義賢，一瀬邦弘，他：覚醒と睡眠からみた意識変容状態；中枢性抗コリン薬 biperiden 投与について．精神医学 **25**：197-206，1983

15) 渥美義賢：抗コリン薬 biperiden の投与によるせん妄の発現機序．一瀬邦弘編：精神医学レビュー No.26；せん妄．ライフサイエンス，東京，pp96-101，1998

16) 高橋一志，清水徹男：レム睡眠行動障害とせん妄．臨床精神薬理 **1**：1251-1257，1998

17) 立花直子：レム睡眠行動異常症の歴史的展開とその病態生理．BRAIN and NERVE **61**：558-568，2009

18) 清水徹男：系統的脳変性疾患における睡眠障害と夜間せん妄の発現機序に関する研究．神経進歩 **29**：154-177，1985

19) Hshieh TT, Fong TG, Marcantonio ER, et al.：Cholinergic deficiency hypothesis in delirium：a synthesis of current evidence. J Gerontol A Biol Sci Med Sci **63**：764-772, 2008

20) Inouye SK：Delirium in older persons. N Eng J Med **354**：1157-1165, 2006

21) 黒澤　尚，保坂　隆監訳：せん妄の患者．Ned H. Cassem 編著：MGH 総合病院精神医学マニュアル．メディカルサイエンスインターナショナル，東京，pp93-112，1999

22) 小田陽彦，山本泰司，前田　潔：せん妄の病態生理はどこまでわかったか．精神科治療学 **22**：879-884，2007

23) van Gool WA, van de Beek D, Eikelenboom P：Systemic infection and delirium：when cytokines and acetylcholine collide. Lancet **375**：773-775, 2010

24) Alagiakrishnan K, Wiens CA：An approach to drug induced delirium in the elderly. Postgrad Med J **80**：388-393, 2004

25) Hawley RJ, Major LF, Schulman EA, et al.：Cerebrospinal fluid 3-methoxy-4-hydroxy-phenylglycol and norepinephrine levels in alcohol withdrawal. Arch Gen Psychiatry **42**：1056-1062, 1985

26) van der Mast RC, van der Broek WW, Fekkes D, et al.：Is delirium after cardiac surgery related to plasma amino acids and physical condition？ J Neuropsychiatry Clin Neurosci **12**：57-63, 2000

27) 横田則夫，田中邦明，石橋健一，他：せん妄とGABA．一瀬邦弘編：精神医学レビュー 26　せん妄．ライフサイエンス，東京，pp111-114，1998

28) Alsop DC, Fearing MA, Johnson K, et al.：The role of neuroimaging in elucidating delirium pathophysiology. J Gerontol A Biol Sci Med Sci **61**：1287-1293, 2006

29) Nitchingham A, Kumar V, Shenkin S, et al.：A systematic review of neuroimaging in delirium：predictors, correlates and consequences. Int J Geriatr Psychiatry **33**：1458-1478, 2018

30) Choi SH, Lee H, Chung TS, et al.：Neural network functional connectivity during and after an episode of delirium. Am J Psychiatry **169**：498-507, 2012

> **Column　コンサルテーション・リエゾンサービスへの診療報酬**
>
> 　一般病院において各診療科に入院中の患者に対して精神科医が必要な診療を行った場合，診療報酬として入院精神療法が算定できる。DPCでは出来高部分として算定されるので，精神科医が関与すればするほど若干ながら診療報酬がプラスされることになる。
>
> 　コンサルテーション・リエゾンサービスにおいて精神療法的配慮が必須であることは論を待たないが，意識障害の鑑別や，発語のできない患者に薬物療法を行うなど精神療法というにはそぐわない場合もある。したがって，「リエゾン精神医学診断治療料」などの名称で，コンサルテーション・リエゾンサービスをきちんと評価する診療報酬項目が望ましいと個人的には考える。初診時には当然ながら多くの時間を割く必要があるので，再診時よりも高い点数を設定できるのが理想である。しかしながら，項目の新設になり，一般病院でしか算定できず精神科病院には恩恵がないため，相当にハードルは高い。現実的には「精神科リエゾンチーム加算」をDPCの機能係数を含めたさまざまな加算に反映させていくことをめざす方向性になるだろう。

第I章 ｜ 理論編

E せん妄の病因

Key Point

● せん妄は多くの場合，複数の要因が複合的に関与して発症する．

● せん妄の病因は，直接因子，誘発因子，準備因子に分類される．

● 直接因子はせん妄を発症させる基礎疾患ともいえ，多くの脳神経疾患，代謝性異常などの全身性疾患，薬物の中毒や離脱などが該当する．

● 誘発因子は，せん妄の発症を誘発，促進する要因で，不安などの心理的ストレス，体動困難，感覚遮断などが該当する．

● 準備因子は，せん妄が発症しやすい危険因子であり，高齢や認知症の存在，慢性の代謝性疾患，脳神経疾患の既往などが該当する．

　せん妄の病因はしばしば指摘されるように多要因であることが多く，特に患者が高齢になるにつれてその傾向が強くなる。Lipowski[1] はこれらの要因を，precipitating factors（直接因子），facilitating factors（誘発因子），predisposing factors（準備因子）の3つに分類している（図4）[2]。誘発因子は促進因子とされることもある。これら3つの要因がさまざまな割合で関与し，個々の患者にせん妄を発症させると考えられる。たとえば，アルツハイマー型認知症を既往として有する高齢患者が，脳梗塞を発症して半身麻痺をきたし，緊急入院となった後にせん妄を発症した場合，直接因子は脳梗塞，誘発因子は緊急入院による環境変化や半身麻痺による体動困難，準備因子は高齢やアルツハイマー型認知症と考えることができる。

❶ 直接因子

　Lipowski[1] は直接因子として限局性または広汎性の脳疾患，二次的に脳機能に影響を及ぼす全身性疾患，薬物や化学物質の中毒，アルコールや睡眠

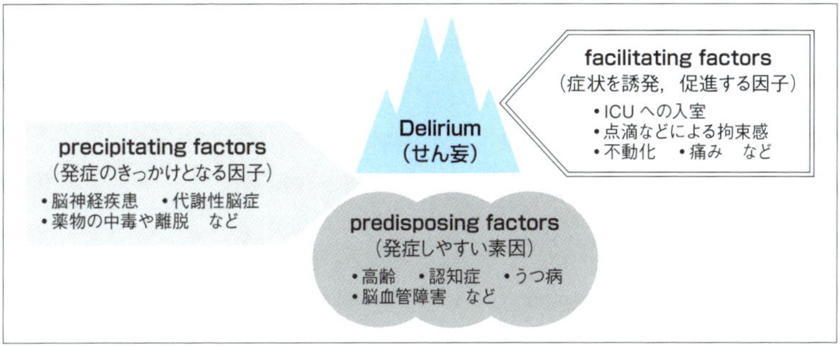

E　せん妄の病因

● 図 4 ● せん妄の 3 つの病因

せん妄をたき火に例えると，薪（predisposing factor；準備因子）にマッチ（precipitating factors；直接因子）によって火がつけられ，油（facilitating factors；誘発因子）が注がれて燃えさかっているような状況である。
（井上真一郎，他：せん妄の要因と予防．臨床精神医学 42：289-297，2013 を参考に作成）

薬の離脱の 4 つを挙げている。マサチューセッツ総合病院のハンドブック[3] では，速やかな介入を要する直接因子として，Wernicke 脳症，低酸素症，低血糖，高血圧性脳症，脳出血，髄膜脳炎，中毒を挙げ，WHHHIMP とまとめている。これらも含めてせん妄患者をみるときに考慮したい直接因子を 表 17 に挙げた。

　脳血管障害や髄膜脳炎など脳に直接侵襲をきたす疾患では，意識障害が高度になればせん妄はみられない。したがって病初期やいったん重症化した後の回復期などにせん妄はみられやすい。また肝性脳症や尿毒症性脳症などの代謝性脳症の場合には，検査値の異常がどの程度かがめやすにはなるが，考慮すべきポイントはどのくらいの時間経過でその異常値に至ったかである。たとえば同じ程度の腎機能障害を示す検査データが得られたとしても，それが従前から慢性腎不全を有する患者なのか，急性腎不全のクライテリアを満たす進行性の腎機能障害を呈している患者なのかによって，せん妄の直接因子として考慮するべきかは異なってくる。

　中毒や離脱ではない場合でも，せん妄の直接因子として使用中の薬剤の影響は常に考慮しなければならない。注意しておくべき薬剤について，表 18

第1章 ｜ 理論編

● 表 17 ● せん妄の直接因子となりうる疾患

脳神経疾患	具体的疾患例
脳血管障害	脳出血，脳梗塞，くも膜下出血，高血圧性脳症
脳腫瘍	原発性および転移性脳腫瘍，髄膜癌腫症
頭部外傷	急性および慢性硬膜下血腫，脳挫傷
感染症	細菌性やウイルス性などの脳炎，脳膿瘍

内科疾患による脳症	具体的疾患例
内分泌・代謝性異常	低血糖および高血糖，電解質異常，甲状腺機能異常，クッシング症候群，肝不全，尿毒症，ビタミン B1 欠乏症（Wernicke 脳症）
循環器疾患	急性心筋梗塞，心不全
呼吸器疾患	肺炎などによる呼吸不全，肺塞栓，CO_2 ナルコーシス
物質中毒・離脱	アルコールや覚醒剤などの中毒および離脱
感染症	敗血症，HIV 感染症

に挙げた。せん妄の発症直前に投与が開始された薬剤があれば，もっとも関連性が疑われる。上市されて間もない薬剤ではデータが少ないために，せん妄との関連が報告されていない場合もあるが，時間的経過からみて疑わしい場合はいったん中止を考慮すべきである。ジギタリス製剤，theophyline，抗てんかん薬など血中濃度が測定できる薬剤では測定し，以前の値と比較する。低アルブミン血症が存在すると検査上は正常範囲内にあっても，遊離型の薬剤の濃度が上昇している場合があるので注意を要する。高齢者では，肝機能や腎機能の低下により薬剤の代謝能が低下し，薬効が遷延したり，相対的な過量投与となっている場合があり得る。また，併存疾患が多いと複数の薬剤を併用することになり，薬物相互作用が生じて薬剤の血中濃度が上昇し，せん妄をきたすこともある。

せん妄のリスク薬に関する 14 研究の系統的レビュー[4] では，ベンゾジアゼピン受容体作動薬が 3.0 倍（95％信頼区間 1.3-6.8），オピオイドが 2.5 倍（同 1.2-5.2），dihydropyridine 系薬が 2.4 倍（同 1.0-5.8）せん妄リスクを高めると報告されている。H2 受容体拮抗薬，三環系抗うつ薬，抗パーキンソン病薬，

70

E　せん妄の病因

● 表 18 ● せん妄をきたしうる薬剤

薬剤	機序	薬剤名
BZ 受容体作動薬 （睡眠薬含む）	CNS 抑制および離脱	ブロチゾラム，トリアゾラム，エチゾラム，ゾルピデム
オピオイド系鎮痛薬	CNS 抑制，抗コリン毒性	オキシコドン，塩酸モルヒネ
副腎皮質ステロイド	CNS 毒性	デキサメサゾン，プレドニゾロン
抗ヒスタミン薬	抗コリン毒性	ジフェンヒドラミン
抗コリン薬	抗コリン毒性	オキシブチニン，スコポラミン
抗パーキンソン病薬	ドパミン刺激，抗コリン毒性	levodopa 製剤，ドパミンアゴニスト，アマンタジン，トリヘキシフェニジル
抗てんかん薬	CNS 抑制	フェノバルビタール，フェニトイン
H2 受容体拮抗薬	抗コリン毒性	シメチジン，ファモチジン
その他	複数あり	ジギタリス製剤，テオフィリン，NSAIDs，インターフェロン

BZ：ベンゾジアゼピン，CNS：中枢神経系

ステロイド，NSAIDs，抗ムスカリン薬については明らかでなかったとしている。各種オピオイドによってせん妄のリスクが異なるのかについては，外科病棟で施行された6つの観察研究の系統的レビュー[5]で，oxycodon（オキシコンチン®），fentanyl（フェントス®）では非投与患者と比較してリスク上昇は認めなかったが，質の高い研究が少なく，今後の検討が必要としている。

❷ 誘発因子

　せん妄の誘発因子について表19にまとめた。心理的ストレスがせん妄の発症に直接関与するのかどうかについては不明な点も多い。しかしながら，何らかの準備状態にある患者において，心理的ストレスや不安を高める要因が加わってせん妄を発症したと考えられる場合はまれならず経験される。たとえば，認知症患者で家族の付き添いがいる間は穏やかに過ごしていたのに，夕方家族が帰宅したとたんに不穏になったり，おかしなことを言い出す

第1章 | 理論編

● 表 19 ● せん妄の誘発因子

環境的要因	入院（特に緊急入院），ICU 入室，照明や明るさ，騒音
身体的要因	脱水，低栄養，痛み，不動化
感覚的要因	視力低下，聴力低下
被拘束感を助長する処置	身体拘束，膀胱カテーテル，ドレーン，持続点滴
精神的要因	心理的ストレス，不安
睡眠に関連する要因	不眠，睡眠時不随意運動，昼夜リズムの乱れ

という例はしばしば経験する。家族がいなくなったことが患者の不安を高め，せん妄を誘発すると考えられる。また，40 代後半の急性心筋梗塞の患者で，血栓傾向が強く治療に難渋して長時間の心臓カテーテルインターベンションを施行された後に，身体拘束を要するかなり激しいせん妄をきたした例もある。意識のある状態で長時間一定の体位をとり続けることを強いられ，治療手技を反復されることで極度の不安や死への恐怖にさらされた結果と考えることが可能であろう。

大腿骨骨折の患者でかなり高頻度にせん妄がみられる[6]のは，高齢患者が多い影響もあるが，疼痛による心理的苦痛とともに安静臥床を強いられ，動けないことが誘発因子として作用すると考えられる。牽引を併用される場合には，姿勢を変えることもなかなか困難で心理的な拘束感も強く，不安を高めることがせん妄の発症に関与すると推測される。

ICU 入室中の患者でも高頻度にせん妄が合併し[7]，明暗による昼夜の区別がなかったり，常にさまざまなモニター音がしていて一種の感覚遮断状態におかれてしまう状況が発症に関与すると考えられる[8]。また治療上頻回にバイタルサインをチェックされることで不安や緊張が高まり，被暗示性が亢進して意識野が狭まることで，精神的変調をきたしやすいとされている。またまともに寝巻などなも身につけておらず，プライバシーが守られにくいことも大きな心理的ストレスとなる。患者調査では騒音がもっとも不愉快と訴えられており，医療従事者の足音，医療従事者の話し声，モニター音の順に不快

72

E せん妄の病因

感を訴えている[8]。

❸ 準備因子

せん妄の準備因子について表20にまとめた。準備因子は改善や介入ができない因子であり，せん妄のリスクを評価して予防的介入に役立てるために重要な意味を持つ。入院患者ではできるだけ速やかに準備因子を評価し，誘発因子への対応も含む予防的介入につなげたい。多くの因子が報告されているが，よりせん妄発症リスクの高い準備因子が複数知られている。

高齢者がせん妄を起こしやすいことは以前より知られており，年齢はせん妄の準備因子として重要である。年齢が上昇するごとにリスクが高まるとの報告[9]もあり，臨床的な実感とも合致する。高齢者では，若年者では影響しないような比較的軽微な身体的変調，たとえば感染症による発熱，下痢による脱水，食事量減少による電解質異常などでもせん妄を発症することがある。また常用量とされている範囲内の薬剤使用でも，その時の身体状況によっては合わせ技的にせん妄を惹起する。高齢者がせん妄を起こしやすい理由について Lipowski[1] は，脳の加齢性変化によるアセチルコリン神経系の

● 表20 ● せん妄の準備因子

• 高齢（65歳以上）	• 感覚障害	• 身体合併症
• 男性	視覚障害	複数の疾患
• 認知機能	聴覚障害	慢性の腎および肝疾患
認知症	• 経口摂取困難	脳卒中の既往
うつ病	脱水	神経疾患
せん妄の既往	低栄養	代謝性異常
• ADLレベル	• 薬剤	骨折・外傷
要介護状態	向精神薬の多剤併用	終末期
体動困難	アルコール依存症	HIV感染
転倒の既往		

（Inouye SK：Delirium in older persons. N Eng J Med 354：1157-1165, 2006 より引用改変）

変化，ホメオスタシスの低下，視力および聴力の低下，薬剤に対する代謝機能の低下などを挙げている。

アルツハイマー型認知症などの認知症を有する患者では，高率にせん妄を伴いやすい[10,11]。認知症患者では自分自身および周囲の状況を把握する能力が低下しているため，入院などによる環境の変化に順応することが困難である。またアルツハイマー型認知症やレビー小体型認知症ではアセチルコリン神経系の機能低下が知られており，せん妄と一部共通する病態機序を有している可能性も考えられる[9]。

せん妄の既往は脆弱性を示唆する因子であり，以前の入院でせん妄を起こしたという情報は予防的な介入を考える際に重要である。再入院となった身体疾患や身体的重症度が異なる場合でも，せん妄の既往を持つ患者は複数の準備因子を有する場合が多く，せん妄リスクとして予防的介入の対象としていくべきである。

慢性の肝疾患や腎疾患，脳梗塞後遺症を含む脳神経疾患などの身体的基礎疾患は，せん妄の準備因子となる。特に身体的重症度が高い場合や複数の身体疾患を合併する場合は，せん妄発症のリスクがより高くなる[4,7]。

終末期がん患者ではせん妄の発症率が高い[12]ことから，終末期にあるということも準備因子のひとつとして挙げられる。これらの患者では，肝不全や腎不全，呼吸不全などの臓器不全や，代謝性異常，中枢神経系への浸潤，疼痛などの身体的苦痛，オピオイドの使用など多くの準備因子が併存していることがしばしばである。

複数の準備因子を組み合わせてせん妄の発症を予測するモデルを確立する試みも行われているが，対象とする患者によって関与する因子が異なってくると予想され，今後のさらなる検討を要する[13]。せん妄の発症をピタリと予測することよりも，せん妄の発症リスクを的確に把握，評価し，予防的介入を速やかに行えることが臨床的には重要である。

❖ 文　献 ❖

1) Lipowski ZJ：Delirium：Acute confusional state. Oxford University Press, New York, 1990

2) 井上真一郎, 内富庸介：せん妄の要因と予防. 臨床精神医学 **42**：289-297, 2013

3) 黒澤　尚, 保坂　隆監訳：せん妄の患者. MGH 総合病院精神医学マニュアル. メディカルサイエンスインターナショナル, 東京, pp93-112, 1999

4) Clegg A, Young JB：Which medications to avoid in people at risk of delirium：a systematic review. Age Ageing **40**：23-29, 2011

5) Swart LM, van der Zanden V, Spies PE, et al.：The Comparative Risk of Delirium with Different Opioids：A Systematic Review. Drugs Aging **34**：437-443, 2017

6) Oh ES, Li M, Fafowora TM, et al.：Preoperative risk factors for postoperative delirium following hip fracture repair：a systematic review. Int J Geriatr Psychiatry **30**：900-910, 2015

7) Barr J, Fraser GL, Puntillo K, et al.：Clinical practice guidelines for the management of pain, agitation, and delirium in adult patients in the intensive care unit. Crit Care Med **41**：263-306, 2013

8) 堤　邦彦：ICU・CCU とせん妄. 一瀬邦弘編：精神医学レビュー 26　せん妄. ライフサイエンス, 東京, pp88-91, 1998

9) Huai J, Ye X：A meta-analysis of critically ill patients reveals several potential risk factors for delirium. Gen Hosp Psychiatry **36**：488-496, 2014

10) Inouye SK：Delirium in older persons. N Eng J Med **354**：1157-1165, 2006

11) Ahmed S, Leurent B, Sampson EL：Risk factors for incident delirium among older people in acute hospital medical units：a systematic review and meta-analysis. Age Ageing **43**：326-333, 2014

12) Bush SH, Leonard MM, Agar M, et al.：End-of-life delirium：issues regarding recognition, optimal management, and the role of sedation in the dying phase. J Pain Symptom Manage **48**：215-230, 2014

13) Newman MW, O'Dwyer LC, Rosenthal L：Predicting delirium：a review of risk-stratification models. Gen Hosp Psychiatry **37**：408-413, 2015

第 I 章 ｜ 理論編

F せん妄の予防

　せん妄の予防はせん妄への介入の中でより重要であると近年考えられるようになり[1~3]，さまざまな試みがなされている。その根拠として，研究方法に議論はあるものの，スクリーニングを行ってせん妄に早期介入した場合と，通常の身体科医によるコンサルテーションに基づいて介入した場合との比較では，せん妄改善率および在院日数には差がないという報告が挙げられる[4]。すなわち，いったんせん妄が発症した後では，早期に介入したとしても短期的な予後は改善されない可能性が高いということになる。一方，薬物療法を用いない主として誘発因子の改善を目的とした多面的な予防的介入が，せん妄の発症を減少させ，医療経済的効果においても優れると報告されている[5,6]。Multicomponent Nonpharmacological Delirium Intervention とよばれる非薬物療法的介入のメタアナリシス[7]では，せん妄の発症を 56%，転倒を 62%減少させたと報告され，有用性が明らかにされている。

　予防的な薬物療法に関しても，術後せん妄の予防を目的とした予定手術患者や ICU 入室患者などを対象に複数の報告がある。わが国の健康保険制度では，発症予防のための薬物療法は認められていないが，せん妄リスクを有する患者の不眠への薬物療法はせん妄予防を目的とした対応といえる。これまでは抗精神病薬を用いた報告が多かったが，より有害事象のリスクが低い薬剤での予防効果が確立されれば，臨床場面で広く用いられる可能性も考えられる。

　すなわち，今後めざすべきせん妄への対応は，コンサルテーションに依存する reactive な対応のみでなく，発症予防あるいは早期発見につながるような proactive な対応であり，臨床的ならびに医療経済的に有用と考えられる[8]。もちろん，すべてのせん妄を予防することは到底できないが，予防的介入によりせん妄を軽症化させることができれば，患者および家族の苦痛の緩和，さまざまなリスクの減少，医療スタッフの疲弊の軽減など臨床的に十

F　せん妄の予防

分意義のある結果が得られるものと考える。

1　せん妄に対する非薬物療法的予防介入

Key Point

● せん妄に対する非薬物療法的介入は，主に誘発因子を標的とした介入である．
● 誘発因子には，環境的要因，身体的要因，感覚的要因，睡眠関連要因などがある．
● 多職種チームによるせん妄への多因子介入プログラムとして，HELP や NICE によるガイドラインが知られている．
● 適切な評価によりせん妄リスクを有するとされた患者に対しては，非薬物療法的介入を行うことが推奨される．
● 非薬物療法的介入は多職種による医療チームにより行うが，家族にも協力を依頼する．

❶ せん妄に対する非薬物療法的予防介入の文献レビュー

　せん妄の誘発因子はせん妄の発症に密接に関与し，その後の経過を悪化・遷延させる要因であり，多くの場合修正や除去が可能である。よって，せん妄リスクを有する患者においては，適切な非薬物療法的介入により誘発因子に対応し，せん妄の発症を可能な限り予防することが期待される。また，せん妄発症後においても，できるだけ早期から適切な非薬物療法的介入を行うことにより，せん妄の悪化・遷延化を軽減させることが可能となる。

　誘発因子としては表19に示したように，環境的要因（入院，ICU 入室，明るさ，騒音），身体的要因（脱水，低栄養，疼痛，点滴やドレーン類・拘束などによる不動化），感覚的要因（視力や聴力の低下），精神的要因（心理的ストレス，不安，抑うつ），睡眠関連要因（不眠，睡眠関連障害，昼夜リズムの乱れ）などが挙げられる。

　せん妄予防に関する非薬物療法的介入の二重盲検比較試験（以下，RCT）

第Ⅰ章 | 理論編

● 表 21 ● せん妄予防における非薬物療法的介入の RCT

筆頭著者 （発表年）	デザイン	対象	介入方法		せん妄の 診断法
			介入の実施者	介入内容	
Inouye SK (1999)	non-RCT	総合病院入院患者，70歳以上，せん妄リスク中～高	多職種チーム（看護師，医師，作業療法士，理学療法士，ボランティア）	スタッフ教育，認知機能・見当識，睡眠，早期からの運動，感覚（視覚・聴覚），脱水，環境調整	CAM
Marcantonio ER (2001)	RCT	整形外科病棟入院患者，65歳以上，大腿骨骨折の手術予定	医師	酸素濃度，電解質バランス，疼痛，処方薬の整理，排便排尿，栄養，早期離床とリハビリテーション，術後合併症対策，視覚・聴覚，見当識，環境調整	CAM
Lundström M (2007)	RCT	整形外科病棟入院患者，70歳以上，大腿骨頸部骨折術後	多職種チーム（看護師，医師，作業療法士，理学療法士，栄養士）	スタッフ教育，運動，術後合併症対策（感染，貧血，塞栓），排便・排尿，睡眠，疼痛，酸素濃度，栄養，転倒や骨折の予防	DSM-Ⅳ
Martinez FT (2012)	RCT	内科病棟入院患者，少なくとも1つのせん妄リスク因子を持つ	家族	家族教育（講義とパンフレット），見当識，感覚（視覚・聴覚），環境調整（家族の訪問）	CAM
Jeffs KJ (2013)	RCT	入院患者，65歳以上	理学療法士とアシスタント	スタッフ教育，運動　見当識	CAM
Chen CC (2017)	RCT	腹部手術患者，65歳以上	看護師	見当識訓練，早期離床，口腔ケアと食事指導	CAM

CAM：Confusion Assessment Method，MDAS：Memorial Delirium Assessment Scale

がこれまでに6編報告されている（表21）。厳密にはRCTではないが，質の高い前向き研究であり，多くの論文に引用されているのがInouyeらにより提唱された多職種チームによるせん妄への多因子介入プログラムであるThe Hospital Elder Life Program（HELP）である（表22）[5, 9]。その介入内容として，①見当識や認知機能への刺激，②睡眠の補助，③早期からの運動，④視力および聴力の補正，⑤脱水の補正を挙げている。

　非薬物療法的介入を行った群では，通常のケアを行った群に比べてせん妄の発症が有意に少ないとする報告が5編[5, 10~13]，両群に差はないとする報告が1編[14]で，非薬物療法的介入によるせん妄予防効果を認めるものが多い。さらにせん妄を発症した場合でも，非薬物療法的介入群のほうが有意にせん妄の罹患期間が短いという報告が2編[5, 11]，両群に有意差はないとする報告が3編[10, 12, 14]で結果は分かれていた。しかし，予防的介入を行っていたほうがせん妄を発症したとしても改善が早いことを示唆する研究が存在するという結果は興味深く，予防的介入の臨床的有用性を示唆する。

　Marcantonioら[11]は，65歳以上の大腿骨骨折手術予定の患者126例を対象に，術前または術後24時間以内から老年科専門医による予防的コンサル

せん妄発症					備考
対照群	(%)	介入群 (%)	p値	信頼区間	
64/426	(15.0)	42/426 (9.9)	0.02	95%	せん妄発症までの日数（介入群105日，対照群161日，p=0.02），せん妄エピソードの回数（介入群62，対照群90，p=0.03）は介入群で有意に少ない せん妄が生じた後の重症度（delirium severity score）や，2回以上のせん妄出現率に差なし
32/64	(50.0)	20/62 (32.3)	0.04	95%	せん妄重症度（MDAS）も介入群で有意に低い せん妄になった日数，入院期間，退院時のせん妄の存在率，退院先には有意差なし
73/97	(75.3)	56/102 (54.9)	0.003	95%	せん妄の持続期間も介入群で有意に短い（7日以上せん妄が続いた患者：介入群18%，コントロール群52%，p<0.001） 術後入院期間も介入群で有意に短い（介入群28.0±17.9日，コントロール群38.0±40.6日，p=0.028）
19/143	(13.3)	8/144 (5.6)	0.027	95%	せん妄の持続期間，入院期間に有意差なし
20/339	(5.9)	15/305 (4.9)	0.5	95%	せん妄の持続期間，重症度，入院期間にも有意差なし
27/179	(15.1)	13/196 (6.6)	0.008	95%	入院期間は介入群で短かった （12日vs14日，p=0.04）

● 表22 ● The Hospital Elder Life Program（HELP）

誘発因子	介入法
認知障害	担当者の名前と日常スケジュールを掲示など 最近の出来事についての会話，回想など
睡眠障害	リラクゼーションのための音楽，背中のマッサージ 騒音の軽減，服薬や処置の時刻調整
不動化	早期離床，リハビリテーション，関節可動域拡大訓練 身体拘束など不動化要因の回避
視覚／聴覚障害	めがね，補聴器など
脱水	早期発見および補正

（Inouye SK, et al.：A multicomponent intervention to prevent delirium in hospitalized older patients. N Engl J Med 340：669-676, 1999 より引用）

テーションを開始して予防的介入を行う群64例と，通常ケアのみ行うコントロール群62例とを比較している。その結果，せん妄出現率はコントロール群の50%に対して介入群では32%と有意に低く，せん妄の予防効果を認めたが，せん妄の発症率は高く，せん妄の持続期間や入院日数には差がなかったとしている。

Martinezら[12]は，少なくともひとつ以上のせん妄リスク因子を有する内

第Ⅰ章 ┃ 理論編

科病棟入院患者287例を対象とし，患者の家族に対するせん妄教育を行った
うえで，毎日一定時間面会してもらい，見当識をつける問いかけや環境調整，
感覚障害への対応，なじみの物品を持ち込むなどを家族が行う介入群143例
と，通常ケアのみ行うコントロール群144例とで比較した。せん妄出現率は
コントロール群の13.3％に対して介入群では5.6％と有意に低かったが，せん
妄の持続期間や入院日数には差がなかったとしている。

Chen ら[13]は，見当識訓練，早期離床，口腔ケアと食事指導の3プロトコ
ルからなる modified HELP（mHELP）による介入が腹部手術を受ける高齢
者のせん妄発生率と入院期間に与える影響を検討している。入院中のせん妄
は，mHELP群196例中13例（6.6％）と通常ケア群179例中27例（15.1％）
に発生し，相対リスクは0.44であった。入院期間の中央値は，mHELP群が
12.0日，通常ケア群は14.0日でmHELP群が有意に短かった。

また，The National Institute for Health and Care Excellence（NICE）の
ガイドライン[15]でも，やはり多職種チームによる多因子介入を推奨してお
り，その内容として①認知機能障害・見当識障害，②脱水・便秘，③低酸素，
④感染，⑤不動化，⑥疼痛，⑦多剤服用，⑧低栄養，⑨感覚障害，⑩睡眠の
要素を改善させる介入を挙げている（**表23**）。

❷ 予防的介入の実践

予防的介入を行うにあたり，まず患者ごとにせん妄リスクを適切に評価す
る必要がある。入院環境においては，リスク評価を担い，予防的介入の中心
となるのは看護師であることが多いため，事前に看護師に対してせん妄につ
いての教育プログラムを行うことが望ましい[16]。また，看護師のみならず
薬剤師や理学療法士など入院患者に関わる多職種に対してもせん妄教育は有
用と考えられる。家族やボランティアに患者ケアの協力を依頼する場合に
は，せん妄への対応についてオリエンテーションを行うべきである。

せん妄リスクの評価に基づいて，個々の患者の有するリスクを重点的にケ
アできるよう，適切な介入計画を立て実行する。

80

F　せん妄の予防

● 表 23 ● NICE ガイドラインによる個別的多面的介入パッケージ

1.3.3.1　認知機能障害および失見当識に対して
- 適切な明るさやはっきりとした目印を提供する；時計（集中治療では 24 時間の時計を考慮）やカレンダーが見られるようにすべきである
- 患者がどこにいて，誰で，看護者は何の役割をしているのか説明しながら，見当識を取り戻せるように話しかける
- 認知機能を刺激するような活動を導入する（例えば，回想）
- 家族や友人の定期的な訪問を促す

1.3.3.2　脱水および便秘に対して
- 脱水を防ぐために患者に飲水を促して適切な水分摂取に努める－必要であれば皮下および経静脈的な投与を考慮する
- 心不全や慢性腎臓病などの合併症を持つ患者で水分バランスを調整する場合には，必要に応じて指示を仰ぐ

1.3.3.3　必要時には低酸素血症を評価し，および酸素飽和度の調整を行う

1.3.3.4　感染に対して
- 感染源を検索し，感染症を治療する
- 不要なカテーテル挿入を避ける
- 感染コントロールに沿った手続きを適用する（NICE clinical guideline 2）

1.3.3.5　不動化および運動減少に対して
- 術後すぐに動くように，必要であれば常に利用できるように歩行器を提供して歩くように促す
- 歩けない患者も含めて，動かせる範囲の運動を促す

1.3.3.6　痛みに対して
- 痛みを評価する
- コミュニケーションの困難な患者では特に，非言語的な痛みのサインを探す（例えば学習困難や認知症がある，人工呼吸管理中，気管切開の患者など）
- 痛みが同定あるいは推定された患者では全て，適切な疼痛コントロールを開始および再検討する

1.3.3.7　多数の薬剤を内服している患者では，種類と数を考慮して見直しを行う

1.3.3.8　低栄養に対して
- NST の助言に従う（NICE clinical guideline 32）
- 義歯の患者では適切にフィットしているか確認する

1.3.3.9　感覚障害に対して
- 耳垢など改善可能な原因は解決する
- 視覚および聴覚的な補助具を必要な患者には提供する

1.3.3.10　良好な睡眠パターンと睡眠衛生を促す
- 可能であれば，睡眠時間帯には看護および医療処置を避ける
- 薬剤投与の時間は睡眠を妨げないように調整する
- 睡眠時間帯には騒音を最小限に減らす

（The National Institute for Health and Care Excellence（NICE），2010. Delirium：prevention, diagnosis and management. https://www.nice.org.uk/guidance/cg103 より引用）

第 I 章 | 理論編

a) 治療環境への介入

　入院による環境変化は特に高齢者，認知症患者ではせん妄の発症に大きく影響する。緊急入院後の「即入後せん妄」とでも呼べるような場合では，身体状況からみて入院が不可避であるのかを再検討し，いったん退院を考慮する場合もある。身体的にはある程度回復しているのに術後せん妄が遷延しているような患者では，家族と十分に話し合った上で退院させたほうがよい場合もある。また，ICU や救命救急センターは常にモニター音がしていたり，昼夜の区別がつきにくかったり，スタッフや患者の出入りが頻繁であるなど，滞在する患者にとっては非常にストレスの大きい環境である。したがって身体状況が許せば，できるだけ速やかに一般病棟への転棟を考慮する。昼夜リズムの確立のためにも，昼間には適度の明るさが保たれ，夜間は真っ暗ではなく，目が覚めたときに周囲の状況が目に見える程度の暗さになるよう工夫する。適度な静寂さというのは重症患者でモニタリングを要する場合などはなかなか保ちにくいが，BGM として患者の好きな音楽を流すなど工夫する。医療従事者による足音や話し声なども，患者にとって不愉快な物音となりうるので十分に配慮する。

b) 身体的要因への介入

　せん妄は全身状態の改善と平行して改善してゆくことが多く，栄養状態や水分出納をしっかり管理することが重要である。便秘や腹部膨満感，呼吸困難などの身体的苦痛の緩和に努める。がん性疼痛を含む痛みは大きな心理的苦痛ともなり，夜間の睡眠の妨げにもなるため，適切な疼痛コントロールを行う。また，多剤を服用している患者では処方の見直しを行い，特に睡眠薬などのベンゾジアゼピン受容体作動薬を含む向精神薬の併用には注意する。

c) 不動化への介入

　昼夜リズムを保つためにもできるだけ不動化を避け，体位変換や早期離床，可能であればリハビリテーションを導入する。床上で自動できない場合もできるだけ早期に受動的な運動や理学療法士によるリハビリテーションを開始するほうがよい。不動化を助長する身体拘束や点滴，カテーテルやド

82

F せん妄の予防

レーンの留置などは必要最小限とする。

d）視覚障害，聴覚障害への介入

　特に高齢者では視力や聴力の低下のために周囲の状況が把握しにくく，感覚遮断の状況になりやすい。そのために不安が高まったり，コミュニケーションの妨げになって孤立しやすくなる。普段使用している眼鏡や補聴器の使用を促し，使用しているものがなければ貸し出しを検討する。医療者は大きな声でゆっくりとわかりやすい言葉で話しかけるよう心がけ，見えやすく手の届きやすい場所にナースコールを配置するなどの配慮を行う。

e）点滴ラインやドレーンによる被拘束感への介入

　術後患者ではしばしば複数の点滴ラインや動脈ライン，ドレーン，膀胱カテーテルなどが挿入され，バイタルサインのモニターも必要であるなど，ベッドに縛りつけられているかのような状況になりやすい。自己抜去を防ぐために身体拘束を行わざるを得ない場合には，それがさらに患者の被拘束感を助長することにもなりうる。点滴ラインやドレーンは最小限とするとともに，なるべく患者の目に触れないように寝具の配置で見えにくくするなど配慮する。

f）不安や見当識障害への介入

　心理的なストレスや不安を和らげるためには，まず患者の訴えに耳を傾けることが基本であり，オリエンテーションをつけるように時刻や場所，入院の理由，どのような治療を行っているのかなどを繰り返し説明する。看護処置も前もって知らせておいて不意打ちにならないように配慮し，時刻もなるべく一定になるように調整する。患者と日頃からの関係がよくない場合は別として，家族の面会や付き添いはできるだけ依頼し，患者のそばにいてもらうようにする。患者が使い慣れた物品を持ってきてもらったり，家族の写真を飾ったりすることも患者の安心感を高めると考えられる。

g）不眠，昼夜リズムの乱れへの介入

　不眠が続き，昼夜リズムの乱れからせん妄へ移行することも珍しくないので，睡眠の確保は重要である。睡眠を妨げる痛みなどの身体的要因，物音や

第I章 | 理論編

明るさなどの環境的要因を調整することが第一であるが，可能な限り夜間の医療行為は避け，利尿剤はできるだけ日中に投与するなど睡眠を妨げない投薬計画を立てる。日中は可能な範囲での離床を促し，運動が困難でも身体状況が許す範囲で座位をとったり，頭部をギャッジアップするなどして，寝入ってしまいにくい状況をつくる。日中に患者の好きなテレビやラジオ，音楽などの刺激を与えたり，家族や知人に積極的に面会してもらったりするよう協力を働きかける。

2 せん妄に対する予防的薬物療法

せん妄の発症予防のための方策としては，上述した非薬物療法的な看護介入と並んで薬物療法が挙げられる。日常臨床では，できる限り非薬物療法的な介入を行いながら，症例に応じて予防的薬物療法を追加するかどうかの判断が必要となる。

せん妄に対する予防的薬物療法を考慮する際の問題点は，わが国の健康保険制度において，発症を予防するための薬物療法は認められていないという点である。副作用対策など臨床上必要と判断される場合には，保険病名を登録して予防的薬物療法を行っているのが臨床現場の実状と思われる。したがって，これまでの臨床研究の結果から非常に有用である薬剤であっても，制度上予防的投与が認められていない点には留意しておく必要がある。ここでは，せん妄に対する予防的薬物療法のエビデンスを整理，概観した上で，予防的薬物療法を行うとしたらどうするべきかについて推奨事項を述べたい。

❶ せん妄に対する予防的薬物療法の対象患者と注意事項

Key Point

●術後せん妄予防を目的とした予定手術患者は対象となり得る．

●緊急入院患者，せん妄の既往のある患者，終末期がん患者，認知症患者も

84

F　せん妄の予防

対象となり得る.
●せん妄のリスク因子を適切に評価する必要がある.
●せん妄がもたらすさまざまなリスクを適切に予測する必要がある.
●予防的薬物療法による有害事象のリスクを適切に評価する必要がある.

　せん妄の発症リスクおよびせん妄による有害事象リスクが高く，せん妄予防のための薬物療法の対象となりうる患者群として，いくつか挙げることができる（表24）.第一にこれまでのスタディでも多くとりあげられている術後せん妄の予防を目的とした予定手術患者である.特に術後にICU管理を要する場合には，発症および有害事象どちらのリスクも非常に高くなり，生命に関わる重大な事態につながると考えられる.第二に，緊急入院となるような内科疾患を含む急性疾患の患者，たとえば急性心筋梗塞や心不全，脳血管障害，肺炎，頭部外傷などが候補となる.身体的重症度に加えて，入院による環境変化も重要な誘発因子と考えられる.第三として，せん妄の既往のある患者が再入院となった場合が挙げられる.せん妄の既往の特定が困難な場合もあるが，自院への再入院例では対象として絞りやすく，過去の治療歴が薬剤選択の参考にもなる.第四として，終末期がん患者が挙げられる.終末期せん妄は頻度も高く，せん妄の発症要因も複合的である場合が多いが，看取りをする家族への心理的な影響も大きいことから，候補となり得ると考えられる.最後に，認知症患者が挙げられる.入院患者の高齢化はますます

● 表24 ● せん妄への予防的薬物療法の対象患者

対象患者	背景とメリット
予定手術患者	ICU入室患者では，特に有害事象リスクが高い
緊急入院患者	環境変化が誘発因子として作用し，せん妄リスクが高い
せん妄の既往を持つ患者	特定できれば対応しやすく，治療歴も参考になる
終末期がん患者	家族の負担軽減にも資する
認知症患者	対象患者が非常に多い

第1章 | 理論編

進んで認知症患者の比率も確実に上昇している現実があり，予防的薬物療法が検討されてもよいと考えられる。

薬物療法におけるリスクとベネフィットのバランスは重要であり，予防的薬物療法においては特にリスクについて慎重に検討しなければならない。せん妄を発症しなかったかもしれない患者に，予防的薬物療法による有害事象のみを引き起こす結果になりかねないからである。

そのためにはベネフィットがどのくらい大きいか，すなわち，せん妄の発症リスクがどのくらい高いのか，せん妄が起きた場合に予想される有害事象のリスクがどのくらい大きいのかをできるだけ適切に評価しなければならない。多くの準備因子の中でも，高齢や，せん妄の既往，認知症の併存などは特にせん妄発症のリスク因子として重要である。せん妄が起きた場合に予想される有害事象については，一般的に身体的に重症であるほどそのリスクは大きくなると想定される。たとえば，挿管管理されている呼吸不全の患者，カテコラミンで血圧が維持されている急性心筋梗塞後の患者，複数のドレーンやCVラインが挿入されている術後患者などでは，自己抜管や自己抜針などが起きれば容易に生命的な危機に陥る。ICUや救命救急センターへの入院患者の多くで，せん妄発症によりさまざまな有害事象リスクが増加すると考えられる。

予防的薬物療法の候補としてこれまで第一に考えられてきたのは抗精神病薬であり，さまざまな有害事象が起こりうる。呼吸抑制や低血圧，過鎮静，消化管運動障害，嚥下障害などのリスクを薬剤および患者の身体状況を考慮して評価する。

❷ せん妄に対する予防的薬物療法の文献レビュー

Key Point

●抗精神病薬である haloperidol, risperidone, olanzapine により，せん妄の発症率を減少させたとする報告が少数ある．

86

F　せん妄の予防

●せん妄の重症度，持続期間は対象群と比較して変わらないとする報告が多い．

●抗精神病薬を投与した群で有害事象が明らかに多いとする報告はない．

●コリンエステラーゼ阻害薬によるせん妄の発症予防効果は認められていない．

● Melatonin, ramelteon によるせん妄予防効果が 1 編ずつ報告されている．

● Suvorexant によるせん妄予防効果が 1 編報告されている．

a）抗精神病薬

　RCT として 7 編の報告があり，いずれも薬剤の用量を固定したプラセボ対照 RCT で，6 編が高齢の術後患者を対象群としていた（表 25）．ICU 入室患者を対象とした報告が 4 編で，消化管手術が 1 編，心臓以外の手術が 1 編，冠動脈バイパス術や弁置換術などの心臓手術が 2 編であった．他の 2 編は股関節や膝関節置換術などの整形外科の手術患者が対象であった．

　使用された薬剤は，haloperidol（セレネース®）が 4 編 [17〜20]，risperidone（リスパダール®）が 2 編 [21,22]，olanzapine（ジプレキサ®）が 1 編 [23] で，haloperidol（セレネース®）は 3 編が経静脈投与，1 編が内服，risperidone（リスパダール®），olanzapine（ジプレキサ®）はいずれも内服であった．Haloperidol（セレネース®）の場合，投与用量と期間はまちまちで，1 日量で比較すると，5mg，2.9mg，7.5mg，1.5mg となり，せん妄治療に使用する際と同程度の用量を設定している報告もみられた．

　せん妄の発症予防効果については，haloperidol（セレネース®）による 3 編のうち，経静脈投与による 2 編では予防効果があり，内服による Kalisvaart らの報告 [17] ではせん妄発症率に有意差を認めなかった．Page らの報告 [19] ではせん妄発症を指標としていないが，効果はみられなかった．しかしながら，Kalisvaart らの報告 [17] では，haloperidol（セレネース®）群で有意にせん妄の持続期間は短く（5.4 日対 11.8 日），重症度も低かった（DRS-R-98 のスコアで 14.40 対 18.41）とし，入院日数も有意に短かった（17.1 日対 22.6 日）．予防効果ありとした Kaneko らの報告 [18] では，せん妄の持続

第I章 | 理論編

● 表25 ● 抗精神病薬によるせん妄への予防的薬物療法のRCT

筆頭著者 （発表年）	デザイン	対象	介入（薬なら量も）	対照	観察期間（日）	登録患者数	中断例数
Kaneko (1999)	プラセボ対照 RCT 用量固定	ICU入室中の消化管 術後患者 平均年齢72.8歳	HPD5mg IVを 5日間	プラセボ （生食）	5	HPD N=40 プラセボ N=40	2
Kalisvaart (2005)	プラセボ対照 RCT 用量固定	せん妄リスクを有す る高齢の股関節手術 患者 70歳以上	入院後から術後3日まで HPD1.5mgを内服	プラセボ	14	HPD N=212 プラセボ N=218	HPD群20例， プラセボ群28例
Wang (2012)	プラセボ対照 RCT 用量固定	ICU入室中の心臓以 外の外科手術後患者 65歳以上	HPD0.5mgIV後，0.1mg/ hrで12時間持続投与	生食をボーラ ス後，プラセ ボを12時間 持続投与	7	HPD N=229 プラセボ N=228	なし
Page (2013)	プラセボ対照 RCT 用量固定	入院後72時間以内 に挿管管理を要した 重症患者 18歳以上	Haloperidol2.5mgを8時 間ごとに経静脈的に投与	プラセボ （生食）	ICU退室または， 連続2日間せん 妄および昏睡が 認められなくな るまで最大14 日間	HPD N=71 プラセボ N=70	HPD群31例， プラセボ群28例
Prakanrattana (2007)	プラセボ対照 RCT 用量固定	ICU入室中の心臓手 術後患者 平均61歳	経口RIS1mgの単回投与	プラセボ	10	RIS，プラセボとも N=63	なし
Hakim (2012)	プラセボ対照 RCT 用量固定	人工心肺使用の心臓 手術後でICDSCが 1～3の閾値下にん 妄患者 65歳以上	術後12時間ごとにRIS 0.5mgを経口投与 改善後24時間後まであるい はせん妄と診断されるまで	プラセボ	退院または再手 術などのイベン トが起きるまで	RIS N=51 プラセボ N=50	なし
Larsen (2010)	プラセボ対照 RCT 用量固定	膝関節および股関節 置換術後の患者 65歳以上	OLZ5mgを術前，術後に 1回ずつ内服	プラセボを術 前，術後に1 回ずつ内服	8日または退院 まで	OLZ N=196 プラセボ N=204	なし

期間や入院日数などへの言及はなく，Wangらによる報告[20]では，haloperidol（セレネース®）群でICU滞在が短かったが，入院日数や28日後の死亡率には有意差はなかった。Risperidone（リスパダール®）については，2編ともせん妄の発症予防効果を認めていた。せん妄の重症度，持続期間についてはPrakanrattanaらの報告[22]では言及がなく，Hakimらの報告[21]では差がなかったとしている。Olanzapine（ジプレキサ®）についての1編[23]では，せん妄発症予防効果を認め，olanzapine（ジプレキサ®）群のほうが有意にせん妄の重症度が高く（初日のDRS-R-98スコアが16.44対14.5），持続期間が長かった（2.2日対1.6日）としているが，臨床的に意味のある差ではないように思われる。

中断率や有害事象の出現率では，どの報告でもプラセボより実薬が有意に高いとはいえなかった。

F せん妄の予防

効果指標	リスク人数（アウトカム率）						p値	信頼区間	副作用	備考
	対照群分母	対照群分子	(%)	介入群分母	介入群分子	(%)				
DSM-ⅢR で診断	40	13	(32.5)	38	4	(10.5)	<0.05	未	HPD群で1例頻脈	報告なし
CAM, DRS-98R	218	36	(16.5)	212	32	(15.1)	ns		なし	HPD群で有意にせん妄の持続期間は短く、重症度も低かった / HPD群で入院日数が有意に短かった
CAM-ICU	228	53	(23.2)	229	35	(15.3)	0.031	未	不整脈がHPD群で6例、プラセボ群で5例、有意なQTc延長がHPD群で4例、プラセボ群で5例、EPSはどちらもなし	Inouye の multicomponet treatment interevention を施行 / HPD群でICU滞在が短かったが、入院日数や28日後の死亡率には有意差なし
CAM-ICU	70			71					過鎮静がHPD群で8例、プラセボ群で5例、QTc延長がHPD群で7例、プラセボ群で4例、錐体外路症状がHPD群でなし、プラセボ群で1例死亡例がHPD群で5例、プラセボ群で4例	せん妄の発症をアウトカムとしていない / HPDがせん妄の持続期間を短縮するとは言えない
CAM-ICU	63	20	(31.7)	63	7	(11.1)	0.009	未	特になし	ICU滞在、入院日数には有意差なし
CDSC	50	17	(34.0)	51	7	(13.7)	0.031	未	EPSがRIS群で2例、プラセボ群で1例	せん妄の重症度、持続期間には有意差なし / ICU滞在、入院日数には有意差なし
CAM, DRS-98R	204	82	(40.2)	196	28	(14.3)	<0.0001	17.6-34.2	特になし	OLZ群のほうが有意にせん妄の重症度が高く、持続期間が長かった / OLZ群で自宅への退院率が高かった

b) コリンエステラーゼ阻害薬

RCT として4編の報告があり，いずれも薬剤の用量を固定したプラセボ対照 RCT で，高齢の術後患者を対象としていた[24～27]。整形外科手術が2編，心臓外科手術が1編，残り1編では全身麻酔下の予定手術となっていた。せん妄の発症予防効果は4編とも認めておらず，ICU 滞在や入院日数でみても有用性があるとはいえない結果であった。中断率や有害事象の出現率は，4編とも実薬群とプラセボ群とで差を認めなかった。

c) その他の薬剤

メラトニン受容体作動薬である ramelteon（ロゼレム®）に関する Hatta らの報告[28] では，65～89歳の ICU および急性期病棟への新規入院患者を対象とし，ramelteon（ロゼレム®）8mg を毎日眠前に投与し，DRS-R-98 を用いて7日間観察している。登録患者数は ramelteon（ロゼレム®）群33例，

第 I 章 ｜ 理論編

プラセボ群 34 例で，中断例はなく，せん妄発症率が前者で 3%，後者で 32% とせん妄予防効果を認めている。

また，同じく Hatta ら [29] はオレキシン受容体拮抗薬である suvorexant（ベルソムラ®）を用いてせん妄予防効果を検証している。対象は 65 歳以上の ICU および急性期病棟への新規入院患者で，36 例ずつを suvorexant（ベルソムラ®）群，プラセボ群に割り付け，前者には suvorexant（ベルソムラ®）15mg/day を眠前投与とし，DRS-R-98 を用いて 4 日間観察している。Suvorexant（ベルソムラ®）群ではせん妄発症が 0% で，プラセボ群の 17% より有意に少なく，有害事象の発生にも差はなかった。

❸ せん妄に対する予防的薬物療法の実際

上述のように既報告では，対象患者や薬剤の投与量，投与期間などもそれぞれ異なっており，エビデンスとしてとても十分とはいえない。また，わが国では発症を予防するための薬物療法は認められていない現状があり，臨床的に必要と判断した場合の選択肢として述べる。

a）術後せん妄の予防

内服ができない患者には，haloperidol（セレネース®）の経静脈投与が，内服可能な患者では risperidone（リスパダール®）あるいは olanzapine（ジプレキサ®）が選択肢になり得る。消化管手術や心臓外科手術後の患者では，術直後からの内服が困難な場合がほとんどであり，使用可能となるのは実質的に haloperidol（セレネース®）の経静脈投与のみとなる。投与量，期間，方法については報告によりまちまちであるので，5mg/day 以下を術後 3〜5 日まで，夜に 1 回で投与とするのが実際的と考えられる。整形外科手術後など手術当日夜より内服が可能な患者，あるいは胃管などから投与が可能な患者では，risperidone（リスパダール®）1mg/day 以下，olanzapine（ジプレキサ®）5mg/day 以下を手術当日のみ投与とするのが望ましい。

b）救急あるいは急性期入院患者のせん妄予防

F せん妄の予防

内服が可能な患者では，入院後速やかに ramelteon（ロゼレム®）8mg または suvorexant（ベルソムラ®）15mg を眠前に開始し，4～7日後まで投与することが選択肢となり得る。

患者ごとにせん妄のリスク因子を速やかに同定し，適切な発症リスク評価が可能になれば，予防的薬物療法の意義はより大きくなると考えられる（**表24**）。実際にせん妄リスクの高い患者の不眠に対しては，ベンゾジアゼピン受容体作動薬を投与することなく，ramelteon（ロゼレム®）または suvorexant（ベルソムラ®）を投与することが著者としても多い。今後も質の高いエビデンスの蓄積が待たれる。

3 当院で行っているせん妄予防の取り組み

当院では，せん妄の予防および早期介入を目的として複数の試みを行っている。第一がせん妄ケアフローに沿った入院患者へのスクリーニングとケア，第二がせん妄リンクナースを介した看護師教育，第三が薬剤師を活用した薬剤性せん妄対策である。

せん妄ケアフローは電子カルテにテンプレートとして組み込み，看護師が各 Step ごとに評価，対応していくプログラムとしている（**図5**）。対象は，産科センターを除く一般病棟へ入院した18歳以上の患者とし，検査入院など4泊5日までの短期入院では必須としていない。Step 1 はせん妄リスクアセスメントとし，入院当日か翌日にせん妄のリスク因子の有無を評価する。評価するリスク因子は，A項目として①せん妄の既往，②認知症，③アルコール依存症，B項目として①70歳以上，②緊急入院，③全身麻酔の手術予定，④JCS二桁以上の意識障害，⑤JCS一桁の意識障害があり，名前，場所，日付，安静の保持，指示に従うのうち，1つ以上が言えないかできないである。予定入院患者ではA項目に関する質問紙をあらかじめ入院予約時に配布し，入院時に持参してもらう。リスク因子については，既報告で指摘されている因子の中から比較的危険度が大きいとされているものを選択し

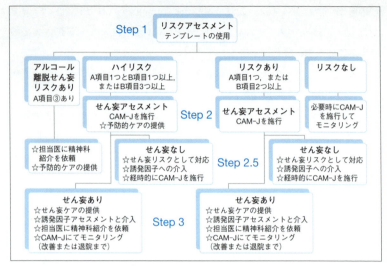

● 図5 ● せん妄ケアフロー

評価するリスク因子：A項目 ①せん妄の既往，②認知症，③アルコール依存症，B項目 ①70歳以上，②緊急入院，③全身麻酔の手術予定，④JCS二桁以上の意識障害，⑤JCS一桁の意識障害があり，名前，場所，日付，安静の保持，指示に従うのうち，1つ以上が言えないかできない。

た。A項目には既往歴に該当する因子を選択し，B項目には血液検査データなどを必要とせず，入院時に看護師による問診や短時間の観察で評価しやすい項目を選択している。

アルコール依存症と考えられる場合は，アルコール離脱せん妄のリスクありと判断し，離脱症状予防を目的とした精神科コンサルテーションや予防的ケアを提供する。それ以外は，A項目1つ以上とB項目1つ以上，もしくはB項目3つ以上であればせん妄リスクの高い「せん妄ハイリスク群」，A項目1つまたはB項目2つ以上であれば「せん妄リスク群」に分け，前者では早期に予防的ケアを開始する。リスクレベルを分類することでせん妄の発症に差が出るのか，すなわちより精度の高い予測が可能かを検証する目的で，「せん妄リスクなし群」を含む3群に分類している。また，より早期か

らの介入を意識づける目的で，リスクレベルにより予防的ケアの開始時期を変えている。当プログラムでの予防的看護ケアは NANDA-I 看護診断「急性混乱リスク状態」[30] に基づいた。

Step 2 では，Step 1 で「せん妄ハイリスク群」または「せん妄リスク群」とされた患者に対して，すでにせん妄を呈しているか評価を行う。担当看護師が Confusion Assessment Method（CAM）日本語版 [31]，CAM-J を施行してせん妄の有無を評価する。「せん妄ハイリスク群」，「せん妄リスク群」のうち CAM-J でせん妄なしと評価されたら，Step 2.5 として表 26 に示すリストに沿って誘発因子の有無を評価して予防的ケアを開始し，適宜 CAM-J でモニタリングを行う。CAM-J により「せん妄あり」とされた患者では，Step 3 として同様に誘発因子を評価して安全の確保や薬剤調整，環境調整などせん妄ケアを開始するとともに，精神科コンサルテーションを主治医と検討する。さらに，せん妄の改善もしくは退院まで経時的に CAM-J でモニタリングを行う。また，Step 2.5 から経時的な CAM-J の評価でせん妄が疑われたら，精神科コンサルテーションを検討する。

がん患者に限定した 3 ヵ月間の後方視的検討 [32] では，対象患者 963 例のうち，せん妄リスクなし 708 例 73.5％，せん妄リスク 192 例 19.9％，せん妄ハイリスク 56 例 5.6％，アルコール離脱せん妄リスク 7 例 0.7％であった。約 1/4 の患者にせん妄リスクが存在し，早期に予防的介入を開始されていた。また，せん妄リスクおよびせん妄ハイリスクと評価された計 248 例に病棟担当看護師が CAM-J を行った結果は，せん妄ありが 22 例 2.3％，せん妄なし・せん妄ハイリスクが 39 例 4.0％，せん妄なし・せん妄リスクが 187 例 19.4％であった。一方，精神科コンサルテーションによる診断がせん妄であった症例の約半数で，看護師による評価ではせん妄が見落とされ，特に低活動型や混合型が多かった。プログラム導入により，せん妄リスクを早期に察知する意識づけが強化されたことが示唆され，大きな意味があると考えている。今後の課題として，看護師教育の充実やせん妄リスクおよび CAM-J 評価精度の向上，アセスメント間隔の見直しが必要と考えられた。当院でも 2017 年

第I章 | 理論編

● 表26 ● 誘発因子アセスメントと介入

E：環境的要因
- ☐ 緊急入院　　　　　　→ （介入はなし）
- ☐ ICU入室　　　　　　→ 速やかな退室をめざす
- ☐ 照明や明るさ　　　　→ 適度な昼間の明るさと夜間の暗さを確保
- ☐ 騒音　　　　　　　　→ 騒音の軽減

Ph：身体的要因
- ☐ 脱水　　　　　　　　→ 水分摂取のすすめ，補液
- ☐ 低栄養　　　　　　　→ 経管および点滴での栄養管理
- ☐ 痛み　　　　　　　　→ 適切な痛みの評価と鎮痛薬の使用
- ☐ 不動化　　　　　　　→ 離床の促し，リハビリテーション導入
- ☐ 呼吸苦　　　　　　　→ 酸素投与，姿勢の工夫

Se：感覚的要因
- ☐ 視力低下　　　　　　→ めがねの使用，明るさの調節
- ☐ 聴力低下　　　　　　→ 補聴器の使用，耳元での声かけ

R：被拘束感を助長する処置
- ☐ 身体拘束　　　　　　→ 可能な限り避け，必要最低限とする
- ☐ 膀胱カテーテル　　　→ 可能な限り抜去
- ☐ ドレーン　　　　　　→ 可能な限り抜去
- ☐ 持続点滴　　　　　　→ 可能な限り間欠投与

Ps：精神的要因
- ☐ 心理的ストレス　　　→ ストレス因子の把握と傾聴
- ☐ 不安　　　　　　　　→ 接する時間を増やし，傾聴
- ☐ 認知機能低下　　　　→ 必要なことは繰り返し伝える

Sl：睡眠に関連する要因
- ☐ 不眠　　　　　　　　→ 環境調整と慎重な薬物療法，昼間の刺激
- ☐ 睡眠時不随意運動　　→ 適切な観察と薬物療法
- ☐ 昼夜リズムの乱れ　　→ 昼間の覚醒，活動の促し

4月からようやく精神科リエゾンチームを稼働させることができるようになり，現在のフロー中の「精神科コンサルテーション」を「精神科リエゾンチームコンサルテーション」に変更し，まずはリエゾンナースにアクセスする流れをつくりたいと考えている。

　せん妄への対応においてもっとも重要な役割を果たすのはやはり看護師で

F　せん妄の予防

あり，看護師1人1人のスキルアップが必要なことは明らかである。看護師教育の進め方として，各病棟に「せん妄リンクナース」を配置し，病棟看護師へのせん妄教育やせん妄ケアの中心的役割を担ってもらうことを目的に，2013年度から継続して養成研修を行っている。毎年度各病棟から1名ずつ「せん妄リンクナース」として所定の講義やワークショップを含む研修を受けてもらって認定し，表27のような役割をお願いしている。「せん妄リンクナース」養成を始める前と比較し，自己評価ではあるが，せん妄への対応力が経年的に向上しているとの結果が病棟看護師へのアンケート結果で出ており，今後は認知症ケアとも合わせて「リエゾンリンクナース」と名称を改め，継続していく予定である。

　薬剤性せん妄はいわば医原性のせん妄であり，本来起こしてはならないせん妄である。せん妄リスク薬の投与を回避するため，入院時に病棟薬剤師が持参薬を確認し，ステロイド製剤，ベンゾジアゼピン受容体作動薬，抗パーキンソン病薬，H2ブロッカーなどをチェックし，電子カルテの掲示板に記載して主治医，看護師に報告して該当薬の整理，減量を検討している。また，せん妄リスク薬としてもっとも注意すべきはベンゾジアゼピン受容体作動薬であり，せん妄リスクのある患者にこれらの薬剤が安易に投与されないよう，不眠の際の約束指示薬をeszopiclone（ルネスタ®）かtrazodone（デジレル®，レスリン®）に限定している。せん妄リスクがなければ前者でよ

● 表27 ● せん妄リンクナースの役割

各病棟におけるせん妄教育およびケアのキーパーソンとなる
☞スライド資料をもとに，**病棟スタッフにレクチャー**を行う
（受講後同年度中に）
☞せん妄患者についての**ケースカンファレンス**を継続的に行う
（受講後同年度中に初回，その後は月に1回程度）
☞ **CAM-J評価についての勉強会**を継続的に行う
☞せん妄患者へのケアについて，指導的役割を果たす
☞2018年度からは認知症ケアと合わせ，リエゾンリンクナースとする

第Ⅰ章 | 理論編

いが，せん妄リスクがあれば後者としている。これらで効果が乏しい場合は，本人用に主治医の判断で他の薬剤を処方するか精神科コンサルテーションするかとしている。Suvorexant（ベルソムラ®）にせん妄予防効果が報告されており[29]，今後は eszopiclone（ルネスタ®）を suvorexant（ベルソムラ®）に切り替えることも検討している。

❖ 文　献 ❖

1) American Geriatrics Society Expert Panel on Postoperative Delirium in Older Adults：American Geriatrics Society abstracted clinical practice guideline for postoperative delirium in older adults. J Am Geriatr Soc **63**：142-150, 2015

2) Siddiqi N, Harrison JK, Clegg A, et al.：Interventions for preventing delirium in hospitalised non-ICU patients. Cochrane Database Syst Rev **3**：CD005563, 2016

3) Young J, Murthy L, Westby M, et al.：Diagnosis, prevention, and management of delirium：summary of NICE guidance. BMJ **341**：c3704, 2010

4) Cole MG, McCusker J, Bellavance F, et al.：Systematic detection and multidisciplinary care of delirium in older medical inpatients：a randomized trial. CMAJ **167**：753-759, 2002

5) Inouye SK, Bogardus ST Jr, Charpentier PA, et al.：A multicomponent intervention to prevent delirium in hospitalized older patients. N Engl J Med **340**：669-676, 1999

6) Rizzo JA, Bogardus ST Jr, Leo-Summers L, et al.：Multicomponent targeted intervention to prevent delirium in hospitalized older patients：what is the economic value？ Med Care **39**：740-752, 2001

7) Hshieh TT, Yue J, Oh E, et al.：Effectiveness of multicomponent nonpharmacological delirium interventions：a meta-analysis. JAMA Intern Med **175**：512-520, 2015

8) 岸　泰宏：コンサルテーション・リエゾン活動に特化した無床総合病院精神科の現状と今後．精神神経学雑誌 **112**：1203-1209，2010

9) The Hospital Elder Life Program. http://www.hospitalelderlifeprogram.org

10) Lundström M1B, Stenvall M, Karlsson S, et al.：Postoperative delirium in old patients with femoral neck fracture：a randomized intervention study. Aging Clin Exp Res **19**：178-186, 2007

11) Marcantonio ER, Flacker JM, Wright RJ, et al.：Reducing delirium after hip fracture：a randomized trial. J Am Geriatr Soc **49**：516-522, 2001

12) Martinez FTC, Beddings CI, Vallejo G, et al.：Preventing delirium in an acute hospital using a non-pharmacological intervention. Age Ageing **41**：629-634, 2012

F せん妄の予防

13) Chen CC, Li HC, Liang JT, et al. : Effect of a Modified Hospital Elder Life Program on Delirium and Length of Hospital Stay in Patients Undergoing Abdominal Surgery : A Cluster Randomized Clinical Trial. JAMA Surg **152** : 827-834, 2017

14) Jeffs KJ, Berlowitz DJ, Grant S, et al. : An enhanced exercise and cognitive programme does not appear to reduce incident delirium in hospitalised patients : a randomised controlled trial. BMJ Open **3** : pii : e002569. doi : 10.1136/bmjopen -2013-002569

15) The National Institute for Health and Care Excellence (NICE), 2010. Delirium : prevention, diagnosis and management. https://www.nice.org.uk/guidance/cg103

16) Akechi T, Ishiguro C, Okuyama T, et al. : Delirium training program for nurses. Psychosomatics **51** : 106-111, 2010

17) Kalisvaart KJ, de Jonghe JF, Bogaards MJ, et al. : Haloperidol prophylaxis for elderly hip-surgery patients at risk for delirium : a randomized placebo-controlled study. J Am Geriatr Soc **53** : 1658-1666, 2005

18) Kaneko T, Cai J, Ishikura T, et al. : Prophylactic consecutive administration of haloperidol can reduce the occurrence of postoperative delirium in gastrointestinal surgery. Yonago Acta Med **42** : 179-184, 1999

19) Page VJ, Ely EW, Gates S, et al. : Effect of intravenous haloperidol on the duration of delirium and coma in critically ill patients (Hope-ICU) : a randomised, double-blind, placebo-controlled trial. Lancet Respir Med **1** : 515-523, 2013

20) Wang W, Li HL, Wang DX, et al. : Haloperidol prophylaxis decreases delirium incidence in elderly patients after noncardiac surgery : a randomized controlled trial. Crit Care Med **40** : 731-739, 2012

21) Hakim SM, Othman AI, Naoum DO : Early treatment with risperidone for subsyndromal delirium after on-pump cardiac surgery in the elderly : a randomized trial. Anesthesiology **116** : 987-997, 2012

22) Prakanrattana U, Prapaitrakool S : Efficacy of risperidone for prevention of postoperative delirium in cardiac surgery. Anaesth Intensive Care **35** : 714-719, 2007

23) Larsen KA, Kelly SE, Stern TA, et al. : Administration of Olanzapine to Prevent Postoperative Delirium in Elderly Joint-Replacement Patients : A Randomized, Controlled Trial. Psychosomatics **51** : 409-418, 2010

24) Liptzin B, Laki A, Garb JL, et al. : Donepezil in the prevention and treatment of post-surgical delirium. Am J Geriatr Psychiatry **13** : 1100-1106, 2005

25) Sampson EL, Raven PR, Ndhlovu PN, et al. : A randomized, double-blind, placebo-controlled trial of donepezil hydrochloride (Aricept) for reducing the incidence of postoperative delirium after elective total hip replacement. Int J Geriatr Psychiatry **22** : 343-349, 2007

26) Gamberini M, Bolliger D, Lurati Buse GA, et al. : Rivastigmine for the prevention of

第Ⅰ章 | 理論編

postoperative delirium in elderly patients undergoing elective cardiac surgery-a randomized controlled trial. Crit Care Med **37**：1762-1768, 2009

27) Zaslavsky A, Haile M, Kline R, et al.：Rivastigmine in the treatment of postoperative delirium：a pilot clinical trial. Int J Geriatr Psychiatry **27**：986-988, 2012

28) Hatta K, Kishi Y, Wada K, et al.：Preventive effects of ramelteon on delirium：a randomized placebo-controlled trial. JAMA Psychiatry **71**：397-403, 2014

29) Hatta K, Kishi Y, Wada K, et al.：Preventive effects of suvorexant on delirium：a randomized placebo-controlled trial. J Clin Psychiatry Sep/Oct **78**：e970-e979, 2017

30) NANDA インターナショナル：急性混乱リスク状態．T ヘザー・ハードマン編，日本看護診断学会監訳：NANDA-I 看護診断 定義と分類 2012-2014. 医学書院，東京，2012

31) 渡邉 明：The Cofusion Assessment Method（CAM）日本語版の妥当性．総合病院精神医学 **25**：165-170, 2013

32) 倉田明子，和田 健，岩本崇志，他：入院がん患者に対するせん妄ケアプログラム施行による効果と課題．総合病院精神医学 **28**：249-256，2016

Column 有床総合病院精神科

　総合病院精神科には，入院病床を持ち，精神科の入院治療が可能な有床施設と，入院病床を持たない無床施設とがある。入院病床も閉鎖病棟なのか開放病棟なのかによって，入院受け入れが可能な患者群が自ずと異なり，閉鎖病棟のほうがより重症な患者へ対応が可能となる。

　ほとんどの総合病院精神科で入院診療は赤字であり，不採算部門として病棟の縮小や閉鎖が相次いでいた。しかしながら，平成 26 年度の診療報酬改定で，総合入院体制加算が 1 と 2 に分けられ，1 を算定するためには「精神病床を有すること」という要件が追加になった。すなわち，他の要件を満たし，精神科病棟を持っていると病床規模にもよるが年間 1〜3 億円程度の加算がつくことになったのである。その後救命救急センターに併設して少数の精神科病床を設置したり，病院の改築に合わせて精神科病棟を新設するなどの動きが出ている。身体的にも精神的にも重症な患者の入院に対応できる体制を持つ基幹病院こそが，あらゆる患者に対応可能な，まさに高度急性期病院だと個人的には考える。

G　せん妄の治療法

Gせん妄の治療法

1 せん妄への初期対応の原則と治療の流れ

Key Point

●せん妄の治療には，まず患者および医療従事者の安全確保が最重要である．

●薬剤による鎮静のみならず，適切な身体拘束の使用も必要な場合がある．

●せん妄の直接因子，誘発因子の同定とその治療および除去をまず考える．

●安全確保または検査のための初期鎮静には，ベンゾジアゼピン受容体作動薬の静注を用いる．

●ベンゾジアゼピン受容体作動薬による初期鎮静が無効な場合は，haloperidol（セレネース®）を追加する．

❶ 安全の確保

　せん妄の治療にあたっては，まず患者および医療従事者の安全を確保するための対策が最重要である[1, 2]。せん妄はその病態の基礎に意識障害があるため，行動の予測が困難で，点滴ラインやカテーテル類の自己抜去，ベッドからの転落，他者への暴力などの危険な行為がしばしば突発する。したがって，後述するような薬剤による鎮静を行うことも多いが，興奮が激しく，易怒的，衝動的な患者では，身体拘束を要する場合もまれではない[3]。身体拘束を行う際には，それ自体がせん妄を悪化させる誘発因子となりうることも十分考慮し，マグネット式の用具を利用して必要最低限の拘束にとどめる。深部静脈血栓症の発生には十分に注意し，体位変換や弾性ストッキングの使用，高リスクの患者では間欠的空気圧迫法あるいは低用量未分画ヘパリンなどの使用も考慮する[4]。

　薬剤による鎮静のみでは対処が困難な例としていくつか挙げられる。脳出

第I章 | 理論編

血，くも膜下出血，髄膜脳炎，代謝性脳症などの脳器質性疾患を有する患者では，予測を超えた過鎮静をきたし，呼吸抑制や嚥下性肺炎を生じる場合があり，安易な鎮静薬の投与は慎まなければならない。特に，flunitrazepam（サイレース®，ロヒプノール®）またはmidazolam（ドルミカム®）などのベンゾジアゼピン受容体作動薬を経静脈投与する場合は，呼吸停止に至るリスクがあり，細心の注意を払って使用すべきである。また，重症肺炎や心室性不整脈などの合併症を有する患者では，通常量の薬剤投与であっても呼吸抑制やQT延長，重篤な不整脈を惹起して致死的となり得るため，鎮静には不十分な薬剤量しか投与できない場合もある。さらに薬剤による鎮静は当然の結果ながら意識レベルを低下させるため，せん妄の症状評価を困難にするデメリットもある。したがって，薬剤による鎮静と身体拘束のメリットとデメリットを勘案し，二者択一ではなく適切に組み合わせて施行すること，継続的な観察，モニタリングが重要である。

ただ，入院患者で鎮静や身体拘束をしようと思っても，立ち上がって徘徊していたり，興奮が強く近づけない場合なども起こりうる。その際には適切に患者に対応し，薬物によらない鎮静として，Non-pharmacological de-

● 表28 ● Non-pharmacological de-escalation

- 少なくとも腕2本分の距離を保つ
- 必要時以外は身体的接触を避ける
- 両手は患者に見えるようにする
- 攻撃と誤解されないよう，急な動きは避ける
- 穏やかな表情で接する
- 患者と話すのは一人に限定する
- 単文や簡単な言葉で，具体的な要求を尋ねる
- 患者の発言をしっかりと聞き取る
- 同感の意を示し，見解の違いを認め合う
- 自傷他害について明確な限度を説明する
- 解決策の選択肢として，薬物療法をすすめてみる
- 患者に強制的な介入の必要性を説明する

G　せん妄の治療法

escalation（**表28**）を試みる必要がある[2]。まずは，患者と少なくとも腕2本分の距離は保ち，必要でない身体的接触は避ける。患者を落ち着かせようとして手を添えたりすると，被害的になっている患者は攻撃と勘違いして逆効果になることが多い。何か隠していると誤解されないように両手は見えるように示し，患者を凝視することなく穏やかな表情で接する。攻撃と勘違いされないよう，急な動きは避ける。患者と直接話すのは一人に限定し，短文や簡単な言葉を使い，なるべく声のトーンは低く，早口にならないようにする。具体的な要求を尋ね，患者の発言をしっかりと聞き取り，適宜患者の発言を繰り返すことで理解を深める。患者の感じている苦痛や不自由に共感するように努め，その解決策を選択肢で示し，薬物療法をすすめてみる。また，自傷他害は許されず，警察に保護される可能性があることを伝える。身体拘束など強制的な治療介入を行った場合には，心的外傷の軽減やその後の暴力行為防止のために，行った介入の必要性を事後的にでも患者に説明する。

❷ 原因の検索

　せん妄の治療とケアにおいてまずなされるべきは，直接因子，誘発因子の同定とその治療および除去である。直接因子の同定には身体的検索が必要となり，血液検査や頭部CT，胸部X線などの画像検査に加えて，患者によっては頭部MRI，髄液検査なども考慮しなければならない。これらの検査は安静を保つなど患者の協力がなければ施行できないため，しばしば鎮静を必要とする。もちろん，鎮静によるデメリットは先に述べた通りであるが，診断のための検査の施行が優先される。

❸ 安全確保および検査施行のための初期鎮静

　よく用いられるのがベンゾジアゼピン受容体作動薬であるflunitrazepam（サイレース®，ロヒプノール®）またはmidazolam（ドルミカム®）の静注または点滴静注である。ベンゾジアゼピン受容体作動薬はせん妄の治療にとっては好ましくない[5]が，拮抗薬が存在し，安全性が高いため第一選択

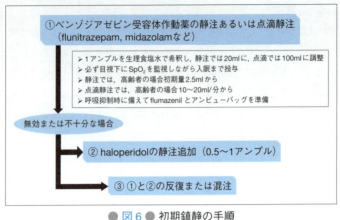

● 図 6 ● 初期鎮静の手順

とする[1]。具体的な手順については，図6に示した[1]。血管を確保した上で，flunitrazepam（サイレース®，ロヒプノール®）または midazolam（ドルミカム®）をまず1アンプル（前者では2mg，後者では10mg），静注の場合は生理食塩水に希釈して20mlに調整し，入眠するまで緩徐に静注する。点滴静注の場合には生理食塩水100mlに希釈して10～20ml/分から時には全開で入眠するまで滴下する。いったん入眠後に再度覚醒し，再投与を要することもあるので，点滴静注のほうが反復または持続投与を行えるメリットがある。必ず観察下に行い，パルスオキシメーターによるSpO₂の監視を平行するとともに，アンビューバッグや拮抗薬であるflumazenil（アネキセート®）を準備しておく。半減期を考慮するとmidazolam（ドルミカム®）のほうが短く，検査のための鎮静にはより適するといえるが，添付文書での効能・効果からすると手術室やICUで用いられる薬剤であるため，flunitrazepam（サイレース®，ロヒプノール®）を用いる場合もある。日本総合病院精神医学会による「せん妄の臨床指針」[1]では，midazolam（ドルミカム®）のほうを推奨している。

易怒性や衝動性が強く，ベンゾジアゼピン受容体作動薬の経静脈投与で十

G　せん妄の治療法

分な鎮静が得られない場合は，抗精神病薬である haloperidol（セレネース®）を 0.5 ～ 1 アンプル（2.5 ～ 5mg）静注で追加する。Haloperidol（セレネース®）は呼吸抑制や血圧低下など呼吸循環動態への影響が少ないこと，せん妄を悪化させるリスクとなる抗コリン作用がほとんどないこと，静脈内投与では経口投与よりも錐体外路症状の発現が少なくなることなどから選択される[6,7]。注意すべきは torsades de pointes などの心室性不整脈の誘発であり，haloperidol（セレネース®）の静注は心電図上の QTc 間隔を有意に延長させる[8]。American Psychiatric Association のガイドライン[6]では，QTc 間隔が 450ms 以上，あるいは以前の心電図との比較で 25％以上の延長が認められた患者では，心電図の持続監視，循環器専門医との相談，投与量の減量または中止が適切な場合があると記載されている。しかしながら，興奮状態の患者では交感神経活動の亢進により QTc の延長が認められること[9]，精神科救急患者において haloperidol（セレネース®）の静注は心電図上のQTc を用量依存性に延長させたが，重篤な不整脈は発生しなかったとの報告[8]，1 日量 35mg までの投与量では torsades de pointes との関連はまれであるとの報告[10]もある。American Psychiatric Association のガイドライン[6]では，病前の QTc 間隔が 440ms 以上，QT 延長をきたす薬物を投与中，電解質異常を有するなどの患者では，血清中のカリウムやマグネシウム値のモニタリングが推奨されている。したがって，患者の基礎疾患や全身状態，特に低カリウム血症や低マグネシウム血症には十分留意しつつ，心電図やパルスオキシメーターなどの全身モニター下であれば haloperidol（セレネース®）の静脈内投与はかなり安全に施行可能と考えてよい[1]。Haloperidol（セレネース®）は筋注も可能であるが，患者の被害感を助長したり，痛み刺激により興奮させる懸念もあり，効果の発現もより遅いため，静注を選択すべきである。ただし，患者の興奮が強く，血管確保が困難であれば筋注せざるを得ない場合もある。投与量の目安について，Wise ら[11]によるガイドラインを表29 に示す。これはせん妄と診断された患者に対するガイドラインであるので，haloperidol（セレネース®）をまず用い，効果不十分な場合にベン

第Ⅰ章 | 理論編

● 表29 ● Haloperidol 投与量のめやす

焦燥の程度	初期用量（mg）
軽　度	0.5 ～ 2.0
中等度	2.0 ～ 5.0
重　度	5.0 ～ 10.0

1. haloperidol を静注する場合，haloperidol を一気に注入する前に，生理食塩水で静脈ラインをフラッシュする。ヘパリンは，静脈内の haloperidol を沈殿させる可能性がある

2. 高齢の患者には，0.5 ～ 2.0mg の初期用量を用いる

3. 投与の間には 30 分の間隔をあける：再投与の前に心電図の QT 間隔をチェックする

4. 焦燥が持続する場合，前回の用量の 2 倍量を投与する

5. 3 回投与しても改善がない場合，同時に 0.5 ～ 1.0mg の lorazepam＊を静注するか，haloperidol と lorazepam＊を交互に 30 分ごとに投与する

6. 患者が穏やかになったら，これまで使用したすべての haloperidol の量を加えて，次の 24 時間で同量の haloperidol を投与する

7. 穏やかな状態が続くようになったと思ったら，24 時間ごとに 50％ずつ減量していく

8. 経口投与に切り替えるためには，24 時間で必要な静注量の倍量を（1 日 2 ～ 3 回に分割して経口で）投与する

＊著者注：lorazepam（ワイパックス®）は肝での代謝経路が単純で使いやすいベンゾジアゼピン系薬物の 1 つだが，あいにくわが国では静脈投与用の注射液が 2018 年に認可されたものの，適応がてんかん重積状態のみである。
(Wise MG, et al：Principles of Critical care, 2nd. ed. McGraw-Hill, New York, p973, 1998. 松浦雅人ほか監訳：コンサルテーション・リエゾン精神医学ガイド．メディカル・サイエンス・インターナショナル，東京，p32, 2002)

ゾジアゼピン受容体作動薬である lorazepam（ワイパックス®）を追加すると記載されている。初期用量として 0.5 ～ 2mg としているが，臨床場面では 0.5 ～ 1 アンプル，すなわち 2.5 ～ 5mg 程度を初期用量とし，その用量を反復投与することが多い[1]。

　易怒性や興奮はさほど強くはないが，認知症や知的障害などのために理解力が低下しており検査のための安静が保てない場合，画像診断や髄液検査では正確なデータが得られなくなる可能性がある。このような場合はケースバイケースにはなるが，しっかりと鎮静をしたほうがよい場合も少なくない。

104

G　せん妄の治療法

必要と判断したら速やかに鎮静が行えるよう，血管確保や注射剤の準備をして検査に臨むべきである。

2 せん妄の症状改善をめざした薬物療法

Key Point

● せん妄への薬物療法は，そのリスクとベネフィットを十分に考慮して行う．
● 臨床現場で使用されている薬剤は適応外使用であることを認識し，患者家族に説明する．
● 認知症患者への抗精神病薬投与に関しては，どうしても避けがたい場合患者家族に同意を得て使用を検討する．

　繰り返しになるが，せん妄の治療とケアにおいてまずなされるべきは，直接因子，誘発因子の同定とその治療または除去である。しかしながら多くの患者において直接因子が同定されてその治療を開始してもせん妄自体は即座には改善しない。直接因子の治療が奏効するまで，また術後せん妄などでは患者の全身状態が回復してくるまでの間，せん妄を何とかコントロールしなければならない。したがって薬物療法は，そのリスクとベネフィットを十分に考慮して行うべきであり，薬物療法による有害事象のために患者の全身状態を悪化させては意味がない。患者の状態によっては積極的な薬物療法を行わないという選択が適切な場合もある。

　また現在わが国では保険適応としてせん妄に対する使用が認められている薬剤は tiapride（グラマリール®）のみで，「脳梗塞後遺症に伴うせん妄」に限って認められている。その臨床効果についても十分に実証されているとはいえない[1]。せん妄への薬物療法のスタンダード，第一選択と見なされているといえる haloperidol（セレネース®）でさえ，適応外使用であるのが現実である。しかしながら，2011年9月に厚生労働省から，haloperidol（セレネース®），quetiapine（セロクエル®），perospirone（ルーラン®），risperidone（リ

第Ⅰ章 ｜ 理論編

スパダール®）の適応外使用について「処方を審査上認める」という通知が出され，せん妄の保険病名を登録すれば使用可能とはなった。せん妄は病因も多岐にわたり，多様な臨床像を呈し，症状が動揺するために継時的な薬効の評価も難しいこと，製薬メーカーにとってマーケットとしての魅力に乏しいことなどから，今後もおそらく臨床試験を経て保険適応を有するせん妄治療薬が登場してくることは考えにくい。したがって今後も臨床現場では，適応外使用であることを意識しつつ，患者家族に説明をして同意を得ながら薬物療法を行っていかざるを得ないと考えられる。著者の施設では，患者家族向けの簡単な説明文書を作成して，利用している（**様式1**）。

　特に注意を要するのは，認知症患者に重畳したせん妄に対する抗精神病薬の使用についてである。2005年に高齢認知症患者の精神病症状に対する第2世代抗精神病薬の使用が，死亡率を1.6〜1.7倍高めるという報告[12]がなされ，米国食品医薬品局（FDA）が使用に対する注意を勧告した。その後いくつかの報告がなされ，第1世代抗精神病薬のほうが第2世代抗精神病薬よりも死亡率を上昇させるとの報告[13, 14]もあり，抗精神病薬の使用自体が危険であるというデータが多いのが現状である。したがって臨床現場では，認知症を有するせん妄患者については，できるだけ抗精神病薬の使用を避け，mianserin（テトラミド®），trazodone（デジレル®，レスリン®），tiapride（グラマリール®）などを選択するか，やむを得ず抗精神病薬を使用するにあたっては患者および家族に説明をして同意を得ておく必要がある。ただ実際には多忙な臨床現場で，家族が常に付き添いをしている状況でもない中で全例から文書による同意を取得することは，残念ながら困難なことが多い（**様式2**）。家族に電話で連絡して説明し，口頭で同意を得てその旨をカルテに記載するという場合もある。

　しかしながら，2005年のFDAによる勧告のもとになっていると推定されるSchneiderらの報告[12]は，検討された15報告のRCTのうち11報告がナーシングホームで，4報告が外来で実施された研究である。すなわち，我々の日常臨床の現場である急性期病院を中心とした入院環境とは異なるセッ

106

G　せん妄の治療法

様式1 せん妄に関する説明書

患者さん及びご家族の方へ

　現在の患者さんの状態は医学的には「せん妄」と呼ばれる状態と考えられます。
「せん妄」とは以下のような状態を言います。

● 意識が障害されてぼんやりしていたり，もうろうとしている
● 言うことのつじつまが合わず，妄想を訴えたり，呆けたように見える
● 夜眠らずに興奮したり，昼夜逆転になっている
● 症状が変動しやすく，夜間に不安定となることが多い
● 点滴やチューブを自分で抜いてしまったり，安静が保てない

　「せん妄」とは，例えて言えば非常に程度の強い寝ぼけのような症状で，全身の状態
が悪くなったり，環境が変わることなどでしばしば（入院中の患者さんの10〜15%）
起こります。治療上必要な点滴や安静などの妨げとなることが多く，時として生命に危
険が及ぶことにもなりうるため，速やかな対処が必要です。

　「せん妄」の治療として，薬や点滴などで眠ってもらい，安静が保てるようにするこ
とがまず必要です。これまでの数多くのデータから，興奮を和らげる安定剤や，ある種
の抗うつ剤が有効であることが知られており，実際に使用されています。しかしながら
現在の日本では，健康保険で認められている「せん妄」の治療薬はありません。したがっ
て「統合失調症」，「うつ病」などに対する治療薬を適応外で使わざるを得ないのが現状
です。これらの薬や点滴を使わずに患者さんの状態を改善させることはとても難しいと
思われますので，その使用についてご了承下さい。
　これらの薬や点滴を使った場合，副作用が起こる可能性はあります。最も多いものは，
効き過ぎて昼間も眠ってしまうことや，唾液をきちんと飲み込めなくなることに伴う肺
炎などです。薬の効果は使用してみなくては実際のところわからないため，使用しなが
ら種類や量を調整します。したがって一時的に状態が悪化したように見えることもあり
ます。

　ご家族にはできるだけ付き添っていただいたり，昼間は眠ってしまわないよう話しか
けるなどしていただくと効果的です。患者さんのためにぜひご協力下さい。

　「せん妄」は多くの場合一時的なもので，身体の回復に伴って改善される患者さんが
大半です。しかしながら，なかなか身体の状態が良くならなかったり，以前から脳の病
気を持つ患者さんでは長びいたり，完全に回復しないこともあります。

広島市立広島市民病院精神科

第 I 章 ┃ 理論編

様式 2 高齢患者への向精神薬使用に関する説明書

ご高齢の方への抗精神病薬・抗うつ薬の投与について

① 抗精神病薬の投与とは？

● 抗精神病薬は，誰かに財布を盗まれたなどの「妄想」，そこに子供が居るなどの「幻覚」，「不眠」などの精神症状や，周囲の人間に対する「攻撃」，「興奮」，「徘徊」，「過食・異食」等の問題行動に対して効果があることが知られています。治療目的と効果の程度は多少異なりますが，抗うつ薬による治療を行う場合もあります。どちらも病気そのものではなく，症状に対しての効果を期待する対症療法としての治療となります。

② ご高齢の患者さんに対して抗精神病薬を投与する必要性について

● 「妄想」や「幻覚」のような症状がご本人の通常の社会生活を妨げ，ご家族との同居や介護を困難なものとしていることがしばしばあります。ご高齢の患者さんでは認知症やパーキンソン病などの神経系の病気に伴って，精神症状や問題行動が見られることが少なくありません。これらの病気は老化現象と関係しており根本的に治すことが難しいため，病気ではなく症状（精神症状，問題行動など）に対してお薬（抗精神病薬など）の治療が検討されます。

● 現在の日本ではご高齢の方の精神症状に対して健康保険で認められている治療薬はありません。「統合失調症」，「うつ病」などに対するお薬（抗精神病薬，抗うつ薬）を保険適応外で使わざるを得ないことが一般的です。

● 海外の報告ではご高齢の認知症患者さんが抗精神病薬を服用した際に，原因は不明ですが死亡率が 1.6 ～ 1.7 倍に上昇することが知られています。しかし現時点では，抗精神病薬と同等ないしはそれ以上に精神症状や問題行動に対して効果のあるお薬は残念ながら他にはありません。これまでもご高齢の患者さんの「妄想」や「幻覚」に対して抗精神病薬は広く使用されてきました。これらのお薬を使用する場合，効き過ぎて次の日も寝てしまうとか，唾液をうまく飲み込めないことによる肺炎など副作用が起こる可能性もあります。薬の効果や副作用の出方には個人差が大きいため，少量より開始し，飲む量を調整します。

● 精神症状，問題行動に対する効果とそれによる社会生活への復帰や介護が可能となるプラス面と，死亡率の上昇というマイナス面とのバランスをいっしょに考え，ご相談させていただきながら，患者さんやご家族にとって本当に望ましい治療手段を選択したいと考えています。

私は上記の説明を＿＿＿＿＿＿＿＿医師より受け，十分に理解いたしました。

その上で，抗精神病薬の投与を希望します・しません。

ご本人のお名前＿＿＿＿＿＿＿＿＿＿　（　　　年　　　月　　　日）

ご家族の方のお名前＿＿＿＿＿＿＿＿　（　　　年　　　月　　　日）

広島市立広島市民病院精神科

ティングでの結果ということになる。日本総合病院精神医学会が行った全国33の常勤精神科医のいる大学病院を含むいわゆる総合病院でのせん妄患者に対する抗精神病薬投与に関する前向き調査[15] では，2,453例のうち重篤な有害事象の可能性を除外できない症例の発生がわずか10例（0.4％）のみという結果であった。対象患者には認知症患者が741例30％含まれていた。一方，臨床効果をみると Clinical Global Impressions-Improvement（CGI-I）スコアの平均が2.02（SD 1.09）と "Much improved" の水準で，54％の症例が1週間以内にせん妄を収束できていた。1週間以上せん妄が遷延した患者1,121例は，1週間以内にせん妄が収束した1,332例と比較して錐体外路症状の出現頻度が高く（8.2％対3.4％，p<0.0001），死亡率も高かった（21％対11％，p<0.0001）が，重篤な有害事象の出現率はともに0.9％（10例対12例）で差がみられなかった。この結果は，遷延するせん妄は予後不良となりやすいとの一般論に合致する一方で，抗精神病薬による有害事象が予後を左右するとは必ずしもいえないことを示唆する。認知症に重畳したせん妄患者が抗精神病薬により脆弱なのかはわからないが，適切な医療管理下で精神科医が行う抗精神病薬の投与は，FDA の勧告ほどには危険ではないといえるのかもしれない。

　著者の施設で行っている対応は，入院患者へのせん妄対策を病院全体の医療安全の問題としてとらえ，入院の時点であらかじめ患者および家族に必要な説明を行い，薬物療法や身体拘束について同意を得ておくことである（様式3）。病棟看護師がせん妄ケアフローに沿ったせん妄リスクアセスメントを行い，せん妄リスクの高い患者については担当医に報告する。担当医は必要と判断した患者およびその家族に対して，せん妄に関する一般的事項や治療薬が適応外使用であること，身体拘束が必要となり得る可能性などを説明し，明らかに認知症を有すると判明している患者については，抗精神病薬使用による死亡率上昇のリスクについても説明し，同意を得る運用にしている。せん妄患者の全例が精神科へ紹介となるわけではなく，各診療科の医師により薬物療法が行われる場合も多いことなどから，精神科だけで必要十分

第I章 | 理論編

様式3 鎮静および身体拘束同意書・説明書

ID
氏名
生年月日
性別
病棟

身体抑制及び薬剤による
鎮静に関する説明・同意書

身体抑制及び薬剤による鎮静を行う理由
　以下の項目に該当し，必要な治療を行うため特別に安全を確保する必要がある。
　　□ 起立・歩行時の転倒，ベッドからの転落の危険が大きい
　　□ 治療のために必要なチューブや点滴ラインの自己抜去や創部汚染の危険が大きい
　　□ 意識障害があり，自分や周囲の状況が理解できず，安全が保てない
　　□ 安静が保てないことにより病状が悪化し，生命に関わる危険が予想される
　　□ その他（　　　　　　　　　　　　　　　　　　　　　　　）

安全確保の方法	□ **抑制具による身体抑制** （上肢・下肢・体幹） □ **抑制具以外の身体抑制** （**Y字型抑制帯（安全ベルト）・ミトン**） □ **薬剤による鎮静** これらの方法を単独または併用して行います。 なお，身体抑制や薬剤による鎮静を行う場合には，速やかにご家族に連絡いたします。	
安全確保の解除	患者さんの状況を慎重に観察し，身体抑制が必要と判断した症状が改善されたときや，治療に伴う生命維持装置からの離脱などの状況をみながら解除します。	
安全確保の方法をとった場合の弊害	**身体抑制**	身体面：床ずれ，関節の拘縮，筋力低下，深部静脈血栓症・肺塞栓など 精神面：不安の増強，興奮の助長，心理的ショックなど
	薬剤による鎮静	効き過ぎて目が覚めない，血圧を低下させる，呼吸を弱める，誤嚥による肺炎など

上記について，医師が必要と判断した場合，必要な安全確保のための方法を行います。
　平成　　年　　月　　日

　　　　　　　　　　　　　　　　　　　　説明医師　　　　　　　　　　　　　

| 患者さん・ご家族の記入欄 |

　上記について説明を受け，理解確認の上，同意いたします。
　　　　　　　　　　　　　　　　　平成　　年　　月　　日
　　　　　　　　　　　　　　　氏名　　　　　　　　　　　　　
　　　　　　　　　　　　　　　（本人との続柄　　　　　　　　）
広島市立広島市民病院長　　様

　　　　　　　　　　　　　　　　　　　　　　広島市立広島市民病院

〈つづく〉

G　せん妄の治療法

＜つづき＞

理論編

身体抑制及び薬剤による鎮静に関する説明書

患者さん及びご家族の方へ

　広島市立広島市民病院では日頃から，患者さんの事故防止，安全確保に努めております。しかしながら，転倒したり，ベッドから転落したり，治療上必要なチューブや点滴を抜いてしまうなどの危険な行動をとってしまう場合がしばしば起こります。
　このような事故につながる危険が大きい病状として，せん妄 と 認知症が挙げられます。

せん妄とは
　極端に寝ぼけてしまって自分の行動がコントロールできない状態です。
　○意識が障害されてぼんやりとしたり，もうろうとしている。
　○言うことのつじつまが合わず，妄想を訴えたりして，ぼけたように見える。
　○夜眠らず興奮して昼間はうとうと寝込んでしまい，昼夜逆転になっている。
　○必要な点滴やチューブなどを自分で抜いてしまうなど，安静が保てない。

認知症とは
　記憶力や理解力が低下し，自分の行動がコントロールできない状態です。
　○意識はきちんとあるが，言われたことをすぐに忘れ，指示が守れない。
　○入院や安静が必要なこと，点滴など治療のための処置について理解ができない。

　このような患者さんの安全確保のために，身体抑制及び薬剤による鎮静を行うことがあります。

治療

身体抑制とは
　患者さんの安全確保と治療・看護上の必要性により自由な運動を制限することです。たとえば，治療に必要な点滴やチューブを抜いたりしないようにミトンの手袋をしたり，車いすに乗っているときにずり落ちたり，急に立ち上がったりしないようにY字型抑制帯（安全ベルト）を使用して固定します。
　また，どうしても治療上の安全が確保できないときには専用の抑制帯を用いて，手足や体幹をベッドに固定することもあります。身体抑制中は，1時間に1回以上の観察を行い，弊害の防止に努めます。
　考えられる弊害としては，身体面では，床ずれ，関節の拘縮，筋力低下，深部静脈血栓症・肺梗塞など，精神面では，不安の増強，興奮の助長，心理的ショックなどです。

＜つづく＞

第1章 ｜ 理論編

＜つづき＞

薬剤による鎮静とは

　不穏状態にある患者さんに睡眠剤や精神安定剤を内服や注射，点滴を用いて，眠ってもらうことです。せん妄を起こして強く興奮されているときには，睡眠剤は有効ではなく，抗精神病薬と呼ばれる精神安定剤を使用することがあります。抗精神病薬とは，強い興奮や幻覚，妄想などを改善する作用を持ち，本来は統合失調症の治療薬ですが，せん妄の治療に有効であることが数多く報告されています。現在の日本には，健康保険で認められたせん妄の治療薬がなく，抗精神病薬などを保険適応外で使用せざるを得ないのが現状です。

　起こりうる副作用は，薬が効きすぎて昼間も眠ってしまうことや，唾液や食事をきちんと飲み込めなくなることによる誤嚥性の肺炎，血圧の低下，身体の動きにくさなどです。薬はできるだけ少量から開始しますが，効果や副作用の出方には個人差が大きく，使用しながら種類や量を調整します。したがって一時的に病状が悪化したように見えることもあります。

　また，米国では認知症の患者さんに抗精神病薬を使用すると，因果関係は不明ですが，死亡率が 1.6-1.7 倍上昇するという報告がなされました。実際には抗精神病薬を使用せずに，認知症の患者さんに起こったせん妄をコントロールすることはとても難しいと思われます。

ご家族にお願いしたいこと

　実施に際しては，医師・看護師が判断し，ご家族とも話し合いを行いながら，必要最低限にどどめます。実施する場合には，ご家族に連絡いたしますが，急に必要になることもあります。

　また，せん妄は多くの場合一時的なもので，身体の回復に伴って改善される患者さんが大半ですが，なかなか身体の状態がよくならなかったり，認知症も含めて以前から脳の病気をお持ちの患者さんなどでは長びいたり，完全に回復しないこともあります。

　患者さんが安心されるようたびたび面会に来ていただき，昼間に眠ってしまわないように話しかけていただくと効果的です。

　患者さんのために，是非ともご理解とご協力をお願いします。

広島市立広島市民病院

な対応は困難であり，全病院的な対応が必要と考えた結果である。また一人暮らしで身寄りがなく，認知症も進行していて説明を理解できない例などでは同意そのものが得られない。このような場合には，救命医療行為と同様に医学的緊急事態における暗示された同意（implied consent）のもとに，医療

G せん妄の治療法

行為が施行可能であると考えて薬物療法の施行は許容されると考えている。

3 せん妄に対する薬物療法の使い分け

❶ せん妄に対する薬物療法の基本指針

Key Point

●せん妄に対する薬物療法は,投与方法と症状の重症度を考慮して選択する.
●内服ができない場合は,静注,点滴静注あるいは筋注が必要になる.
●拒薬により内服できない場合には,抗精神病薬の液剤が選択肢となりうる.
●速やかに安静を確保する必要がある場合には,注射薬を用いる.
●定期内服で効果が不十分な場合の対応として,追加内服,点滴などを指示しておく.

　せん妄に対する薬物療法の選択は,おおまかに投与方法と症状の重症度の2点で異なってくる。嚥下障害,消化管手術の術後などで内服ができない場合は,静注,点滴静注あるいは筋注が必要になる。また内服できない理由が拒薬である場合には,非経口投与に加えて risperidone(リスパダール®),haloperidol(セレネース®)などの液剤が選択肢となりうる。内服が可能であればまずは内服薬で治療を開始するが,興奮や易怒性が強く,速やかに安静を確保する必要がある場合には注射薬での治療開始とするべきである。また内服薬で治療開始としても,症状コントロールに十分な用量を見いだすまである程度の時間を要することはしばしばある。たとえば,せん妄のコントロールに quetiapine(セロクエル®)が 100mg/day 必要な患者がいたとしても,通常過鎮静などのリスクを考慮して初回からこの用量を投与はしない。したがって,あらかじめ効果が不十分な時に定期内服薬の追加投与を指示し,結果的に増量して投与した場合の効果や有害事象を評価する。静注,点滴静注での鎮静を追加の指示,有訴時指示として行っておき,最終的には

113

第Ⅰ章 | 理論編

不穏興奮をおさめられるように配慮する。内服薬に加えて haloperidol（セレネース®）の点滴静注をどのくらい必要としたかなどを参考に，定期内服薬の用量調整を継続する。

　内服時間については，眠前投与すなわち21時前後が多いが，夕方からせん妄が悪化する患者では夕食後とすることもしばしばある。夕食後と眠前の2回投与とすることもあり，その際には眠前の投与量のほうを多めに設定する場合が多いが，翌日への持ち越しが問題となる患者などでは逆に夕食後の用量を多めにすることもある。症例によっては夕食後のみの投与で夕方から不穏となることもなく，投与後2〜3時間で入眠する場合もあり，試行錯誤的に用量や投与時間を工夫することも多い。

❷ せん妄に対する治療薬

Key Point

● せん妄に対する中心的な治療薬は抗精神病薬である．

● 抗精神病薬ごとの各種受容体への阻害作用の違いを理解して，薬剤選択を行う．

● セロトニン2受容体阻害作用を持つ抗うつ薬もせん妄に対する治療薬となる．

● ベンゾジアゼピン受容体作動薬は速やかな鎮静を要する場合に，抗精神病薬と併用しうる．

a）抗精神病薬

　抗精神病薬はドパミン D2 受容体，セロトニン 5-HT2A 受容体，ヒスタミン H1 受容体，ノルアドレナリン α1 受容体などへの阻害作用によりせん妄への臨床効果を発揮すると考えられている。個々の抗精神病薬はこれらの受容体への阻害作用が異なること，薬物動態学的な血中半減期（T1/2）や最高血中濃度時間（Tmax）の違いなどにより，臨床効果のプロフィールが

114

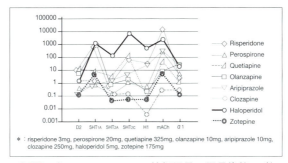

● 図7 ● Haloperidol 5mg 等価用量の用量換算 Ki 値

(武田俊彦編著:抗精神病薬の薬理学的特徴．第2世代抗精神病薬の臨床．新興医学出版社，東京，p25, 2007)

異なってくる。各受容体への阻害作用については，用量換算 Ki 値で示される阻害作用の強さによって比較することが可能で，ドパミン D2 受容体に関しては PET 研究で得られた受容体阻害時間も加味して作用時間の違いを推測できる[16]。

用量換算 Ki 値は，各薬剤による各種受容体の阻害状況を臨床用量で比較できる相対的な指標である[16]。ただし，活性代謝産物の影響や，各薬剤の腸管からの吸収や肝臓などでの初回通過効果，血管脳関門の通過のしにくさなどの特性は考慮されない。

Haloperidol 5mg 等価用量の用量換算 Ki 値を各薬剤，各種受容体ごとに示したのが図7である。ドパミン D2 受容体に関しては，内因性ドパミンよりも親和性が強い場合を tight-binding, 弱い場合を loose-binding として分類されている。前者に属するのが，risperidone（リスパダール®），perospirone（ルーラン®），aripiprazole（エビリファイ®），haloperidol（セレネース®），zotepine（ロドピン®）などであり，後者に属するのが quetiapine（セロクエル®），olanzapine（ジプレキサ®）である。Chlorpromazine（コントミン®）など第1世代の抗精神病薬の多くは tight-binding に属する。loose-binding である薬剤のほうが錐体外路系の副作用が少ないと考えられており，

第1章 | 理論編

実際の臨床経験からもそのような印象を持つ。

セロトニン 5-HT2A 受容体は錐体外路症状の軽減[17] や深睡眠の増加[18] などに関与するとされているが、ドパミン D2 受容体占拠率が 70％程度になる用量を使用すると、haloperidol（セレネース®）、aripiprazole（エビリファイ®）以外の第 2 世代抗精神病薬では、5-HT2A 受容体が飽和状態になっていることが知られている[16]。したがって通常の臨床用量では、5-HT2A 受容体阻害に関して各薬剤間の差異はあまり考慮しなくてよいことになる。

セロトニン 5-HT2C 受容体は、食欲増進作用[16] や深睡眠の増加[18] に関与するとされている。食欲増進作用は統合失調症患者では臨床上問題となるが、短期的な使用となるせん妄患者においては問題となる場合は少なく、むしろ身体的に衰弱している患者などではメリットになり得る。深睡眠の増加作用は、睡眠覚醒リズムの乱れが病態に関与していると想定されるせん妄においては、好ましい薬理作用と考えられる。用量換算 Ki 値でみると 5-HT2C 受容体阻害作用が強い薬剤は、zotepine（ロドピン®）、olanzapine（ジプレキサ®）、perospirone（ルーラン®）である[16]。Quetiapine（セロクエル®）はより弱く、risperidone（リスパダール®）と同程度となっている[16]。

ヒスタミン H1 受容体は催眠および鎮静作用、食欲増進作用と関連するとされている[16]。せん妄への治療においては、催眠および鎮静作用は必要な薬理作用と考えられる。食欲増進作用は上述のように短期的な使用となることが多いせん妄患者においてはあまり問題とならない。用量換算 Ki 値でみると、H1 受容体阻害作用は、quetiapine（セロクエル®）、zotepine（ロドピン®）が強く、olanzapine（ジプレキサ®）、perospirone（ルーラン®）がそれらに次ぎ、risperidone（リスパダール®）が続く[16]。Aripiprazole（エビリファイ®）、haloperidol（セレネース®）はより弱いとされている[16]。催眠および鎮静作用については、薬剤の薬物動態、作用時間も大きく影響し、quetiapine（セロクエル®）、perospirone（ルーラン®）では翌日日中への持ち越しが少ない。この点は昼夜リズムの是正をめざすべきせん妄患者では、メリットとなる可能性がある。逆に昼間にも興奮が強く、持続的な鎮静効果

G　せん妄の治療法

を得たい患者では，risperidone（リスパダール®）や olanzapine（ジプレキサ®）などのより長時間作用する薬剤のほうが適するかもしれない[1]。また H1 受容体阻害への感受性には，個人差も大きいことに注意が必要である。

　ムスカリン性アセチルコリン（mACh）受容体は，中枢性の有害事象として認知機能障害やせん妄の惹起，末梢性の有害事象として口渇，便秘，排尿障害などの自律神経症状に関与する[16]。したがってせん妄患者に対しては，mACh 受容体阻害作用はできるだけ弱い薬剤が望ましい。用量換算 Ki 値でみると，mACh 受容体阻害作用は zotepine（ロドピン®），olanzapine（ジプレキサ®）が強く，quetiapine（セロクエル®）が続き，perospirone（ルーラン®），risperidone（リスパダール®），aripiprazole（エビリファイ®）はかなり弱い[16]。Quetiapine（セロクエル®）は統合失調症に対しては，比較的高用量で使用されることから用量換算 Ki 値が高くなるが，せん妄患者に対しては，25 〜 150mg/day 程度の低用量で使用することが多く，mACh 受容体阻害作用による有害事象はより少ないと考えてよいかもしれない。

　ノルアドレナリン α 1 受容体は，中枢では鎮静作用に，末梢では転倒のリスクにつながる起立性低血圧に関与する[16]。用量換算 Ki 値では， α 1 受容体阻害作用の強さは，zotepine（ロドピン®）＞ quetiapine（セロクエル®）＞ risperidone（リスパダール®），perospirone（ルーラン®）＞ olanzapine（ジプレキサ®）＞ aripiprazole（エビリファイ®）となる[16]。Zotepine（ロドピン®），quetiapine（セロクエル®）では，特に投与初期の起立性低血圧に注意が必要である。Risperidone（リスパダール®）の持つ α 1 受容体阻害作用も無視できないので，特に高齢者や腎機能低下を有する患者では慎重に用量を設定したほうがよいと考えられる。

　近年 PET を用いて各抗精神病薬の D2 受容体阻害時間を測定できるようになり，その阻害時間の半減期が薬剤間で異なることが知られるようになった。阻害時間の長い薬剤として，risperidone（リスパダール®），aripiprazole（エビリファイ®），olanzapine（ジプレキサ®），haloperidol（セレネース®）があり，シナプス間隙の薬剤濃度がほぼ 1 日中保たれると考え

理論編

治療

第I章 | 理論編

られる[19]。これらの薬剤を sustained blockade と呼ぶ[16]。一方，quetiapine（セロクエル®）[20] や perospirone（ルーラン®）[21] は D2 受容体阻害時間が短く，脳内からの薬剤のクリアランスも速やかであると考えられる。Quetiapine（セロクエル®）では 400mg を 1 日 2 回服用して服用 3 時間後に 58％であった線状体での D2 受容体占拠率が，9 時間後には 20％にまで低下すると報告されている[20]。これら 2 剤を transient blockade と呼ぶ[16]。これらの薬剤では脳組織への蓄積性がないために，投与翌日への持ち越しが少なく，頓服薬としても比較的安全に使用できるメリットがある。

抗精神病薬によるせん妄治療に関するエビデンスとして，RCT を表 30 にまとめた。Breitbart ら[3] は入院中の AIDS 患者に認められたせん妄患者を対象に，chlorpromazine（コントミン®），haloperidol（セレネース®），

● 表 30 ● せん妄に対する薬物療法の RCT

筆頭著者 （発表年）	デザイン	対象	介入	対照	観察期間 （日）	登録 患者数	中断数
Breitbart W (1996)	DB-RCT	入院・AIDS	HPD, CP	LZP	―	30	―
Skrobik YK (2004)	pseudo-RCT	ICU	OLZ	HPD	5	80	7
Han C (2004)	DB-RCT	入院・身体疾患	RIS	HPD	7	28	4
Kim S (2010)	RB-RCT	入院・身体疾患	OLZ	RIS	7	32	2
Tahir TA (2010)	DB-RCT	入院・身体疾患	QTP	プラセボ	30	42	13
Devlin JW (2010)	DB-RCT	ICU	QTP	プラセボ	10	36	0
Grover S (2011)	RB-RCT	入院・身体疾患	OLZ, RIS	HPD	6	64	10
Maneeton B (2013)	DB-RCT	入院・身体疾患	QTP	HPD	7	52	0
Agar MR (2017)	DB-RCT	入院・緩和ケア	RIS, HPD	プラセボ	3	249	77

DB-RCT：double blinded randomized clinical trial，RB-RCT：rater-blinded RCT，
CP：chlorpromazine，HPD：haloperidol，LZP：lorazepam，OLZ：olanzapine，
QTP：quetiapine，RIS：risperidone，DRS：Delirium Rating Scale，
DRS-R-98：DRS Revised-98，MDAS：Memorial Delirium Assessment Scale，
NuDESC：Nursing Delirium Screening Scale

G　せん妄の治療法

lorazepam（ワイパックス®）の3剤を比較した。せん妄に対しては，抗不安薬単独よりも抗精神病薬のほうが有用性で優れ，chlorpromazine（コントミン®）とhaloperidol（セレネース®）との間には有用性において差がないことが示されている。また，Han ら[22]は12例ずつという少数例での検討で，精神科紹介となったせん妄患者を対象に，risperidone（リスパダール®）とhaloperidol（セレネース®）との有用性を比較し，両剤の治療効果は同等と報告している。Skrobik ら[23]は，ICUで発症したせん妄患者を対象に，olanzapine（ジプレキサ®）とhaloperidol（セレネース®）との有用性を検討した。両薬剤とも有意にせん妄を改善させ，臨床効果に差は認めなかったが，錐体外路症状という有害事象を考慮するとolanzapine（ジプレキサ®）のほうがメリットを有している可能性を示唆している。Kim らは精神科紹

効果指標	結果	副作用
DRS	HPD群，CP群のほうがLZP群より有用性で勝り，HPD群とCP群には差はなし	LZP群6例全例副作用で継続不能
Delirium Index	LZ，HPDとも有意にせん妄を改善し，差はなし 錐体外路症状の点ではOLZに利点がある可能性を示唆	重篤なし
MDAS	MDAS13未満を反応と定義し，RISとHPDは同等	重篤なし
DRS-R-98	OLZ，RISは効果，有害事象について同等だが，RISは70歳以上の患者で反応がより不良	重篤なし
DRS-R-98	QTPはプラセボよりDRS-R-98の改善が82.7%早かった	重篤なし
収束までの時間	QTP群でせん妄収束までの時間が有意に短く，QTc延長や錐体外路症状に差はなし	重篤なし
DRS-R-98	6日目のDRS-R-98が10未満の割合を比較し，3剤で有意差なし	重篤なし
DRS-R-98	QTP群，HPD群とで改善率や有害事象に有意差なし	重篤なし
NuDESC, MDAS	3日目のせん妄スコアはRIS群，HPD群で有意に不良	重篤な錐体外路症状は認めず

第1章 | 理論編

介となったせん妄患者を対象に，risperidone（リスパダール®）と
olanzapine（ジプレキサ®）とを7日間の投与で比較し，有効性，有害事象
に差はみられなかったが，risperidone（リスパダール®）では70歳以上の
患者でより有効性が低かったと報告している。Devlinら[25]は，ICUで発症
したせん妄患者を対象に，quetiapine（セロクエル®）の効果と安全性につ
いてプラセボとのRCTを行った。各々18例ずつにプラセボまたは
quetiapine（セロクエル®）50〜200mgを12時間ごとに投与し，せん妄改
善までの時間，せん妄持続期間，不穏を呈した総時間，死亡率，ICU滞在
日数などについて検討した。Quetiapine（セロクエル®）群のほうがせん妄
改善までの時間，せん妄持続期間，不穏を呈した総時間が有意に短く，死亡
率やICU滞在日数には差がなかったものの，QTc延長や錐体外路症状の出
現にも差はなく，quetiapine（セロクエル®）の有用性を示す結果となって
いる。Tahirら[26]も同様に内科，外科，整形外科病棟入院中のせん妄患者
を対象にquetiapine（セロクエル®）をプラセボと比較し，より速やかな改
善を認めたと報告している。Groverら[27]は精神科紹介となったせん妄患者
を対象に，risperidone（リスパダール®）とolanzapine（ジプレキサ®）を
haloperidol（セレネース®）を対照薬として3群比較し，6日目のせん妄改
善率で差を認めなかった。Maneetonら[28]は精神科紹介となったせん妄患
者を対象に，quetiapine（セロクエル®）とhaloperidol（セレネース®）各々
の比較的低用量投与（25〜100mg/day 対 0.5〜2mg/day）を比較した。7
日間の投与でDRS-R-98を用いて評価し，せん妄の改善率，総睡眠時間，錐体
外路症状，過鎮静などで有意差は認めなかった。このようにRCTでとりあ
げられた第2世代抗精神病薬は，いずれも効果の面でhaloperidol（セレネー
ス®）に劣ることはなく，忍容性においてメリットを有すると考えられる。

その他の非定型抗精神病薬のせん妄に対する臨床効果については，オー
プン試験やケースシリーズなどでの報告がなされ，エビデンスレベルはより
低いものの，perospirone（ルーラン®）[29]やaripiprazole（エビリファイ®）[30]
などの有用性が示唆されている。

G　せん妄の治療法

　せん妄に対する抗精神病薬治療に対しては最近否定的な報告[31]も出て，議論となっている。Agar ら[31]は，緩和ケア病棟やホスピスへ入所中のがん患者218名を含む終末期患者249名を対象に，risperidone（リスパダール®），haloperidol（セレネース®），プラセボの3群比較をRCTで行っている。65歳以上の患者では，risperidone（リスパダール®），haloperidol（セレネース®）とも用量が最大2mg/dayに設定されていた。Risperidone（リスパダール®），haloperidol（セレネース®）に割り付けられた患者では，プラセボに比べて3日目のせん妄スコアが有意に悪かった。また，全生存率においては，プラセボ群がhaloperidol（セレネース®）群に比べて有意に良好で，平均生存期間はプラセボ群が26日，risperidone（リスパダール®）群が17日，haloperidol（セレネース®）群が16日であった。「治癒不能の進行性疾患患者の軽度から中等度のせん妄症状に対し，ルーチンに抗精神病薬を加えるべきではない」と結論づけているが，本研究の介入期間は3日間で，その後の治療については言及されておらず，抗精神病薬によって生命予後が短くなったとは断定できない。したがって，高齢で全身状態の不良な終末期患者の中等度以下のせん妄に対しては，抗精神病薬の使用について慎重を期すべきであると理解すれば，従来と大きく変わるものではなく妥当な見解といえる。

b）抗うつ薬

　抗うつ薬の中でもせん妄に対して使用される薬剤は，深睡眠の増加作用と関連するセロトニン 5-HT2A/2C 受容体阻害作用を有する mianserin（テトラミド®），trazodone（デジレル®，レスリン®）である。三環系抗うつ薬は抗コリン作用を有しており，せん妄をむしろ惹起するリスクがあるため，使用しない。Mianserin（テトラミド®）は血中半減期（T1/2）が18時間程度と長く，trazodone（デジレル®，レスリン®）では7～8時間程度であることから，特に高齢者での翌日への持ち越し，過鎮静に関して trazodone（デジレル®，レスリン®）のほうにメリットがあると考えられる。

　これらの薬剤のせん妄への有効性に関しては，RCTは行われておらず，実証的なエビデンスが乏しい。Mianserin（テトラミド®）に関しては，

121

Uchiyama ら[32] が 62 例の高齢のせん妄患者を対象にオープン試験を行い，有効性を報告している。用量として 10 〜 90mg/day を使用し，DRS による評価では 62 例中 49 例に睡眠リズム障害や行動障害への効果が認められ，75.5％では 1 週間以内に効果がみられたとしている。85.5％の症例で用量は30mg/day 以内で，明らかな有害事象は認めなかった。また Nakamura ら[33] は，66 例のせん妄患者に対して，オープン試験で mianserin（テトラミド®）と haloperidol（セレネース®）とを比較した。DRS を用いて評価し，1 週間後に著明な改善を認めた例が 69.4％と 70.6％で，有効率に差を認めなかったと報告している。Trazodone（デジレル®，レスリン®）に関しては，著者ら[34] が，後方視的検討ではあるものの，quetiapine（セロクエル®）との比較においてせん妄収束までの期間や有害事象の頻度に有意差を認めなかったと報告している。せん妄に関して多くの総説や論文を発表し，HELP プログラムでも著名な Inouye[35] は，せん妄への薬物療法の選択肢のひとつとしてtrazodone（デジレル®，レスリン®）を挙げている。

c）ベンゾジアゼピン受容体作動薬

　ベンゾジアゼピン受容体作動薬は，GABA 受容体と複合体を形成しているベンゾジアゼピン受容体に作用することにより，催眠鎮静作用や抗不安作用，筋弛緩作用などを示す。Breitbart ら[3] の報告にもあるように，ベンゾジアゼピン受容体作動薬単剤ではせん妄に対して有効ではなく，むしろ悪化させる可能性が高いことからアルコール離脱せん妄以外のせん妄に対しては使用を避けるべきである。ただ実際の臨床場面では速やかな鎮静をはかる必要がある場合に，抗精神病薬との併用で使用されることがしばしばある。その際には経静脈投与を要することが多く，海外では lorazepam（ワイパックス®）が推奨されている[11] が，わが国では注射剤が 2018 年に認可されたものの適応が「てんかん重積状態」のみであり，flunitrazepam（サイレース®，ロヒプノール®）または midazolam（ドルミカム®）が選択肢となる。Huiら[36] は，緩和ケア病棟に入院した進行がん患者のせん妄を対象に，haloperidol（セレネース®）単独群および haloperidol（セレネース®）と

122

lorazepam（ワイパックス®）併用群とで比較試験を行った。併用群では8時間後に鎮痛レベルの評価尺度である Richmond Agitation Sedation Scale（RASS）の有意な低下を認め，抗精神病薬の追加がより少なく，ブラインドで評価した介護者および看護師によって患者はより安楽であるとされた。せん妄に関連した気持ちのつらさ，生存については両群間で差を認めなかった。すべてのせん妄患者に一般化できるとはいえないが，抗精神病薬にベンゾジアゼピン受容体作動薬を併用するメリットを示唆しているといえる。

d）その他の薬剤

　ICU や救命救急センターなどで生命の危険に瀕した重篤な患者がせん妄を起こした場合には，持続的に強力な鎮静を行う必要がある。その際には人工呼吸管理下で静脈麻酔薬による鎮静を行わざるを得ない場合がある。

　Propofol（ディプリバン®）は作用発現が速く，持続時間が短く，蓄積効果が少ないのが特徴で，初期分布半減期は2〜8分と報告されており，8時間持続注入後でも中止後の半減期は40分以下である[37]。作用機序は不明であるが，GABA 受容体を介した作用が考えられている。導入量として2〜2.5mg/kg が用いられ，呼吸抑制や血管拡張作用，心筋抑制作用による血圧低下がみられることがある[37]。

　Dexmedetomidine（プレセデックス®）は，選択的 α2アゴニストであり，脳幹部に存在する青斑核の α2受容体に作用して鎮静作用を発揮すると考えられている[37]。本来は早期抜管が可能な患者での人工呼吸中および抜管後における鎮静に用いられるが，ある程度の刺激で容易に覚醒させることができ，また鎮静状態に戻るという特徴を有する。覚醒レベルを調整しやすい面があり，昼間の安静を保つ目的で使用されることがある。用量は維持量として0.2〜0.7 μg/kg/ 時間を目安に投与する。近年 dexmedetomidine（プレセデックス®）は，ICU 入室患者においてせん妄を軽減させるとの報告[38]があり，しばしば使用されている。

第 I 章 ｜ 理論編

❸ 患者の状態に応じた薬剤選択

Key Point

●内服ができないときには，抗精神病薬の点滴静注または静注を第一選択とする．

●拒薬により内服できないときには，抗精神病薬の液剤が選択肢となりうる．

●内服可能で興奮が強いときには，第2世代抗精神病薬の内服を第一選択とする．

●内服可能で興奮を伴わないときには，trazodone，mianserin が選択肢となる．

a）内服ができないときの選択

　非経口投与が可能なせん妄の治療薬として，抗精神病薬である haloperidol（セレネース®），chlorpromazine（コントミン®），levomepromazine（ヒルナミン®）が挙げられる。後者2剤は phenothiazine 系に属する抗精神病薬であり，筋注のみでしか使用できないこと，抗コリン作用を有するためせん妄に対しては避けるほうが望ましいこと[39]，血圧低下など循環動態への有害作用も少なくないことから，haloperidol（セレネース®）の静脈内投与が第一選択となる[1]。Haloperidol（セレネース®）については前述したように心室性不整脈への注意を十分に払いながら投与する。

　実際の臨床上では，haloperidol（セレネース®）の点滴静注あるいは静注ではなかなか鎮静がかからない患者も少なくない。その際には有害事象に注意しつつ，高用量の haloperidol（セレネース®）を使用することが原則かもしれないが，ベンゾジアゼピン受容体作動薬の併用も選択肢である[36]。Wise ら[11] によるガイドライン（**表29**）が参考となるが，ここに示されている lorazepam（ワイパックス®）の注射薬はわが国では「てんかん重積状態」のみが適応であるので，flunitrazepam（サイレース®，ロヒプノール®）または midazolam（ドルミカム®）で代用することとなる。実際には中等度の

124　　　JCOPY 88002-586

G せん妄の治療法

せん妄である場合, haloperidol（セレネース®）1アンプル 5mg を投与し, 効果がなければ30分あけて倍量の2アンプル 10mg を投与し, さらに無効な場合もう一度2アンプル 10mg を投与して効果が乏しければ, flunitrazepam（サイレース®, ロヒプノール®）または midazolam（ドルミカム®）を併用となる。Haloperidol（セレネース®）による鎮静効果の発現には約10分を要するとされ, 力価としては静注の 5mg が経口の 10mg 相当とされる。興奮や攻撃性が著しく即座に鎮静をしなければならない場合は, haloperidol（セレネース®）単剤で増量するよりも, 初期鎮静に準じてベンゾジアゼピン受容体作動薬を併用投与するほうが経験的には有効である。ただし著者らの後方視的検討[40]では, せん妄の持続日数や平均在院日数などの転帰項目で比較した場合, ベンゾジアゼピン受容体作動薬併用投与の有用性は明らかとはいえなかった。むしろ統計学的には有意ではなかったものの, ベンゾジアゼピン受容体作動薬非投与群と経静脈投与群との2群間比較では, 後者でせん妄持続日数が長い傾向となっていた。治療開始時のせん妄重症度には差がなかったことから, ベンゾジアゼピン受容体作動薬の併用がせん妄の経過を遷延させた可能性も考慮される。臨床現場では速やかな鎮静による安全の確保が最優先されるため, 効果の確実な方法を選択することは当然といえるが, ベンゾジアゼピン受容体作動薬の使用はできるだけ避けるという原則を堅持することが重要と考えられる。

また実際の運用上, ICU や救命救急センターでは医師が常駐しており, 治療効果をみながらベンゾジアゼピン受容体作動薬の静注を反復できるが, 夜間休日の一般病棟では現実的に困難である。その場合には, haloperidol（セレネース®）と flunitrazepam（サイレース®, ロヒプノール®）との混注による点滴静注あるいはシリンジポンプによる持続静注が選択肢となる[40]。Midazolam（ドルミカム®）は保険適応が「集中治療の人工呼吸中の鎮静, 全身麻酔の導入および維持, 麻酔前投薬」となっており, 一般病棟では使用しにくい。このような方法は施設によっては看護師の業務上の問題で行えないところもあると考えられるが, 著者の施設では鎮静時の注意事項を明示し

第 I 章 | 理論編

● 表 31 ● せん妄に対してベンゾジアゼピン系薬剤を使用する際の注意事項

haloperidol（セレネース®）と flunitrazepam（サイレース®，ロヒプノール®）を混注にて点滴静注またはシリンジポンプで持続静注

① 入眠までは必ず目視下に指示された速度で急速投与する
② 入眠を確認し，バイタルサインをチェック
③ 入眠したらいったん投与を中止する
④ バイタルサインのモニタリングを行う
⑤ 覚醒したら①〜④を反復する

た上で運用している。必ず目視下に指示された速度で投与し，入眠を確認し，バイタルサインをチェックし，モニタリングを行うことを原則としている（表 31）。必ず目視下にという指示は呼吸抑制のリスクを念頭に置いた注意事項である。入眠後いったん投与を中止して投与量を可能な限り少量とし，翌日の過鎮静など有害事象を最小限にすることを目的としている。ベンゾジアゼピン受容体作動薬の拮抗薬である flumazenil（アネキセート®）を準備しておくことも必要である。興奮が強く，いったん投与中止後にすぐ覚醒してしまう症例では再投与を反復するが，持続投与とする場合もある（表 32）。

　ほとんどエビデンスはなく，経験に基づく組み合わせであるが，haloperidol（セレネース®）と hydroxydine（アタラックスＰ®）を併用で点滴静注する場合もある。Hydroxydine（アタラックスＰ®）は抗ヒスタミン作用を持ち，抗ヒスタミン薬はせん妄のリスク薬との報告[39]もあるが，実際には比較試験などは見当たらない。ベンゾジアゼピン受容体作動薬ほど鎮静作用は強くないが，呼吸抑制をきたすこともほぼないので，安全性の面でメリットがある。ベンゾジアゼピン受容体作動薬の併用よりも先に試みて，鎮静が得られる患者も一定数存在する。

b）内服ができないときの理由が拒薬であるときの選択

　a）に示した注射剤を用いる以外には，液剤の使用という選択肢がある。

G　せん妄の治療法

● 表 32 ● Haloperidol と flunitrazepam 併用持続投与の実際

①点滴投与の場合
☞ベース（それまでの経過によって適宜変更）
　　例）生食 100ml ＋セレネース® 1 アンプル＋サイレース® 1 アンプル
　　　　を持続点滴
　　　　5 ～ 10ml/hr で開始し，翌朝には中止（21 時～ 5 時，18 時～
　　　　6 時など）
☞覚醒したら…
　　再度入眠するまで急速点滴（場合によっては全開で滴下する）
　　入眠したら中止⇒ベースを増量⇒覚醒したら急速点滴⇒入眠したら中止
☞翌日は前日入眠に要した総量をベースとする

②シリンジポンプの場合
☞ベース（それまでの経過によって適宜変更）
　　例）生食 18ml ＋セレネース® 4 アンプル＋サイレース® 2 アンプルで
　　　　計 24ml を持続静注
　　　　24 の倍数になるように総量を設定し，翌朝にはいったん中止（21
　　　　時～ 5 時，18 時～ 6 時など）
☞覚醒したら…
　　再度入眠するまで指示された用量をフラッシュ
　　入眠したら中止⇒ベースを増量⇒覚醒したらフラッシュ⇒入眠したら
　　中止
☞翌日は前日入眠に要した総量をベースとする

最終的には，持続点滴のみで対応できるよう，総量の設定を目標にする

吐き出されてしまうリスクはあるが，何とか口に含ませることができれば投
与が可能な場合もある。ただし吐き出された場合には内服できた用量の把握
が困難であり，高齢者などで有害事象にナーバスにならなければいけない患
者などに対しては使用しづらい。

　具体的に使用可能な液剤として，risperidone（リスパダール®），
haloperidol（セレネース®）などがある。用量については次項に述べるとおり
である。最近は錐体外路症状のリスクがより低いことから，risperidone（リス
パダール®）のほうがよく使用されている[41]。剤型も 1mg, 2mg, 3mg とあり，

第Ⅰ章 | 理論編

開封してすぐ口に含ませやすいデザインとなっていることも利点である。

c）内服可能な場合の選択

1）過活動型および混合型せん妄で重症の場合

　日中は看護スタッフによる対応などで何とか過ごせるあるいは傾眠である
が，夜間には不眠で安静が保てず，点滴ラインの自己抜去や転落などのリス
クが生じるような場合か，日中も安静が保てず，終日興奮や易怒性が消長す
るような場合で，**表14**の分類では重度から最重度に該当する患者である。
このような患者に対しては，基本的に抗精神病薬で治療を開始する。すでに
他科主治医により抗精神病薬が投与されている場合もあり，その場合にはそ
の治療効果，副作用の程度を考慮して薬剤およびその用量を選択する。他科
で治療中の基礎疾患が何か，併用薬として何が投与されているかをきちんと
把握しておくこと，当該患者の予後や今後の治療方針について主治医あるい
は看護スタッフに確認しておくことはいうまでもない。

　従来から抗精神病薬としては haloperidol（セレネース®）がほぼ第一選択
薬として使用されてきた。2001年に行われたわが国の28施設を対象とした
調査[42]でも，せん妄患者の67％に haloperidol（セレネース®）が使用され，
97％の医師が同剤を第一選択薬と考えていた。近年は前述したように
haloperidol（セレネース®）に代わって，risperidone（リスパダール®），
quetiapine（セロクエル®）などの第2世代抗精神病薬が主に使用されてい
る[1, 15]。著者自身も haloperidol（セレネース®）を経口薬としてせん妄患者
に使用することは，ほぼなくなっている。

　第2世代抗精神病薬を使用するとしてどの薬剤を選択するかについては，
患者の基礎疾患や全身状態，薬剤の薬理学的プロフィール，血中半減期
（T1/2）や最高血中濃度時間（Tmax）などの薬物動態，有害事象のリスク
などを考慮して選択する（**表33**）[1, 43]。Quetiapine（セロクエル®）は鎮静
作用が強く，血中半減期（T1/2）も3時間前後と短く[44]，ドパミンD2受
容体に対して transient blockade の薬剤であることから，翌日への持ち越し
も起こしにくいため，せん妄に対して有用な薬剤と考えられる。また錐体外

128

G　せん妄の治療法

● 表33 ● 抗精神病薬の薬物動態

抗精神病薬		血中半減期（hr）	最高血中濃度時間（hr）
Perospirone　（ 8mg 単回投与）		2.3 ± 0.5	1.4 ± 0.7
Risperidone　（ 1mg 単回投与）		3.91 ± 3.25	1.13 ± 0.36
	内用液	3.57 ± 2.16	0.81 ± 0.22
Olanzapine　（ 5mg 単回，食後）		31.8 ± 8.1	4.6 ± 1.4
Quetiapine　（20mg 単回，食後）		3.4 ± 0.6	1.2 ± 0.4
Aripiprazole　（ 6mg 単回，空腹時）		61.0 ± 19.6	3.6 ± 2.5
Haloperidol　（10mg 単回投与）		24.1 ± 8.9	5.1 ± 1.0

（竹内　崇：せん妄に対する薬物療法．精神科 12：441，2008）

路症状を回避したい場合，たとえばパーキンソン病患者などでは第一選択薬
となる [45]。著者の場合は，初期用量として，12.5 〜 50mg/day で投与を開
始することが多い。通常の投与量はおおむね 100mg/day 以下のことが多
い [25, 26] が，個人差も大きく，高齢者などでは 12.5mg/day で有効な症例もあ
れば，500mg/day 程度使用してやっと効果が得られる症例もある。糖尿病
を有する患者では禁忌となっているので，既往歴や血液検査データの確認は
必須である。経験上は糖尿病のために quetiapine（セロクエル®）が使用で
きない患者は少なくない。著者はこのような場合，エビデンスには乏しいが
薬理学的プロフィールが比較的近い zotepine（ロドピン®）を用いることも
ある。初期用量は quetiapine（セロクエル®）とほぼ同様に用いるが，高用
量ではけいれん発作の誘発に注意が必要であり，300mg/day 以上を投与す
る際は抗てんかん薬を併用する。Risperidone（リスパダール®）は，特に内
用液が投与の簡便さや錠剤よりも若干最高血中濃度時間（Tmax）が短い [41]
ことなどからよく用いられている。ドパミン D2 受容体に対して sustained
blockade の薬剤であること，ほぼ同等の生物学的活性を有する活性代謝産
物があり，その血中半減期（T1/2）が 14 〜 16 時間であることなどから翌
日への持ち越しが起こりやすい [44]。特に腎障害を有する患者や高齢者では，
血中半減期（T1/2）が 30 〜 55％延長することが添付文書にも記載されてお

り，注意を要する。用量に関しては，統合失調症に対する至適用量が4〜6mg/day程度とされており[44]，6mg/day以上では錐体外路症状のリスクが高くなる。せん妄患者では高齢者が多いため，6mg/dayを超えない用量にとどめる必要がある。経験上は0.5mg/dayで十分奏功する患者もあり，衝動性や興奮など症状の程度を考慮しつつも，少量からの投与を原則とする。Perospirone（ルーラン®）は，risperidone（リスパダール®）と同様に糖尿病患者で禁忌となっておらず，最高血中濃度時間（Tmax）は1〜2時間前後と立ち上がりが速く，血中半減期（T1/2）は2〜3時間であることから[43]，翌日への持ち越しが懸念される患者での選択肢となる。またperospirone（ルーラン®）は，ドパミンD2受容体に対してtransient blockadeの薬剤であり[16]，脳内からの薬剤のクリアランスも速やかであると考えられる。用量に関しては，4〜8mg/dayから開始し，最大20〜24mg/day程度とする[43]。

2）過活動型および混合型せん妄で軽症または中等症の場合

　せん妄とは診断されるが，夜間の興奮が比較的軽度で危険な行動にまではつながらなかったり，看護師が促せばいったん寝ようとするがそばを離れるとすぐにごそごそして目が離せないといった患者も存在する。せん妄への認識が広がったり，予防的な取り組みを行っているとより早期にせん妄に気づかれるため，表14の軽度から中等度に該当する患者への対応も増えてくる。著者の場合，中等症までのせん妄患者に対しては，抗精神病薬より鎮静作用が穏やかで，錐体外路症状のリスクのないtrazodone（デジレル®，レスリン®）[34,35]，mianserin（テトラミド®）[32,33]を選択することが多い。過鎮静，翌日への持ち越しという面では，血中半減期（T1/2）がより短いtrazodone（デジレル®，レスリン®）のほうにメリットがあり，ほぼ第一選択で使用している。初期用量は25mg/dayとし，200mg/day程度まで増量可能である。持ち越しが問題となる患者では，夕食後投与としたり，夕食後と眠前の2回投与とする場合もある。Mianserin（テトラミド®）であれば，10mg/dayを初期用量とし，60mg/dayまで増量可能である。これらの薬剤で十分に鎮静

G せん妄の治療法

催眠作用が得られない場合は，抗精神病薬に切り替え，前項 1）に準じて薬剤調整を行ってゆく。

3）低活動型せん妄の場合

　現時点において，低活動型せん妄に対する標準的な薬物療法として推奨されている薬剤はない。抗精神病薬については，haloperidol（セレネース®），risperidone（リスパダール®），olanzapine（ジプレキサ®）ともに効果が乏しいことが報告されている[46]。日本総合病院精神医学会が行った 12 例の模擬症例を用いたコンジョイント分析[47]でも，50％以上の専門医は低活動型せん妄に対して第一選択薬がないと回答した。Hatta らの観察研究[15]では，185 例の低活動型せん妄の患者に対してもっとも多く処方されていた抗精神病薬は risperidone（リスパダール®）で 70 例 37.8％であったが，薬剤ごとにみると低活動型せん妄への処方率が有意に高かったのは aripiprazole（エビリファイ®）で 33％であった。後方視的な研究ではあるが，ICU 患者を対象として quetiapine（セロクエル®）がせん妄の持続期間を短縮させたとの報告[48]もある。低活動型せん妄では睡眠覚醒リズムが乱れ，昼間の傾眠がみられることから，薬物療法による過鎮静は避けなければならないが，夜間の睡眠をとらせていくことも必要になる。少量の抗精神病薬の使用は選択肢になり得るが，その他には trazodone（デジレル®，レスリン®）[34,35]，mianserin（テトラミド®）[32,33]が挙げられる。抗精神病薬より鎮静作用が穏やかで，錐体外路症状のリスクのないメリットがある。鎮静作用としてはより弱くなるが，せん妄への予防効果が報告されているメラトニン受容体作動薬である ramelteon（ロゼレム®）[49]やオレキシン受容体拮抗薬である suvorexant（ベルソムラ®）[50]も今後選択肢となるかもしれない。リハビリテーションの導入など昼間の覚醒，離床を促し，活動性を高めていくような働きかけを並行して進めてゆく重要性についてはいうまでもないであろう。

　上述の内容を踏まえて著者が日常行っているせん妄への薬剤選択について，図 8 に示す。

第Ⅰ章 | 理論編

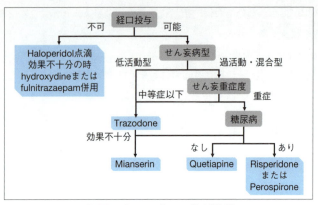

● 図8 ● せん妄への薬剤選択

4 せん妄に対する非薬物療法的介入

Key Point

- せん妄の誘発因子に対して，環境調整や認知的および支持的介入が行われるべきである．
- 入院病棟の選択や適度な静寂さ，明るさなど環境に配慮する．
- 疼痛は心理的苦痛ともなり，睡眠の妨げにもなるため，適切な疼痛コントロールを行う．
- 不動化を避け，できるだけ早期にリハビリテーションを含む離床を促す．
- 点滴ラインやドレーンは最低限とし，患者の目に直接触れないよう配慮する．
- 患者の訴えに耳を傾け，十分に説明を行いながら看護介入を行う．
- 昼夜リズムの乱れに注意して日中の覚醒を促し,適切な睡眠への援助を行う．

　せん妄の治療とケアにおいてなされるべきは，直接因子，誘発因子の同定とその治療または除去であり，非薬物療法的な介入のターゲットとして誘発因子への対策が主となる。せん妄の誘発因子として挙げられる主な要因を表

G　せん妄の治療法

19 に示した。これらの要因が複数関与している場合も少なくないため，さまざまな環境調整や認知的および支持的な介入が必要となる。

　これまでにこのような環境的・支持的介入を用いて，せん妄の発症予防や治療を目的とした研究が少数ながら行われている[51]。高齢の入院患者を対象に，さまざまな環境調整や睡眠の確保，聴力や視力の補正，適度な運動，身体拘束の軽減，患者とのコミュニケーションの改善，介護者への教育などがなされている。残念ながら既報告では，これらの治療的介入により，患者の認知機能，在院日数，死亡率などが明らかに改善するという結論は見いだされていない[51]。環境的・支持的介入を組み合わせた予防的介入は，せん妄の発症頻度を低下させる可能性がある。予防の章で述べたように，Inouyeら[52] はこのような予防的介入により，コントロール群におけるせん妄発症率 15.0％に比べて，介入群では 9.9％と有意にせん妄の発症を予防できたと報告している。今後さらなる研究を要するが，せん妄への治療的介入は直接因子，誘発因子に対して複合的に行われるべきであり，誘発因子への環境的・支持的介入が無効なわけではないと考えられる。個々の誘発因子に対する具体的な対応については予防的介入に準じるため，予防の章を参照していただきたい。

❖　文　献　❖

1) 日本総合病院精神医学会 せん妄指針改訂班（統括：八田耕太郎）：せん妄の臨床指針. せん妄の治療指針第 2 版. 日本総合病院精神医学会治療指針 1. 星和書店，東京，2015

2) Richmond JS, Berlin JS, Fishkind AB, et al.：Verbal De-escalation of the Agitated Patient：Consensus Statement of the American Association for Emergency Psychiatry Project BETA De-escalation Workgroup. West J Emerg Med **13**：17-25, 2012

3) Knox DK, Holloman GH Jr：Use and avoidance of seclusion and restraint：consensus statement of the American association for emergency psychiatry project Beta seclusion and restraint workgroup. West J Emerg Med **13**：35-40, 2012

4) 日本総合病院精神医学会 教育・研究委員会（主担当：中村　満）：静脈血栓塞栓症予防指針. 日本総合病院精神医学会治療指針 2. 星和書店，東京，2006

第Ⅰ章 ｜ 理論編

5) Breitbart W, Marotta R, Platt MM, et al.：A double-blind trial of haloperidol, chlorpromazine, and lorazepam in the treatment of delirium in hospitalized AIDS patients. Am J Psychiatry **153**：231-237, 1996

6) American Psychiatric Association：Practice guideline for the treatment of patients with delirium. American Psychiatric Association, Washington, D.C., 1999（日本精神神経学会監訳：米国精神医学会治療ガイドライン—せん妄. 医学書院，東京，2000）

7) 黒澤　尚, 保坂　隆監訳：せん妄の患者. MGH 総合病院精神医学マニュアル. メディカルサイエンスインターナショナル，東京，pp93-112，1999

8) Hatta K, Takahashi T, Nakamura H, et al.：The association between intravenous haloperidol and prolonged QT interval. J Clin Psychopharmacol **21**：257-261, 2001

9) Hatta K, Takahashi T, Nakamura H, et al.：Prolonged QT interval in acute psychotic patients. Psychiatry Res **94**：279-285, 2000

10) Sharma ND, Rosman HS, Padhi ID, et al.：Torsade de Pointes associated with intravenous haloperidol in critically ill patients. Am J Cardiol **81**：238-240, 1998

11) Wise MG, Terrell CD：Neuropsychiatric Disorder：Delirium, psychotic disorders, and anxiety. In：Principles of Critical Care, 2nd ed（eds Hall JB, Schmidt GA, Wood LDH）. McGraw-Hill, New York, p973, 1998（松浦雅人, 松島英介監訳：ハロペリドール用量のガイドライン. コンサルテーション・リエゾン精神医学ガイド. メディカルサイエンスインターナショナル，東京，p32，2002）

12) Schneider LS, Dagerman K, Insel PS：Risk of death with atypical antipsychotic drug treatment for dementia：meta-analysis of randomized placebo-controlled trials. JAMA **294**：1934-1943, 2005

13) Maust DT, Kim HM, Seyfried LS, et al.：Antipsychotics, other psychotropics, and the risk of death in patients with dementia：number needed to harm. JAMA Psychiatry **72**：438-445, 2015

14) Langballe EM, Engdahl B, Nordeng H, et al.：Short- and long-term mortality risk associated with the use of antipsychotics among 26, 940 dementia outpatients：a population-based study. Am J Geriatr Psychiatry **22**：321-331, 2014

15) Hatta K, Kishi Y, Wada K, et al.：Antipsychotics for delirium in the general hospital setting in consecutive 2453 inpatients：a prospective observational study. Int J Geriatr Psychiatry **29**：253-262, 2014

16) 武田俊彦編著：抗精神病薬の薬理学的特徴. 第 2 世代抗精神病薬の臨床. 新興医学出版社，東京，pp19-43，2007

17) Lieberman JA, Mailman RB, Duncan G, et al.：Serotonergic basis of antipsychotic drug effects in schizophrenia. Biol Psychiatry **44**：1099-1117, 1998

18) Landolt HP, Wehrle R：Antagonism of serotonergic 5-HT2A/2C receptors：mutual improvement of sleep, cognition and mood? Eur J Neurosci **29**：1795-1809, 2009

19) Takano A, Suhara T, Ikoma Y, et al.：Estimation of the time course of dopamine D2

G　せん妄の治療法

receptor occupancy in living human brain from plasma pharmacokinetics of antopsychotics. Int J Neuropsychopharmacol **7**：19-26, 2004

20）Kapur S, Zipursky R, Jones C, et al.：A positron emission tomography study of quetiapine in schizophrenia：a preliminary finding of an antipsychotic effect with only transiently high dopamine D2 receptor occupancy. Arch Gen Psychiatry **57**：553-559, 2000

21）荒川亮介, 伊藤　浩, 奥村正紀, 他：抗精神病薬による脳内ドーパミン D2 受容体占有率の経時変化に関する研究. 精神薬療研究年報 **39**：167-170, 2007

22）Han C, Kim Y：A double-blind trial of risperidone and haloperidol for the treatment of delirium. Psychosomatics **45**：297-301, 2004

23）Skrobik YK, Bergeron N, Dumont M, et al.：Olanzapine vs haloperidol：treating delirium in a critical care setting. Intensive Care Med **30**：444-449, 2004

24）Kim SW, Yoo JA, Lee SY, et al.：Risperidone versus olanzapine for the treatment of delirium. Hum Psychopharmacol **25**：298-302, 2010

25）Devlin JW, Roberts RJ, Fong JJ, et al.：Efficacy and safety of quetiapine in critically ill patients with delirium：A prospective, multicenter, randomized, double-blind, placebo-controlled pilot study. Crit Care Med **38**：419-427, 2010

26）Tahir TA, Eeles E, Karapareddy V, et al.：A randomized controlled trial of quetiapine versus placebo in the treatment of delirium. J Psychosom Res **69**：485-490, 2010

27）Grover S, Kumar V, Chakrabarti S：Comparative efficacy study of haloperidol, olanzapine and risperidone in delirium. J Psychosom Res **71**：277-281, 2011

28）Maneeton B, Maneeton N, Srisurapanont M, et al.：Quetiapine versus haloperidol in the treatment of delirium：a double-blind, randomized, controlled trial. Drug Des Devel Ther **7**：657-667, 2013

29）Takeuchi T, Furuta K, Hirasawa T, et al.：Perospirone in the treatment of patients with delirium. Psychiatry Clin Neurosci **61**：67-70, 2007

30）Boettger S, Jenewein J, Breitbart W：Haloperidol, risperidone, olanzapine and aripiprazole in the management of delirium：A comparison of efficacy, safety, and side effects. Palliat Support Care **13**：1079-1085, 2015

31）Agar MR, Lawlor PG, Quinn S, et al.：Efficacy of Oral Risperidone, Haloperidol, or Placebo for Symptoms of Delirium Among Patients in Palliative Care：A Randomized Clinical Trial. JAMA Intern Med **177**：34-42, 2017

32）Uchiyama M, Tanaka K, Isse K, et al.：Efficacy of mianserin on symptoms of delirium in the aged：an open trial study. Prog Neuropsychopharmacol Biol Psychiatry **20**：651-656, 1996

33）Nakamura J, Uchimura N, Yamada S, et al.：Does plasma free-3-methoxy-4-hydroxyphenyl（ethylene）glycol increase in the delirious state？　A comparison of the effects of mianserin and haloperidol on delirium. Int Clin Psychopharmacol **12**：

第 I 章 | 理論編

147-152, 1997

34) Wada K, Morita Y, Iwamoto T, et al.：First- and second-line pharmacological treatment for delirium in general hospital setting-Retrospective analysis. Asian J Psychiatry **32**：50-53, 2018

35) Inouye SK：Delirium in older persons. N Eng J Med **354**：1157-1165, 2006

36) Hui D, Frisbee-Hume S, Wilson A, et al.：Effect of Lorazepam With Haloperidol vs Haloperidol Alone on Agitated Delirium in Patients With Advanced Cancer Receiving Palliative Care：A Randomized Clinical Trial. JAMA **318**：1047-1056, 2017

37) 坂井哲博：静脈麻酔薬および鎮静薬．小川節郎，新宮　興，武田純三，他編集：麻酔科学スタンダード　Ⅲ基礎．克誠堂出版，東京，pp246-255，2004

38) Pasin L, Landoni G, Nardelli P, et al.：Dexmedetomidine reduces the risk of delirium, agitation and confusion in critically Ill patients：a meta-analysis of randomized controlled trials. J Cardiothorac Vasc Anesth **28**：1459-1466, 2014

39) Marcantonio ER：Delirium in Hospitalized Older Adults. N Engl J Med **377**：1456-1466, 2017

40) 和田　健，佐々木高伸，日域広昭，他：せん妄の薬物療法においてベンゾジアゼピン系薬剤はどのように使用されているか．精神医学 **49**：193-197，2007

41) 武内克也，酒井明夫：せん妄治療への応用．リスペリドン内用液を使いこなす―症例を中心に．星和書店，東京，pp91-107，2004

42) Someya T, Endo T, Hara T, et al.：A survey on the drug therapy for delirium. Psychiatry Clin Neurosci **55**：397-401, 2001

43) 竹内　崇：せん妄に対する薬物療法．精神科 **12**：440-444，2008

44) 武田俊彦編著：第2世代抗精神病薬各論．第2世代抗精神病薬の臨床．新興医学出版社，東京，pp44-101，2007

45)「パーキンソン病治療ガイドライン」作成小委員会：パーキンソン病治療ガイドライン 2011．医学書院，東京，pp163-166，2011

46) Stagno D, Gibson C, Breitbart W：The delirium subtypes：a review of prevalence, phenomenology, pathophysiology, and treatment response. Palliat Support Care **2**：171-179, 2004

47) Okumura Y, Hatta K, Wada K, et al.：Expert opinions on the first-line pharmacological treatment for delirium in Japan：a conjoint analysis. Int Psychogeriatr **28**：1041-1050, 2016

48) Michaud CJ, Bullard HM, Harris SA, et al.：Impact of Quetiapine Treatment on Duration of Hypoactive Delirium in Critically Ill Adults：A Retrospective Analysis. Pharmacotherapy **35**：731-739, 2015

49) Hatta K, Kishi Y, Wada K, et al.：Preventive effects of ramelteon on delirium：a randomized placebo-controlled trial. JAMA Psychiatry **71**：397-403, 2014

50) Hatta K, Kishi Y, Wada K, et al.：Preventive effects of suvorexant on delirium：a

randomized placebo-controlled trial. J Clin Psychiatry Sep/Oct **78**：e970-e979, 2017
51）堀川直史：せん妄の非薬物的な治療と予防．総合病院精神医学 **18**：268-272，2006
52）Inouye SK, Bogardus ST Jr, Charpentier PA, et al.：A multicomponent intervention to prevent delirium in hospitalized older patients. N Engl J Med **340**：669-676, 1999

Column　リエゾン精神科専門医

　日本総合病院精神医学会では，精神神経学会に先んじて 2002 年より専門医制度を創設し，厚生労働省より広告可能な名称として「一般病院連携精神医学専門医」と認められていた。しかしながら，その後専門医制度が大きく変貌し，精神医学領域のサブスペシャリティとして「リエゾン精神科専門医」を認めてもらえるよう精力的に活動を続けている。

　この「リエゾン精神科専門医」は一般病院において生じるさまざまな精神医学的問題に対して，他科医やコメディカルなどの他職種と連携・協働して治療的な介入を行う専門医である。特に内科疾患や外科疾患など多くの身体疾患に伴って生じる「脳」や「こころ」の問題に対して，直接的な介入や治療チームの支援を専門的にになう役割が大きい。専門性のコアになるのは，コンサルテーション・リエゾンサービス (CLS) をきっちりとこなせる能力，言わば「リエゾン力 (りょく)」であろう。精神科臨床は従来からチーム医療でやってきたのだから，精神科専門医の能力で十分だという声が聞こえてくるかもしれない。しかしながら，精神科のチーム医療では精神科医にリーダーシップが求められるが，一般医療における CLS では，さまざまな治療チームを支え，つなげる黒子的なコーディネーター機能が必須である点と，身体疾患についての豊富な知識が求められる点とが決定的に異なっていると思う。「リエゾン精神科専門医」となるためには，精神科専門医であることに加えて，学会が認定した研修施設である大学病院または一般病院で 3 年間研修するプログラムを検討中である。

　地域の基幹病院やがん診療連携拠点病院などでは，CLS へのニーズが高く，「リエゾン精神科専門医」が常勤し，精神科リエゾンチームのリーダーとして活動していることが望ましい。しかしながら，「リエゾン精神科専門医」は現時点では 400 名あまりしかおらず，地域的な偏在も大きい。「リエゾン精神科専門医」が増加し，常勤する病院が増えていくことで，各々の病院が提供する医療の質の向上に確実に貢献できるものと考える。

第 II 章
実 践 編

A　せん妄の診断のすすめ方および鑑別診断

B　直接因子および併存疾患を考慮した薬物療法

第Ⅱ章 | 実践編

A せん妄の診断のすすめ方および鑑別診断

1 せん妄の診断の流れ

Key Point

● せん妄を疑うこと, 鑑別診断としてせん妄を考慮することがまず必要である.
● 興奮している患者などでは, 直接因子同定のための検索を優先し, 必要最低限の鎮静を行わざるを得ない場合もある.
● 対話が可能な患者では, まずは注意障害の有無に着目する.
● 行うべき検査として, 血液検査と頭部 CT は必須である.

せん妄を診断するためには, まずせん妄を疑うこと, 鑑別診断としてせん妄を考慮することができなければならない。その上で相対する患者の精神症候ならびに神経学的所見を含む身体症候を評価してゆく。さらには直接因子同定のために必要な諸検査を行い, 誘発因子を同定して, 治療的な介入を考慮してゆくことになる。

過活動型せん妄の最中にあり, 興奮している患者などでは, 対話による精神症候の評価や身体的な診察は当然困難である。その場合には, 直接因子同定のための各種検査を優先する。特に救急場面では, 直接因子によっては患者の生命予後を直接左右する場合もあり, 意識レベルを含めた精神症状の評価ができなくなることを承知で, 速やかに必要最低限の鎮静を行わざるを得ない。診断基準に合致するせん妄なのかにとらわれるのではなく, 器質性すなわち身体因性の精神障害である可能性に気づき, その身体因を同定するために必要な処置を講じてゆくというスピード感覚を身につける必要がある。

対話が可能な患者では, まず注意障害の有無に着目する。さらに第Ⅰ章B, ② せん妄の症候学で述べたように, 認知機能, 精神運動性障害, 睡眠覚醒

140

A　せん妄の診断のすすめ方および鑑別診断

リズム，幻覚，錯覚や妄想の有無，情動障害などを評価してゆく。当然患者本人からの訴えや所見のみでなく，家族や医療スタッフなど周囲からの情報も参考にする。特に発症の時間経過や睡眠覚醒リズムを把握したり，従前から認知症があったのかなどは周囲からの情報なしには判断ができない。術後せん妄など典型的な過活動型せん妄ではあまり迷うことはないが，低活動型せん妄では抑うつ状態や認知症などとの鑑別あるいは重畳が問題となる[1,2]。

　行うべき検査として，血液検査と頭部 CT は必須であると考える。Michaud らによる総説[3] では，CBC や電解質，BUN やクレアチニン，尿検査が，前方視的な研究による十分なエビデンスがあり，専門家の間でも高いコンセンサスが得られている推奨度 B とされている。また，血液ガス検査，肝機能検査，血糖値が，後方視的な研究やケースシリーズによるエビデンスがあり，専門家のコンセンサスが得られている推奨度 C とされている。さらにより特殊な病態を考慮した場合には，HIV 検査や血中薬物濃度，血液および尿の培養検査，ビタミン B12 や葉酸，抗核抗体などが推奨度 B に，重金属のスクリーニングや尿中ポルフィリン，アンモニアなどが推奨度 C とされている。必要最低限と思われる血液検査項目については，表 34 に挙げた。夜間休日の緊急検査項目は各施設によっても異なると思われるが，できる範囲で行い，場合によっては検体を保存しておき，後日検査に出すことで正確な診断につながる場合もある。たとえば，ビタミン B1 欠乏による Wernicke 脳症や，PCR 法によりウイルス DNA が検出されるヘルペス脳炎などが該当する。画像診断については，頭部 CT，頭部 MRI とも推奨度は C となっている[3]。頭部 MRI は拡散強調画像が脳梗塞急性期の診断において非常に鋭敏で有用であり，得られる情報量は頭部 CT よりもはるかに多いが，一定時間動かないように患者の協力がなければ撮像ができない。したがって鎮静が不可避となることが多いため，まずは頭部 CT を考慮する。場合によっては用手的に患者の姿勢を保持して鎮静をせずに撮像できれば，外傷や出血性病変の検出はほぼ可能であり，精神症状を継続的に評価できるメリットが得られる。また緊急に行うことは困難な場合も多いが，意識障害の

実践編

鑑別診断

第Ⅱ章 │ 実践編

● 表34 ● せん妄を疑ったときに考慮すべき検査

ほぼルーチンに行う
- 血液検査：甲状腺機能，血清梅毒反応などを含む
- 神経学的診察
- 脳画像検査：頭部CT
- 脳波

病状に応じて考慮する
- 血液検査：ACTH，コルチゾール，ビタミンB1，B12，葉酸など
- 脳画像検査：頭部MRIおよびMRA，頭部SPECT
- 髄液検査

内科など他科へのコンサルテーション

評価として脳波検査の有用性は高い。Michaudらによる総説[3]では，推奨度Cとなっている。典型的な三相波やPeriodic lateralized epileptiform discharges（PLEDs）などの異常波が認められる場合は診断に有用であり，背景活動において軽度から中等度の徐波化を認めることが多い（第Ⅰ章D，[2]①せん妄における脳波所見も参照）。

2 外来場面での対応

Key Point

- 診察の前に頭部CTや緊急での血液検査をすませておくと効率的である．
- せん妄と診断され，諸検査の結果と併せて直接因子が疑われた場合には，必要な診療科へコンサルテーションを行う．
- 精神症状が強い場合は，医療保護入院での精神科入院も考慮しつつ，鎮静を行った上で必要な検査を行い，評価する．
- 入院を要するかの判断は，直接因子と思われる身体疾患の重症度や治療上の緊急性と，せん妄症状の重症度および家族のニーズとを勘案して行う．

A　せん妄の診断のすすめ方および鑑別診断

❶ 一般外来で受診の場合

　本人自らが受療の意志を示すことはまずないので，家族に伴われての受診が基本である。いわゆる夜間せん妄を呈し，比較的落ち着いた状態で受診する場合と，外来で一定時間待つことが難しいような不穏な状態で無理やり家族に連れてこられる場合とがある。

　前者では家族が認知症を疑って受診させることもしばしばある。問診票などを利用してある程度症状や発症時期，既往歴などを把握することができれば，せん妄が考慮されるので，診察の前に頭部 CT や緊急での血液検査をすませておくと効率的である。その上で通常の診察によって，注意障害，認知機能障害などの有無や程度について精神医学的評価を行う。家族からの情報により，発症時期や誘因の有無，睡眠覚醒リズム，症状の動揺性，既往歴や加療中の基礎疾患などを把握し，直接因子や誘発因子，準備因子を考える。せん妄と診断され，諸検査の結果と併せて何らかの直接因子が疑われた場合には，内科や脳神経外科など必要な診療科へコンサルテーションを行う。入院を要するかの判断は，直接因子と思われる身体疾患の重症度や治療上の緊急性と，せん妄症状の重症度および家族のニーズとを勘案してということになる。前者については当該診療科の医師の判断となり，後者については精神科医の判断となる。身体疾患が重篤である場合は当該診療科への入院が望ましいが，せん妄症状が強い場合は精神科病棟への入院が必要となる場合もあり，最終的には身体科医と相談の上，ケースバイケースで対応することになる。総合病院精神科で閉鎖病棟を持っている施設では入院対応がしやすいが，いわゆる無床総合病院精神科ではせん妄症状のために身体科では入院できないと言われ，精神科病院へ依頼しても身体疾患に対応できないとして受け入れを断られる場合もある。日頃からその地域内での連携をしっかりとっておく必要があるだろう。せん妄症状が強い場合は，隔離や身体拘束を必要とする状況も想定されるため，観察室や個室での対応とする。家族には可能な範囲で付き添いを依頼し，入院という環境変化によりせん妄がかえって悪化する場合がしばしばある事実についてもよく説明し，了解を得ておく。患者は高

実践編

鑑別診断

第Ⅱ章 | 実践編

齢者であることが多いため，転倒や転落などのリスクが高いこと，身体拘束など必要な処置を講ずる場合があり得ることも併せて説明し，了解を得る。

外来で待てないような患者の場合は，できるだけ迅速に対応し，まずは必要最低限の血液検査，頭部 CT が可能か判断する。何とかなだめるなどして施行可能な場合は速やかに検査を行い，その結果をふまえて身体科医と相談する。検査が到底難しい場合は，医療保護入院での精神科入院を念頭に置きつつ，鎮静を行った上で必要な検査を行う。直接因子となる身体疾患が重症であれば，鎮静を継続しながらまずは身体科での入院を優先して考慮し，依頼する。身体疾患がさほど重症でない場合や直接因子として特定できない場合は，薬物療法を含むせん妄への治療的対応を行いながらの経過観察が必要となるので，自施設に精神科病棟を有していれば入院，有していなければ精神科病院への紹介という選択肢となる。

❷ 救急受診の場合

総合病院を含む一般病院の救急外来を受診する場合は，不穏興奮状態であったり，幻覚妄想を呈するなどいわゆる精神病状態である場合や，行動異常はさほど強くはないが，急におかしくなったからと連れてこられる場合，以前より症状は出ていて緊急性はないが家族の都合などで救急外来を受診する場合などがある。いずれの場合でも可能な範囲で病歴の聴取や精神症状の把握を行いながら，まずは器質性因子の有無を評価するために血液検査，頭部 CT が施行可能か判断する必要がある。その後は上述の外来で待てない患者への対応に準じて，必要であれば鎮静の上検査を施行し，直接因子の種類，重症度などにより一般科や精神科への入院を含めて治療的対応を決めてゆく。

3 入院場面での対応
（他科入院中に精神科コンサルテーションとなる場合）

A　せん妄の診断のすすめ方および鑑別診断

Key Point

●夜間の対応では，安静確保のために薬物療法による鎮静が必要となることが多い．

●病状によっては身体拘束を用いるが，薬剤による鎮静と併用する場合がほとんどである．

●一般病棟で身体拘束を用いる場合，少なくとも家族からの同意を得ておく必要はある．

●当面の安静を確保した後には直接因子の同定をできる限り行う．

●直接因子への治療，誘発因子の除去と平行して，薬物療法による夜間の安静，睡眠の確保をめざす．

　多くの場合，他科医によってせん妄が疑われて精神科コンサルテーションとなる。点滴ラインやドレーンなどの自己抜去，ベッドからの転落，興奮して大声を出したなど何らかの危険行為，問題行動によってコンサルテーションとなる場合が多い。すなわち看護上の対応に支障をきたす状況になってから看護師が担当医に対応を依頼し，精神科コンサルテーションとなる。夜間不眠がちで少しおかしなことを言ったりもするが，危険な行為がみられないレベルでの精神科コンサルテーションはまだまだ多くはない。より早期に発見し，介入してゆくためには看護師レベルでのせん妄の診断能力の向上や，初期兆候を的確に把握できるスクリーニングツールの開発などが必要である。しかしながら，より多くのせん妄患者が早期発見され，精神科コンサルテーションされると，減少傾向に歯止めがかからない各総合病院でのリエゾン精神科医の対応キャパシティを超えてしまいかねないので，平行して他科医や看護師のせん妄への対応能力を向上させる方策を考え，実行してゆく必要があるだろう（第Ⅰ章F，③ 当院で行っているせん妄予防の取り組みも参照）。

　通常は夜間にせん妄に伴う問題行動が生じ，その場は何とか入院中の診療科で対応し，翌日コンサルテーションとなるが，精神科医が当直している場合

第Ⅱ章 | 実践編

には夜間診察の依頼がなされることもある。夜間の対応としては，安静確保のために薬物療法による鎮静が必要となる場合がほとんどで，内服または点滴などで入眠させる。病状によっては身体拘束を用いるが，薬剤による鎮静と併用する場合がほとんどである。興奮している患者に身体拘束だけ行ってもますます興奮を助長する結果となり，心理的な苦痛も大きく，心理的ショックとして残るという懸念もある。身体拘束を用いることで鎮静のための薬剤投与量の減量ができ，特に呼吸状態や循環動態の不安定な患者では身体的なリスクの軽減につながる。具体的な対応については，第1章G，[1]せん妄への初期対応の原則と治療の流れ（pp99-105）を参考にしていただきたい。

また，一般病棟で身体拘束を用いる場合，精神保健福祉法のような法的な根拠がないのが現状である。しかしながら人権上の問題や身体拘束により生じるリスクなどを考慮すると，少なくとも家族からの同意を得ておく必要はあると考えられる。まったく予想外にせん妄を発症し，緊急な対応を要する場合は電話などで家族に連絡をし，同意を得てその旨をカルテに記載しておくしかない。前述のように著者の施設では，入院の時点でせん妄リスクのアセスメントを行い，リスクが高いと判断される患者，たとえば高齢者，全身麻酔下の手術予定患者，認知症患者，過去にせん妄の既往のある患者などでは，薬剤による鎮静や身体拘束を必要とする可能性があり，その際には必要な対処を講じることへの同意をあらかじめ書面でとるようにしている。

当面の安静を確保した後には直接因子の同定をできる限り行う。血液検査は入院中の診療科で行われていることがほとんどなので，その結果を確認し，血糖コントロールや電解質異常の是正などを要すれば依頼する。急激な原疾患の増悪が疑われれば，緊急検査を追加して評価する。急性の発症で麻痺を伴っているなど脳梗塞が疑われる場合には，拡散強調画像を含む頭部MRIおよびMRAを，転落による頭部外傷や脳出血が疑われる場合は頭部CTを緊急に考慮する。また，投与中の内服薬や注射薬を確認し，薬剤性せん妄の可能性を検討する。検査施行後はその結果に基づいて直接因子への治療と，安静確保のための処置を継続する。翌朝には可能であればいったん鎮静を解除

A　せん妄の診断のすすめ方および鑑別診断

● 表 35 ● 精神科コンサルテーションの手順

1. 紹介状を読み，依頼医のニーズを把握する
2. どこで患者に会うかを判断する（往診が多い）
3. 患者に会う前に，カルテなどで情報を確認する
4. 患者に会い，診察を行う
5. 主訴と問題点を探る
6. 診断および介入の方針をまとめる
7. 紹介状の返事を書き，依頼医へ介入方針を伝える
8. 経過を追う

してみるようにすべきであるが，安静が保てなければ引き続き鎮静や身体拘束を継続する。日勤帯の鎮静度の目安としては，深い睡眠をとらせる必要はなく，声かけで容易に覚醒するがすぐに眠り込む程度の意識レベルとする[4]。

　夜間緊急にではなく，通常の精神科コンサルテーションとなる場合は，表35 に示した流れに沿って診断および介入を進めてゆく[5]。患者の状態が表14 に示した最重度にあたると判断される場合は，安静確保のため速やかに薬剤による鎮静，場合によっては身体拘束を行う必要がある。表14 の重度以下と考えられる場合には，直接因子への治療，誘発因子の除去と平行して，薬物療法による夜間の安静，睡眠の確保をめざす。実際の薬剤の処方を依頼医である入院担当医が行うのか，コンサルテーションを受けた精神科医が行うのかはケースバイケースである。他科医は向精神薬の使用に慣れていないこと，手術中であるなど多忙だと実際の処方が速やかになされないこと，日ごとの細かな用量調整を行う必要がある患者も多いこと，実際に紹介患者を診察して指示を出すのが準夜帯になってしまうことも実はよくあるなどの理由から，著者の場合は自ら処方する場合が圧倒的に多い。教育的な観点からすれば，相手を選ぶ必要はあるが，薬剤の選択，増量のスケジュールなどを示した上で入院担当医に処方してもらうことも，せん妄への対応能力向上のために行ってゆくべきとは考えている。特に自院で初期研修を行い，精神科

第Ⅱ章 ｜ 実践編

ローテートを行った各科の後期研修医はある程度気軽に相談できる関係もできており，まず依頼してみるべきターゲットである。あくまでコンサルタントとしての機能に徹し，自らは処方しないという立場もあると思われるので，勤務する施設の実情で判断すればよい。

4 せん妄とうつ病との鑑別診断

Key Point

● 高齢患者においてうつ病は，低活動型せん妄との鑑別が問題となる.

● うつ病にせん妄が重畳する，せん妄からうつ病に移行するなどが時として観察される.

● 自覚的な抑うつ気分，悲哀感について問診するとともに，表情や立ち振る舞いなどに抑うつ的な表出を伴っているかを丁寧に観察する.

● よいことがあってもうれしいと思わないなど気分の反応性の低下も，身体疾患に伴ううつ病では目安になる.

● 自覚的な不快感，苦痛が希薄なアパシーを伴う場合はせん妄を考慮する.

● うつ病の経過中にせん妄がみられたら，身体合併症や薬剤性せん妄などを考慮する.

状態像としての抑うつ状態は，コンサルテーション・リエゾン精神医療の現場でしばしば経験される。ここでは DSM-5 [6] や ICD-10 [7] などの操作的診断基準でいうところのうつ病性障害と，器質性気分障害によるいわゆる外因性うつ病を含めてうつ病と呼ぶこととする。特に高齢患者においてうつ病は低活動型せん妄との鑑別が問題となる。どちらも活動性が低下し，表情の乏しさ，発語減少，ADL での要介助などが認められ，客観的な観察のみで区別することは難しい。さらにうつ病とせん妄とは必ずしも独立して認められるのではなく，うつ病にせん妄が重畳したり，せん妄からうつ病に移行したりすることが時として観察される。したがって鑑別という見方にとらわれ

148

A　せん妄の診断のすすめ方および鑑別診断

過ぎず，精神医学的な評価や臨床経過の観察を行ってゆく必要がある。

　そもそも現在頻用されているせん妄の診断基準のうち，ICD-10[7] においては「感情障害，たとえば抑うつ，不安あるいは恐怖，焦燥，多幸，無感情あるいは困惑」といった症状が軽重にかかわらず認められなければならないと記述されている。DSM-5[6] ではこれらの感情障害または情緒障害についてはふれられていないが，せん妄の症状評価スケールである DRS-R-98（表6）[8] でも情動の変容という項目が含まれている。原田[9] による最軽度の意識障害を把握するための着眼点（表13）の中にも，多弁，多幸，不機嫌，無欲状，反応性低下などの感情および意欲面での変化が挙げられている。したがって他覚的な観察所見と問診とによって，まずは他の意識障害の兆候が存在していないかとともに，感情障害の有無を把握することが必要である。そして感情障害を呈している場合には，それらがうつ病に特徴的であるかを評価してゆく。うつ病においては，身体感覚と結びついた快・不快である身体感情と，心に感ずる快・不快のうち特定の対象と結びついていない状態感情，いわゆる気分において不快を感じることが中核症状と考えられる[10]。精神面だけでなく身体面にも広がる心身の不快，不調が続き，特に生命機能に関わる食欲，睡眠欲求，性欲などの本能的な欲動が障害される。しかしながら，何らかの身体疾患を有する場合には身体症状として不眠や全身倦怠感，痛みなどが生じうるため，うつ病による身体感情の障害なのかは厳密には判別が難しい。したがって問診によって自覚的な抑うつ気分，悲哀感を見いだしてゆくとともに，表情や顔色，身だしなみ，口数，声のトーン，立ち振る舞いなどの面で抑うつ的な表出を伴っているかを丁寧に観察する。また，気分の反応性の低下，すなわち，なぐさめにも反応しない，よいことがあってもうれしいと思わないなども身体疾患に伴ううつ病では目安になる。日内変動という点では，せん妄では夕方から夜間にかけて不安定となることが多いのに対し，うつ病では朝に症状が強く，夕方以降軽快するという経過をとりやすい。意欲や興味，関心が著しく低下しているにもかかわらず，自覚的な不快感，苦痛が希薄なアパシーと呼ばれる病態はうつ病とは異なると

実践編

鑑別診断

149

第Ⅱ章 | 実践編

考えるべきで，脳の器質的な異常に基づく場合が多い。せん妄とうつ病との鑑別という観点では，アパシーを呈している患者ではせん妄である可能性をより考慮する。

うつ病の経過中にせん妄をきたす場合には，高齢患者で身体合併症の併発が誘因となったり，三環系抗うつ薬などによる薬剤性せん妄[11]などの可能性が挙げられる。適切な身体合併症への治療とともに抗うつ薬の変更あるいは一時中止を考慮する。また，複数の身体疾患を有していることもまれではないので，特に SSRI を使用中には薬物相互作用により身体疾患への治療薬の血中濃度が中毒域になっていないかなども検討する。具体例としては，テオフィリン製剤やジギタリス製剤などが挙げられる。

当初は明らかな過活動型せん妄を呈していた患者が治療経過により，低活動型せん妄なのかうつ病なのか鑑別に苦慮する病像へと移行することもある。このような例では上述したように意識障害の有無を把握するよう努め，脳波検査を行って背景活動の徐波化がみられないか検討することも有用である。

症例 1　68 歳男性
脳梗塞後に低活動型せん妄から抑うつ状態へ移行したと考えられる一例

【主　訴】不眠

【既往歴】網膜剥離。糖尿病，高血圧はなし

【現病歴】自宅で構音障害，右不全麻痺を呈して倒れ，救急要請となり，当院救急外来を受診した。頭部 MRI の拡散強調画像にて左内包付近に高信号域を認め，発症 3 時間以内の急性期脳梗塞と診断され，入院の上，t-PA 製剤である alteplase（アクチバシン®）による血栓溶解療法を施行された。その後 argatroban（ノバスタン®），edalabon（ラジカット®）などで保存的加療を継続中で，右麻痺は改善傾向にあった。夜間不眠がちで brotizolam（レンドルミン D®）投与でも十分眠れないため，第 9 病日精神科紹介となった。

【初診時所見】表情は今ひとつさえなかったが，会話は可能で了解も良好であり，診察の指示にも従えた。自覚的にも不眠を訴え，中途覚醒時には「家

A　せん妄の診断のすすめ方および鑑別診断

へ帰る」と訴えたり，「人が大勢来て賑やかだ」などのつじつまの合わない発言も認められたが，本人は覚えていなかった。興奮や易怒性はなく，点滴ラインの自己抜去や転落など危険な行為は認めなかった。診察時には時間，場所の見当識はほぼ保たれていた。全体にやや活気がなく，自覚的な抑うつ気分や悲哀感は訴えなかった。日中はやや傾眠がちでリハビリテーションにも積極的でなく，日によっては嫌がることもあった。血液検査では著変を認めなかった。

▶ **直接因子**：脳梗塞
▶ **準備因子**：高齢，網膜剥離による視覚障害
▶ **誘発因子**：緊急入院，救命救急センターへの滞在，右不全麻痺による体動困難

【臨床経過】低活動型せん妄と考え，brotizolam（レンドルミンD®）を中止とし，trazodone（デジレル®，レスリン®）25mg/dayへ薬剤を変更した。その後も中途覚醒が多いため，第10病日よりtrazodone（デジレル®，レスリン®）を50mg/dayへ増量とした。睡眠は改善し，昼間の覚醒度も上がってきたが，軽度ながら抑うつ的で覇気に乏しく，病気になったことがショックだったかとの問いには少し涙ぐみながら答えるなどもあり，抑うつ状態への移行が考えられた。本人にも病気になった影響で気分が落ち込んでしまっている状態と説明し，第11病日よりmilnaciplan（トレドミン®）を50mg/dayより開始した。同日脳外科病棟へ転棟となった。第16病日には発語には抑揚がないが，問いかけにはきちんと答え，リハビリテーションはこなしているようであった。Milnaciplan（トレドミン®）を100mg/dayへ増量とし，第23病日には「気分はまあまあで，ご飯もおいしい」と答えるようになり，自分でベッドを起こして話そうとしたり，冗談を言うときも見受けられた。リハビリテーション，言語リハビリテーションとも前向きに取り組めるようになり，第24病日リハビリテーション目的で転院となった。

第Ⅱ章 | 実践編

【考　察】脳梗塞後に低活動型せん妄を呈し，当初から抑うつ的な印象が感じられた。睡眠や昼夜リズムの改善後に抑うつ状態がより明らかとなり，milnaciplan（トレドミン®）の投与で改善が認められた段階で，リハビリテーション目的に転院となった。

5 | せん妄と認知症との鑑別診断

Key Point

●認知症かせん妄かを判断するためには，入院前の患者の状態に関する情報が必要となる.

●もともと存在した認知症にせん妄が重畳している患者も珍しくない.

●低活動型せん妄と認知症との鑑別が臨床上しばしば問題となり，重要な鑑別点は，注意障害の有無と発症様式，症状の動揺性である.

●健忘卒中や外傷性硬膜下血腫などは，例外的に急性発症の認知症をきたす場合がある.

●認知症の有無をスクリーニングし，予防的な介入を行うことがより重要な課題となる.

　入院患者の高齢化に伴い，一定の割合で認知症患者が各身体科の病棟へ入院しているのが現状である。しかしながら，入院時の情報として，認知症の有無や，認知症を有している場合の重症度や症状の内容などが把握されているかについては，実際には十分でないことが多い。紹介された患者が失見当識，記憶障害，会話のまとまりのなさなどを示す場合，それが認知症によるのか，せん妄によるのかを判断するためには，入院前の患者の状態がどうであったのかという情報が必要となる。診察時の横断面の臨床症状のみでせん妄と認知症とを鑑別するのは困難な場合もしばしばあり，さらにもともと存在した認知症にせん妄が重畳しているのか，せん妄のみであるのかはわからない。実際には患者本人からの情報収集は困難であり，同居の家族から情報が

152　　　　　　　　　　　　　　　　　　　JCOPY 88002-586

A　せん妄の診断のすすめ方および鑑別診断

得られればもっとも有用である。ただ身寄りがなかったり，独居であるために家族も直近の状況を詳しく知らない場合もある。認知症の存在が認められる場合には，その重症度を把握するように努める。会話の通じにくさ，食事や排泄，入浴，着衣などのADLがどれくらい自立していたか，日中も寝て過ごしていたのか何らかの活動を行えていたのか，夜間は眠っていたのかなどの情報は大まかな重症度を把握するのに役立つ。独居で何とか生活していたとなれば，認知症があっても軽症から中等症にとどまると考えてよいであろう。

　せん妄と認知症との鑑別において，臨床的に問題となるのは，低活動型せん妄をきたしている場合であり，その鑑別点については，表36に示す。もっとも重要な鑑別点は，注意障害の有無と発症様式，症状の動揺性である。認知症であれば，注意障害は伴わず，月単位あるいは年単位での緩徐な発症を示し，1日の中で症状が動揺することは少なく，いつ面接しても失見当識や記銘力障害を認めるのが通常である。ただレビー小体型認知症については症状の動揺性が診断基準項目に含まれており[12]，せん妄様にみえる症例が少なくない。基本的に入院後に突然発症した失見当識，記銘力障害，行動異常などが認知症の発症によると考えられる場合は非常に少ない。注意障害を伴わず，例外的に急性発症の認知症をきたす場合として，健忘卒中といわれ

● 表36 ● せん妄と認知症との鑑別点

	せん妄	認知症
発症様式	急性，時間単位	緩徐，月単位
症状の動揺性	著明	少ない
日内変動	夜間に増悪	なし
注意	障害される	ほぼ正常
知覚	錯視，幻視が多い	ほぼ異常なし
覚醒水準	動揺性	正常
会話	まとまりを欠く	繰り返しが多い
睡眠覚醒リズム	乱れる	睡眠の断片化
脳波所見	徐波化	正常か軽度の徐波化

第II章 | 実践編

る視床前内側部や傍正中部，海馬，側頭葉茎部などの限局性脳梗塞[13] や，転倒による外傷性硬膜下血腫などが挙げられる。これらが疑われた場合は速やかに頭部 CT あるいは頭部 MRI を撮って検討する。頻度が高いとはいえないが，麻痺などの明らかな神経症候を伴わないことも多く，鑑別診断として頭に置いておくことが重要である。前述したことの繰り返しになるが，急性に認知機能障害や意識障害が認められる場合には，何らかの中枢神経系を含む器質的異常が想定されるため，画像診断など身体的検索を遅滞なく考慮しなければならない。

　最近の著者の経験からは，せん妄と認知症の鑑別に苦労するというよりも，認知症に重畳したせん妄のコントロールに難渋するという症例のほうが圧倒的に多い。それだけ認知症を有する入院患者が増え，より高い頻度でせん妄を発症しているといえるのではないかと考える。したがって認知症の有無を入院時に適切にアセスメントし，予防的な介入を行うことがより重要な課題となっていくと思われる。

症例2　80歳男性

認知症に重畳したせん妄のコントロールに quetiapine が必要であった一例

【主　訴】不眠

【既往歴】9 年前に大腸がんで手術。1 年前と 3 年前に脳梗塞で他院へ入院時にせん妄を認めた。麻痺などの後遺症はない。

【現病歴】家族によると脳梗塞を発症してから物忘れが目立つようになっていたが，自宅では食事を自分で摂るなど ADL はある程度自立していた。入院当日の午前 7 時に起床後トイレに行き，その後新聞をとりに行った後に息苦しさが出現した。肩呼吸や喘鳴があり，かかりつけ医から当院紹介となり，救急車にて救急外来へ搬送され，心不全との診断で救命救急センターへ入院となった。血圧コントロールが困難で，carperitide（ハンプ®），nitroglycerin（ミリスロール®）などが使用された。第 2 病日夜間「家へ帰る」と言ったり，

154　　　　　　　　　　　　　　　　　　　　　　　　JCOPY 88002-586

A　せん妄の診断のすすめ方および鑑別診断

必要な安静が保てず，flunitrazepam（サイレース®）＋ haloperidol（セレネース®）の点滴を各々 0.5 アンプルずつ（1mg および 2.5mg）使用して睡眠は確保された。第 3 病日当科へ紹介となった。

【初診時所見】意識はほぼ清明で，会話もスムースにできたが，病院名は言えず，入院後数ヵ月経っているなど失見当識を認めた。前夜の鎮静による過鎮静は認めず，食事も自力で摂取し，多動や焦燥感も認めなかった。血液検査では，Alb 3.0g/dL と低アルブミン血症，WBC 8800，CRP 15.16mg/dL と炎症反応の上昇を認めたが，肝・腎機能などに異常はなかった。頭部 CT では，全般性の大脳萎縮に加えて，海馬および外側も含めて側頭葉の萎縮が強かった。右側には慢性硬膜下水腫を認めたが，圧排所見はなかった。陳旧性脳梗塞や深部白質の低吸収域などの虚血性変化は目立たなかった。

▶**直接因子**：心不全
▶**準備因子**：高齢，脳梗塞の既往，せん妄の既往，認知症（疑い）
▶**誘発因子**：緊急入院，救命救急センターへの滞在

【臨床経過】頭部 CT の所見などからアルツハイマー型認知症が疑われ，せん妄が重畳していると考えた。家族へは「おそらく認知症も以前からあり，身体状況と環境の変化で極度に寝ぼけたような状態になったと考えられます。安静がとれるように必要最低限お薬を使わせてもらいます。効き過ぎには注意して調整していきます」と説明し，了解を得て眠前に trazodone（デジレル®，レスリン®）25mg/day を開始した。第 3 病日の夜は trazodone（デジレル®，レスリン®）を計 75mg 内服しても入眠できず，flunitrazepam（サイレース®）＋ haloperidol（セレネース®）の点滴の追加が必要となった。第 4 病日の診察時には薬効の持ち越しがあり，表情はぼんやりとしていたが，会話はゆっくりと可能で指示にも従えた。Trazodone（デジレル®，レスリン®）では効果不十分と考え，糖尿病もなかったため，quetiapine（セロクエル®）を眠前に 25mg から開始とし，不眠時には計 75mg/day まで追加可能

第Ⅱ章 ｜ 実践編

とした。第4病日の夜には計50mg投与となり，第5病日には過鎮静となって朝食が摂れなかったため，夕食後50mg投与に変更した。第6病日には軽度眠気は残るものの，睡眠はとれ，新聞を読んで過ごせるようになり，一般病棟へ転棟となった。夜間中途覚醒し，ナースステーションで観察されるということもあり，第7病日よりquetiapine（セロクエル®）を夕食後75mgに増量した。その後は昼夜とも落ち着いて過ごし，第12病日に洞不全症候群に対してペースメーカーの植え込み術を施行された晩もせん妄の再燃は認めなかった。第17病日に施行したHDS-Rでは11点で，計算や逆唱はできたが，遅延再生はできず，野菜の名前も言えなかった。第21病日自宅へ退院となり，quetiapine（セロクエル®）は25mg/dayへ減量として，3日で飲みきり中止とした。

【考　察】アルツハイマー型認知症にせん妄が重畳し，trazodone（デジレル®，レスリン®）では効果不十分であり，中等量以下のquetiapine（セロクエル®）で昼夜リズムの改善が得られたと考えられた。認知症患者に対する抗精神病薬投与では，FDAの勧告の問題もあるが，高用量を必要とする患者もしばしば経験する。過鎮静にもなりやすいので，低用量から漸増投与とした。

6　せん妄とREM睡眠行動障害との鑑別診断

Key Point

- 高齢RBD患者では，覚醒後すぐに見当識が回復せず，異常行動を認めることもある．

- 高齢者ではREM睡眠が睡眠初期にシフトしやすく，出現時間だけでは鑑別できない．

- RBD患者ではclonazepamが9割以上に奏功し，せん妄とは薬剤選択が異なる．

　せん妄では幻視をしばしば伴うこと，多くの場合不眠を主とする睡眠覚醒

156

A　せん妄の診断のすすめ方および鑑別診断

リズムの乱れを伴い，夜間に増悪する傾向があることなどから，その発症機序として，夢体験と密接な関連を持つ REM 睡眠の異常が関与しているのではないかと考えられてきた。REM 睡眠行動障害（RBD）は，あくまでも睡眠時随伴症，すなわち睡眠中の行動異常であり，覚醒によって行動異常は消失し，覚醒後には意識や見当識は障害されないのが一般的である。したがって典型的なせん妄と RBD の鑑別は困難ではない。しかし，高齢患者で認知症や脳器質疾患を有する場合には，RBD から覚醒後にもすぐに見当識が回復せず，異常行動を認めることもある。また RBD は REM 睡眠期に出現するため，夜間睡眠の後半に出現しやすいが，高齢者では REM 睡眠が睡眠初期にシフトする傾向があり，出現の時間だけでは鑑別できない。RBD の診断基準（表16）[14] では睡眠ポリグラフィ検査が必須とされているが，どこの施設でも施行可能な検査ではないため，臨床上はそれ以外の診断項目を問診することによって判断せざるを得ないことも多い。実際には診断基準に挙げられているような危険なまたは破壊的な行動とまではいかない行動異常にとどまる例もある。RBD の頻度は高齢者人口の 3% 程度とする報告[15] もあり，決してまれな病態ではなく，RBD を有する患者がせん妄を合併することも考え得る。RBD の薬物療法では，ベンゾジアゼピン受容体作動薬である clonazepam が 9 割以上に奏功するとされ[16]，わが国でも第一選択薬として使用されている。ベンゾジアゼピン受容体作動薬の投与はせん妄を悪化させるリスクが大きく，治療的な観点からもせん妄を RBD と誤診しないよう注意すべきである。

症例3　75歳男性

術後せん妄の後に REM 睡眠行動障害様の異常行動を呈した一例

【主　訴】夜間異常行動

【既往歴】特記すべきことなし

【現病歴】当院呼吸器外科へ入院する半年前から，気分の落ち込み，活動性低下，頭痛などを訴えていた。他院にてうつ病との診断で，sertraline（ジェ

イゾロフト®）75mg/day，clomipramine（アナフラニール®）30mg/day などを投与され，病状は改善していた。通院中に肺がんを指摘され，手術目的で当院呼吸器外科に入院となった。第7病日に手術が施行されたが，術後肺瘻が持続して癒着療法が行われ，酸素投与が必要であった。夜間不眠が続き，家に帰るとしきりに訴えたり，転倒や興奮状態も認め，日中にも「床頭台に男の子がおる」と訴えることがあった。Flunitrazepam（サイレース®）2mg/day の内服では過鎮静となり，haloperidol（セレネース®）5mg/day の点滴では効果がないため，第35病日当科紹介となった。

【初診時所見】表情は今ひとつ覇気には乏しいが，会話は可能であった。明らかな失見当識は認めず，診察の指示にも従えた。夜間の状況については健忘を認め，診察時に幻視の訴えはなかった。抑うつ気分は否定した。酸素投与で SpO2 は保たれていたが，運動時には低下を認めていた。

▶**直接因子**：肺がんの術後状態，呼吸不全，ベンゾジアゼピン受容体作動薬投与
▶**準備因子**：高齢，うつ病の既往
▶**誘発因子**：入院環境，呼吸不全による体動困難

【臨床経過】術後合併症による入院期間の延長や呼吸状態が安定しないことなども大きく影響し，せん妄を呈していると考え，薬物療法としては trazodone（デジレル®，レスリン®）を 25mg/day より開始した。動揺性の経過ではあったが，呼吸状態も徐々に改善し，trazodone（デジレル®，レスリン®）は 25mg/day で継続して第64病日に自宅退院となった。

退院12日後に外来を受診したが，昼夜逆転となっており，trazodone（デジレル®，レスリン®）は家族の判断で中止されていた。家族によると，夜まったく眠らずに外へ出たり，日中も外へ出てしまい家族が迎えに行くような状態で落ち着かず，「そこに孫が寝とる」とか「トラックが通っている」などといった幻視も訴えていた。せん妄の悪化と考えて，risperidone（リス

A　せん妄の診断のすすめ方および鑑別診断

パダール®）0.5mg/day を開始し，4日後に再診としたが不変であった。同日胸部 X 線写真で肺炎を認めたため，呼吸器外科へ再入院となり，当科併診として risperidone（リスパダール®）を継続した。第4病日には会話はスムースにできたが，失見当識がみられ，中途覚醒時には落ち着かない状態であった。Quetiapine（セロクエル®）75mg/day へ変更とし，最大 500mg/day まで増量したが効果は不十分で，安静のために flunitrazepam（サイレース®）＋ haloperidol（セレネース®）の点滴を追加せざるを得なかった。第6病日には造影も含めて頭部 MRI を行ったが，脳転移や髄膜播種などの所見は認めなかった。第13病日には「どうも夜になると家から出る気になるんです。部屋にいるのが車に乗っているような気がしたり。家の近くで車を降りて迎えに来てくれてお家へ電話してもらって，その間に点滴されたような」と訴え，連日同じような車やトラックに関連する夢を報告し，日中の見当識は保たれていたため，RBD を疑い，第14病日から quetiapine（セロクエル®）は減量し，clonazepam（リボトリール®）0.5mg を眠前へ追加した。

　第18病日当科へ転科となり，clonazepam（リボトリール®）は 1mg/day へ増量したが明らかに有効とはいえず，quetiapine（セロクエル®）300mg/day を levomepromazine（ヒルナミン®）100mg/day へ切り替えた。第20病日より夜間の異常行動は認めなくなり，むしろ過鎮静となったため，levomepromazine（ヒルナミン®）を漸減し，夕食後 10mg の投与で良好に睡眠がとれるようになり，夢の訴えも消失した。第37病日で退院となり，その後，外来加療でも著変なく，呼吸器外科入院前の通院先に紹介とした。

【考　察】当初術後せん妄がいったん消退したが在宅療養となった後に再燃し，重症化したと考えられた。精神症状を悪化させる要因が見当たらず，日中の見当識が保たれ，比較的鮮明な同じ内容の夢を連日報告したことから，せん妄とは異なる病態を考慮した。本症例では睡眠ポリグラフィを施行しておらず，clonazepam（リボトリール®）の効果も明らかでなく，経過も一過性であると考えられることから RBD と確定診断することはできないが，RBD 類似の病態が推測された。

第Ⅱ章 | 実践編

❖ 文 献 ❖

1) 岡島美朗：せん妄の鑑別診断―うつ病との関係に注目して―. 精神科治療学 **22**：985-990, 2007

2) 森 秀樹, 松木秀幸, 岸 泰宏, 他：認知症と鑑別すべき病態―低活動性せん妄. 仮性認知症と軽度認知障害を中心に―. 精神科治療学 **20**：1013-1021, 2005

3) Michaud L, Bula C, Berney A, et al.：Delirium；Guidelines for general hospitals. J Psychosom Res **62**：371-383, 2007

4) 荒木志朗, 柴田史朗, 西浦研志訳：精神薬理. 精神科コンサルテーションの技術. 岩崎学術出版社, 東京, pp265-300, 1983

5) 成田善弘：総合病院におけるリエゾン精神医学の実践. 精神神経誌 **93**：768-774, 1991

6) American Psychiatric Association：Diagnostic and Statistic Manual of Mental Disorders Fifth Edition (DSM-5). American Psychiatric Publication, Washington DC, 2013（日本精神神経学会監修, 高橋三郎, 大野 裕監訳：DSM-5 精神疾患の診断・統計マニュアル. 医学書院, 東京, 2014）

7) World Health Organization：ICD-10 classification of mental and behavior disorder：Clinical description and diagnostic guideline. World Health Organization, Geneva, 1992（融 道男, 他監訳：ICD-10 精神および行動の障害―臨床記述と診断ガイドライン（新訂版）. 医学書院, 東京, 2005）

8) Trzepacz PT, 岸 泰宏, 保坂 隆, 他：日本語版せん妄評価尺度98年改訂版. 精神医学 **43**：1365-1371, 2001

9) 原田憲一：意識障害を診わける改訂版. 診療新社, 大阪, pp37-55, 1997

10) 古茶大樹：典型的なうつ病とは. こころの科学 **146**：19-24, 2009

11) Meyers BS, Mei-Tal V：Psychiatric reactions during tricyclic treatment of the elderly reconsidered. J Clin Psychopharmacol **3**：2-6, 1983

12) McKeith IG, Boeve BF, Dickson DW, et al.：Diagnosis and management of dementia with Lewy bodies：Fourth consensus report of the DLB Consortium. Neurology **89**：88-100, 2017

13) 秋口一郎, 猪野正志, 亀山正邦：脳血管障害と健忘. 神経進歩 **32**：646-657, 1988

14) American Academy of Sleep Medicine：International classification of sleep disorders, 2nd ed.：Diagnostic and coding manual. American Academy of Sleep Medicine, Westchester, Illinois, pp148-152, 2005

15) Fantini ML, Ferini-Strambi L, Montplaisir J：Idiopathic REM sleep behavior disorder：toward a better nosologic definition. Neurology **64**：780-786, 2005

16) Schenck CH, Bundlie SR, Patterson AL, et al.：Rapid eye movement sleep behavior disorder. A treatable parasomnia affecting older adults. JAMA **257**：1786-1789, 1987

A　せん妄の診断のすすめ方および鑑別診断

> **Column**　DPC におけるコンサルテーション・リエゾンサービスの評価

　現在大学病院をはじめとする多くの基幹病院は DPC 病院となっている。DPC に基づく診療データは厚生労働省に報告され，医療に関する基礎データとして利用されている。現時点では，精神科病床には DPC は適用されていないが，データの提出は行われている。今後これらの基幹病院においてコンサルテーション・リエゾンサービスを含む精神科医療がどのように行われているのかは，DPC データに基づいて判断されると考えられる。

　したがって DPC データに反映されないことは，極論するとなされていないこととして無視されてしまう危険性がある。たとえば，外科入院中の術後せん妄の患者に対して，毎日往診して対応し，薬物療法を工夫するなどしてコントロールしたとしても，DPC の併発病名にせん妄を登録しなければ病名データとして残らないし，入院精神療法を算定しておかなければ精神科医が関与したということが DPC データではみえない。DPC データの登録をどのように行うかは各施設によって異なると思われるが，もっとも確実なのは診療を行った精神科医自らが DPC に併発病名を登録し，入院精神療法の算定を記録しておくことである。

　一般医療の中で精神医学的ニーズが増していることは一般的な認識として高まってきているといえるが，医療政策においてはそれを示すデータがないことには必要な診療報酬上の手当てがなされない。近年一般病院に勤務する精神科医が減少の一途をたどっている背景には，診療報酬上精神科医を雇用するインセンティヴが乏しいことも一因と考えられている。求められる精神医学的ニーズに応えられる環境を整備するためにも，他科入院中の患者を診療した際には DPC の併発病名を登録し，適切に入院精神療法を算定するよう意識づける必要があると考える。

実践編

鑑別診断

第Ⅱ章 | 実践編

B 直接因子および併存疾患を考慮した薬物療法

1 脳血管障害に伴うせん妄

Key Point

●急性期脳血管障害患者では，メタ解析で26％など高頻度でせん妄が併発する．

●せん妄発症は入院初日のことも少なくなく，重症例では回復途上でみられることもある．

●脳血管障害の治療薬との薬物相互作用からは，抗精神病薬などの使用に問題はない．

●嚥下障害を有する患者では，投与経路や剤型に配慮する．

　脳血管障害は脳卒中ともいわれ，脳梗塞，脳出血，くも膜下出血に大別される。悪性腫瘍，心臓病についで死亡原因の第3位を占め，高齢者での発症率が高く，基礎疾患として高血圧，糖尿病，高脂血症などを有することが多い。以前は脳卒中といえば脳出血という時代もあったが，近年は脳梗塞が増加し，その中でも small vessel disease といわれるラクナ梗塞が減少して，large vessel disease といわれるアテローム血栓性脳梗塞が増加してきている。急性期にはせん妄を伴いやすく，病変部位によって失語や失行，記憶障害，人格変化などの高次脳機能障害を伴い，精神症状の評価がしづらい場合もある。

　脳血管障害に伴うせん妄については，その頻度や危険因子，予後への影響などについて多くの報告がなされている。Carin-Levy らの総説[1] では，20の報告をレビューし，くも膜下出血を含む脳血管障害後のせん妄の頻度は，2.3〜66％と幅があり，メタ解析の結果により頻度は26％としている。危険因子について報告があった11の研究の検討から，高齢，失語，空間無視，

162

B 直接原因および併存疾患を考慮した薬物療法

嚥下障害，視覚障害，コルチゾールの上昇がせん妄の発症に関連していた。脳血管障害の部位とせん妄発症率との関連は一定した結果が得られなかった。また，せん妄を発症した患者では，入院日数の延長や死亡率の上昇，施設入所の増加など予後が不良となっていた。Shi らの総説[2] でも，転帰について検討した 10 報告をレビューし，せん妄の頻度は 10 ～ 48.3%で，入院中の死亡は 4.71 倍，12 ヵ月後の死亡は 4.91 倍となり，施設への入所も 3.39 倍で予後不良と関連していた。脳血管障害後に発症したせん妄の経過を検討した報告[3] では，82 例中 CAM による評価で 23 例 28%がせん妄をきたし，21 例は初回の評価でせん妄と診断され，4 週後の評価でも 69%でせん妄が持続していた。またくも膜下出血に絞った検討[4] では，せん妄ではなくagitation として評価しているが，309 例中 52 例 17%に発症がみられ，抗精神病薬または dexmedetomidine が投与されていた。その半数は 72 時間以内に発症し，Hunt-Hess 分類でグレード 3 または 4 の昏睡には至らない患者が多かった。脳動脈瘤の部位と agitation の発症との関連は認めていない。経験的には前頭葉への損傷をきたしやすい前交通動脈瘤破裂の患者ではせん妄をきたしやすく，急性期以後も人格変化や行動異常などの後遺症状が持続することが多い。

　重症の脳血管障害では入院当初強い意識障害を伴うこともあり，回復途中でせん妄を認める患者も少なくない。また脳梗塞では入院後に脳浮腫が増強して症状が進行したり，出血性梗塞をきたしたためにせん妄がみられる場合もある。くも膜下出血では脳血管攣縮による脳虚血がせん妄を惹起することもある。したがって発症後神経症状が安定するまで，少なくとも 1 ～ 2 週間程度はせん妄の発症に注意して経過を追う必要がある。また薬物療法を行う場合には，意識障害の評価に影響するため，脳神経外科医や脳神経内科医と十分に相談の上適否を判断するべきである。

　脳血管障害の急性期に使用される薬剤は，向精神薬との相互作用がなく，たとえば alteprase（アクチバシン®）や argatroban（ノバスタン®），edalabon（ラジカット®）などを使用中の脳梗塞患者がせん妄を起こしても，

第Ⅱ章 ｜ 実践編

抗精神病薬や mianserin（テトラミド®），trazodone（デジレル®，レスリン®）などを使用することに問題はない。ただし，基礎疾患として糖尿病を有する患者は多く，その場合 quetiapine（セロクエル®）や olanzapine（ジプレキサ®）は禁忌であり，使用できない。嚥下障害を合併する患者の場合は，経静脈投与として haloperidol（セレネース®）を考慮するか，経鼻胃管や胃瘻などからの投与を行う。Risperidone（リスパダール®）の内用液や olanzapine の口腔内崩壊錠（ジプレキサザイディス®）が有用な場合もある。

症例4 70歳男性

視床出血後のせん妄に risperidone が有効であった一例

【主　訴】不眠，幻視

【既往歴】糖尿病，大腸腺腫による腸重積術後などで他院へ通院中

【現病歴】頸部エコーでソフトプラークを指摘されており，aspirin（バイアスピリン®）を内服中であった。自宅で倒れて救急要請となり，右視床出血による左上下肢不全麻痺として当院救命救急センターへ緊急入院となった。第2病日の夜間より幻視を訴え，不眠および不穏があり，flunitrazepam（サイレース®）+ haloperidol（セレネース®）の点滴を各々4mg，10mg 使用して，朝6時頃よりようやく入眠した。第3病日当科へ紹介となった。

【初診時所見】診察時はやや眠そうであったが，興奮や落ち着きのなさは認めず，会話は可能であった。場所については正答できたが家と混同している様子で，入院後3日目と正答できたが，日にちについては1ヵ月ずれて答えるなど見当識は障害されていた。「夕べは変な機械が入った」，「天井を虫が這ったりした」など夜間には幻視を伴っていた。

▶ **直接因子**：視床出血
▶ **準備因子**：高齢
▶ **誘発因子**：緊急入院，救命救急センターへの滞在，左不全麻痺による体動困難

B 直接原因および併存疾患を考慮した薬物療法

【臨床経過】過活動型せん妄と診断し，糖尿病があるため，risperidone（リスパダール®）内用液 2mg/day，夕食後，眠前へ分 2 で開始とした。第 3 病日の夜には午前 2 時頃中途覚醒し，risperidone（リスパダール®）内用液の追加投与後も寝たり起きたりであった。「虫がいっぱいいる」と訴え，明らかな幻視も続いていた。第 4 病日より risperidone（リスパダール®）内用液を 3mg/day に増量したが，夜間には 2mg 追加投与を要し，第 5 病日には軽度持ち越しを認め，構語障害を伴っていた。パーキンソニズムは認めなかったため，risperidone（リスパダール®）内用液を 4mg/day に増量し，その夜は追加投与なく，朝まで睡眠がとれた。第 6 病日には応答もしっかりとでき，失見当識も認めず，risperidone（リスパダール®）内用液 4mg/day を継続した。第 10 病日一般病棟へ転棟となり，同室者が騒がしかったことなどで，やや多弁であったり，失見当識が認められた。せん妄は完全には消退していなかったが，夜間の睡眠はほぼとれていたため，risperidone（リスパダール®）内用液は 4mg/day で継続し，第 14 病日にリハビリテーション目的で転院となった。

【考 察】脳出血後に発症した比較的典型的な過活動型せん妄の患者と考えられた。Risperidone（リスパダール®）内用液の投与で改善し，薬物療法を継続しながら早期にリハビリテーション病院への転院が可能となった。明らかな誤嚥は指摘されていなかったが，そのリスクも考慮して内用液での開始とした。

症例5 82 歳男性

小脳脳幹梗塞後のせん妄に quetiapine が有効であった一例

【主 訴】不眠

【既往歴】腎不全，高血圧にて当院内科通院中

【現病歴】ADL は概ね自立していたが，週に 3 回デイサービスを利用して過ごしていた。自宅で急に倒れて救急要請となり，車内で嘔吐を認めた。左上下肢不全麻痺，失調，構語障害を認め，頭部 MRI 拡散強調画像で右上小脳

第Ⅱ章 | 実践編

動脈領域に高信号域を認め，急性期脳梗塞と診断され，当院救命救急センターへ入院となった。発症3時間以内であり，alteplase（アクチバシン®）による血栓溶解療法を施行された。第2病日夜間バルンカテーテルへの違和感を訴えて不眠となり，brotizolam（レンドルミンD®）0.25mgを投与されたが中途覚醒し，haloperidol（セレネース®）の点滴を3mg使用された。不眠への薬物療法を依頼され，第3病日当科紹介となった。

【初診時所見】過鎮静によると思われる傾眠を認めたが，呼びかけにて開眼し，構語障害はあるも何とか会話は可能であった。見当識は保たれており，夜間に興奮や幻視なども認めておらず，明らかなせん妄とまではいえないが，せん妄への移行が十分に予想された。血液検査ではBUN 23mg/dL，Cr 2.62mg/dLで，腎障害を認めた。

▶ **直接因子**：脳梗塞
▶ **準備因子**：高齢
▶ **誘発因子**：緊急入院，救命救急センターへの滞在，左上下肢不全麻痺による不動化

【臨床経過】睡眠確保のため，trazodone（デジレル®，レスリン®）25mgを眠前に投与としたが，その夜も不眠が強く，安静も保てず，flunitrazepam（サイレース®）+ haloperidol（セレネース®）の点滴を各々3mg，7.5mgずつ要した。第4病日にはやはり日中過鎮静となり，昼夜リズムの乱れも引き起こされつつあったため，quetiapine（セロクエル®）を75mg/day，眠前に50mg投与とし，1日ごとに増量しながら，リハビリテーションも導入され，離床を促した。第6病日に脳外科病棟へ転棟となり，quetiapine（セロクエル®）を200mg/day，夕と眠前に100mgずつ投与とした後は内服のみで眠れるようになり，日中の覚醒も良好となって徐々に安定した。第10病日よりquetiapine（セロクエル®）を減量し，50mg/day投与で第21病日自宅へ退院となった。退院後内服は中止とした。

B　直接原因および併存疾患を考慮した薬物療法

【考　察】脳梗塞後のせん妄の前段階ともいえる時期から介入を行い，trazodone（デジレル®，レスリン®）を開始したが，せん妄へ移行した。病状から trazodone（デジレル®，レスリン®）の増量よりも抗精神病薬の投与が適切と考え，腎障害を考慮して risperidone（リスパダール®）を避け，糖尿病がないことから quetiapine（セロクエル®）を選択し，中等量の投与で改善をみた。

症例6　50歳男性
くも膜下出血後にせん妄を経て高次脳機能障害を残遺した一例

【主　訴】不眠，安静が保てない

【既往歴】特記事項なし

【現病歴】他県在住で長距離トラックの運転手をしていた。高速道路上で塀にぶつかりながら走行しているのを目撃され，分岐部に衝突して停車し，救急要請となった。他院へ搬送され，意識レベルは JCS で 30 点，何か言うが会話にならず，指示には応じられないが四肢の自動運動は認められた。頭部CT にてくも膜下出血と診断されたため，当院脳神経外科へ紹介，救命救急センターへ入院となった。脳血管撮影にて左前交通動脈の動脈瘤を指摘され，同日クリッピング術が施行された。術後鎮静下で人工呼吸管理され，第3病日に抜管となる前より多動で安静が保てず，flunitrazepam（サイレース®）＋ haloperidol（セレネース®）の点滴が使用された。第4病日も同様に鎮静を要し，第5病日午前も安静が保てず，当科紹介となった。

【初診時所見】前夜の点滴による過鎮静があり，呼びかけにはうなづくのみで発語はできなかった。覚醒度には変動があり，食事は介助で少量食べていた。夜間はかなり興奮や攻撃性が強く，ベッドからの転落の危険も大きいことから体幹と両上肢に身体拘束が行われていた。脳室ドレーンも留置中で自己抜去の危険も大きかった。

第II章 | 実践編

- ▶ **直接因子**：くも膜下出血
- ▶ **準備因子**：特になし
- ▶ **誘発因子**：緊急入院，救命救急センターへの滞在，脳室ドレーン留置，身体拘束

【臨床経過】過活動型の術後せん妄と考え，内服での夜間の鎮静をめざして，quetiapine（セロクエル®）を150mg/dayから開始とした。第5病日の夜はquetiapine（セロクエル®）を50mg追加内服してどうにか睡眠がとれ，点滴での鎮静は要しなかったが，第6病日には傾眠で発語は不明瞭であり，覚醒してしまうと安静が保てなかった。Quetiapine（セロクエル®）を300mg/dayへ増量とし，朝昼にも25mg，夕100mg，眠前150mgの投与とした。その後も動揺性の経過で，深夜帯に中途覚醒してflunitrazepam（サイレース®）＋ haloperidol（セレネース®）の点滴を要したり，なかなか昼夜リズムが整わなかった。嚥下性肺炎の合併もあったが，脳血管攣縮は重症化せず経過し，第16病日頃より内服で夜間は睡眠がとれ，昼間は覚醒して過ごすようになった。会話は成立せず，車椅子に座ってコップで水を含んでは吐いてみたり，ずっと布団をいじっていたり，行動はまとまらず，せん妄は消退したが，高次脳機能障害が前景となってきていると考えられた。第24病日に脳外科病棟へ転棟となり，第27病日には水頭症に対してVPシャント術が施行された。せん妄は悪化せず，その後はゆっくりとquetiapine（セロクエル®）を減量し，75mg/dayで継続していた。家族の協力が得られず転院調整が難航し，第210病日地元の病院へ転院となった。

【考 察】左前交通動脈の脳動脈瘤破裂によるくも膜下出血に伴い，重症のせん妄をきたし，改善後も高次脳機能障害を残遺したと考えられた。運動麻痺はきたさず，一時身体拘束も必要であった。無為無関心，発動性低下など前頭葉症状が前景となり，復職や単身生活は困難な状況と思われた。

B 直接原因および併存疾患を考慮した薬物療法

2 頭部外傷に伴うせん妄

Key Point

●頭部外傷患者では，その受傷部位や損傷の程度により種々の意識障害を生じる.

●前頭葉眼窩面や側頭葉の損傷では脱抑制により著しい衝動性,攻撃性を示す.

●頭部外傷患者では，けいれん閾値を低下させる抗精神病薬の使用には慎重を期す.

●気分安定薬である carbamazepine や valproate が薬物療法の選択肢として挙げられる.

　頭部外傷は局所性とびまん性に分類され，前者には硬膜外血腫，硬膜下血腫，脳挫傷，脳内出血などがあり，後者には脳震盪やびまん性軸索損傷などが含まれる。外傷の部位や程度などにより種々の意識障害を呈し，それが軽度の場合は当初から，重度で昏睡などをきたした場合にはその回復過程でせん妄が生じる。脳の損傷部位と精神症状との関連については，前頭前野または前頭葉外側面の損傷では遂行機能障害がみられやすく，前頭葉眼窩面や側頭葉の損傷では脱抑制，衝動性の亢進が，前頭葉内側面の損傷では発動性低下が多いとされている[5]。脱抑制により著しい衝動性，攻撃性を示す場合には，迅速な安全確保や鎮静が必要となる。激しい精神症状を呈する場合でも4～8週の経過で改善していく患者が多いことから[6]，薬剤による鎮静を行う場合は週単位で経過を考えていく必要がある。中にはせん妄は消退しても頭部外傷後遺症へ移行して人格変化や認知症状を残遺したり，衝動性や攻撃性が持続してしまい，薬物療法を継続せざるを得ない患者もある。

　頭部外傷によってけいれん閾値は低下するため，外傷性てんかんのリスクを考慮すると，抗精神病薬の使用には慎重を期すべきである。特にchlorpromazine（コントミン®）などの phenothiazine 系薬剤は好ましくな

く[7]，zotepine（ロドピン®）は用量依存的にけいれん発作を惹起することが知られている[8]。Haloperidol（セレネース®）は比較的けいれん誘発のリスクが低いため[7]，速やかな鎮静を要する際には単剤またはflunitrazepam（サイレース®）やmidazolam（ドルミカム®）との併用とし，静注ないし点滴静注で用いる。経口投与が可能な場合の選択肢として，気分安定薬であるcarbamazepine（テグレトール®）[9]やvalproate（デパケン®）[10]が挙げられる。多数例を対象とした比較試験は行われていないが，抗けいれん作用も有しており，頭部外傷後精神障害への有効性が報告されている。

症例7　39歳男性

知的障害を有し，頭部外傷後にせん妄を呈した一例

【主　訴】不穏

【既往歴】9歳時扁桃腺炎の手術

【現病歴】施設の作業員として勤務していたが，脚立から転落して頭部を受傷し，頭蓋骨骨折，外傷性くも膜下出血にて当院救命救急センターへ入院となった。言語理解や発語ができず，コミュニケーションがとれない状態もあって安静が保てないため，propofol（ディプリバン®）にて持続鎮静を行っていた。嚥下性肺炎も合併していたが改善傾向となり，第9病日よりpropofol（ディプリバン®）を中止とし，体幹および上肢の身体抑制を行ったが，安静を保てず，第9病日当科紹介となった。

【初診時所見】一見開眼して問いかけへの返答もスムースで，意識清明にみえるが失見当識を認めた。易怒性や興奮は認めないものの，落ち着きなく体を動かそうとし，安静の必要な病状であるとの理解が乏しい印象で，従前より知的な機能の低下があるのではないかと思われた。麻痺はなく，肥満体型で，体格も大きく，食事の経口摂取が開始となっていた。頭部CT（図9）ではくも膜下出血による脳表の高吸収域と左側頭葉に硬膜下血腫および脳内血腫を認め，圧排所見を伴っており，脳は全体に浮腫状であった。

　血液検査では，WBC 16400，CRP 3.8mg/dL，γ-GT 294IU/L，Na 133.2

B 直接原因および併存疾患を考慮した薬物療法

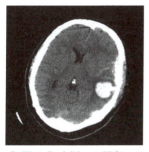

● 図9 ● 症例7の頭部CT

mEq/L，Cl 96.1mEq/L と軽度の炎症反応と低ナトリウム血症，γ-GT の上昇を認めた。抗てんかん薬として phenytoin（アレビアチン®）が 200mg/day 投与されていた。

▶ **直接因子**：外傷性くも膜下出血および脳内出血
▶ **準備因子**：知的障害
▶ **誘発因子**：緊急入院，救命救急センターへの滞在，安静を強いられる状況

【臨床経過】知的障害をベースに心因反応的に落ち着かなくなっている側面も考慮されたが，頭部画像所見などから軽度意識障害の存在が十分に疑われたため，せん妄と考えて quetiapine（セロクエル®）を 125mg/day，眠前 100mg で開始した。翌第 10 病日には，興奮はないが表情は今ひとつで，会話はちぐはぐであり，「仕事が気になるので挨拶に行かないといけない」などと訴えた。夜間は 19 ～ 24 時までは眠っていたが，中途覚醒後は quetiapine（セロクエル®）25mg の追加内服で入眠せず，haloperidol（セレネース®）の点滴追加で睡眠はとれていた。行動制限としては歩行も可とされており，安静が保てないため，離棟のリスクも考慮された。一時閉鎖病棟での管理も選択肢として考慮せざるを得ないと考え，母親にはその旨を伝えた。Quetiapine（セロクエル®）を 250mg/day へ増量とし，不眠時の追加内服も 100mg とした。第 13 病日には付き添いの家族の目を盗んで離棟し，院内のボイラー室で発見された。Quetiapine（セロクエル®）を 400mg/day へ増量とし，夜間は追加内服で何とか睡眠はとれるようになった。第 14 病日の頭部 CT では硬膜下血腫がやや増大しており，引き続き経過観察が必要

第Ⅱ章 | 実践編

との判断で，家族との相談の上，脳外科病棟の個室で家族の付き添いで入院継続との方針となり，第15病日転棟となった。夜間は内服で眠れるようになったが，夕方以降は興奮気味になって家族を部屋から閉め出すなどもみられたため，quetiapine（セロクエル®）を500mg/day，眠前に300mgへと増量した。同日の頭部CTで硬膜下血腫の増大がみられ，第18病日に穿頭術が施行された。その後は焦燥感，緊張感とも軽減し，母親と一緒に過ごせるようになり，過鎮静も認めなかった。行動的にも落ち着いており，左側頭葉皮質下出血も縮小傾向となって，quetiapine（セロクエル®）は漸減した。第29病日に施行したWAIS-ⅢではVIQ66，PIQ84，FIQ72と境界域であった。外泊も行った後，quetiapine（セロクエル®）は中止でき，第40病日退院となった。

【考 察】軽度の知的障害を有しており，頭部外傷後にせん妄を呈したと考えられた。麻痺や失調など運動症状を伴わず，体格的にも大きかったことから行動面のコントロールに難渋し，高用量のquetiapine（セロクエル®）を使用した。穿頭術施行後に徐々に安定したことから，脳浮腫や血腫による脳の圧迫所見も精神症状に関与していた可能性が示唆された。

症例8　73歳女性
左橈骨および左大腿骨骨折手術後に硬膜下血腫が明らかとなった一例

【主 訴】不眠

【既往歴】脳出血（45歳時），糖尿病，高血圧，白内障

【現病歴】日常生活は自立し，明らかな物忘れなどは気づかれていなかった。横断歩道を歩行中に転倒し，その数日後には自宅廊下で転倒して体動ができなくなり，疼痛も治まらないため，当院整形外科を受診した。左橈骨遠位端骨折・左大腿骨転子部骨折と診断され，即日緊急入院となった。入院時より不眠があり，trazodone（デジレル®，レスリン®）25mg/dayが投与されていたが，話がかみ合わない，昼夜とも夫がいないのにいると訴えるなど失見当識が目立つようになり，せん妄の疑いで第8病日当科紹介となった。

172

B　直接原因および併存疾患を考慮した薬物療法

【初診時所見】表情には覇気がなく，やや弛緩したような印象であった。会話は可能で場所は答えられたが，日にちは正答できず，失見当識を認めた。「夫がいる」などの訴えがあり，幻視も認めた。易怒性や焦燥感は目立たず，疼痛の訴えもさほど強くはなかった。幻視や失見当識などは入院後徐々に悪化してきているという経過であった。血液検査では，WBC 13800，CRP 6.58mg/dL と軽度の炎症反応，Na 130.2mEq/L と低ナトリウム血症を認めた。

▶ **直接因子**：左橈骨遠位端骨折・左大腿骨転子部骨折
▶ **準備因子**：高齢，脳出血の既往
▶ **誘発因子**：緊急入院，疼痛，骨折による体動困難

【臨床経過】せん妄と診断し，trazodone（デジレル®，レスリン®）を50mg/day に増量して，脳出血の既往を考慮して整形外科担当医に頭部 CT 検査を依頼した。その後は trazodone（デジレル®，レスリン®）を 50〜75mg/day 内服し，ある程度睡眠はとれ，夜間危険な行為も認めていなかった。第 11 病日に手術が施行され，術後に往診した際には開眼しているが，発語はまとまらず，「お金を借りてきて……」と訴えたり，上肢を無目的に動かすなどが認められた。安静が保てそうになく，術後せん妄のリスクが大きいと考え，trazodone（デジレル®，レスリン®）は 100mg に増量し，不眠時追加内服も 50mg とした。第 12 病日には発語はできるが傾眠がみられ，fentanyl（フェンタネスト®）持続投与の影響も考慮されたが，過鎮静と考えられた。Trazodone（デジレル®，レスリン®）を 50mg/day へ減量としたが，第 13 病日も夜間は寝ているものの日中は傾眠であった。左上下肢の不全麻痺が疑われ，第 14 病日に頭部 MRI を行ったところ（頭部 CT は施行されていなかった）亜急性期から慢性期と思われる右慢性硬膜下血腫を指摘された。頭部 CT（図 10）も施行の後，同日午後穿頭術が施行され，絶飲食のためいったん trazodone（デジレル®，レスリン®）は中止とした。手術日の夜間は haloperidol（セレネース®）の点滴では入眠できず，

173

第Ⅱ章 ｜ 実践編

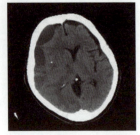

● 図10 ● 症例8の頭部CT

flunitrazepam（サイレース®）+ haloperidol（セレネース®）の点滴を各々1.5mg, 3.75mgずつ使用して呼吸抑制や過鎮静なく経過した。第15病日には意識はほぼ清明で，時間の失見当識はあるものの穏やかに会話ができ，昼食より食事開始となった。Trazodone（デジレル®，レスリン®）を50mg/dayから再開し，時につじつまの合わない発言はみられるも夜間は睡眠がとれるようになった。その後は興奮や危険な行為はないものの，中途覚醒が増加したためtrazodone（デジレル®，レスリン®）を150mg/dayまで増量して安定し，第47病日リハビリテーション目的で転院となった。

【考　察】後方視的にはせん妄の直接因子として硬膜下血腫も考慮され，骨折の手術前に頭部の画像検査を施行しておくべきであったと考えられた。転倒の際に頭部をどの程度打撲したかは把握が難しく，比較的軽微な外傷でも慢性硬膜下血腫をきたす場合があるので注意を要する。せん妄についてはtrazodone（デジレル®，レスリン®）でコントロールが可能であった。

3　神経変性疾患に伴うせん妄

Key Point

- アルツハイマー病を中心とした認知症の入院患者では，高率にせん妄を合併する．
- 認知症患者への抗精神病薬投与は死亡率増加の問題があり，同意を得て行う．
- 認知症に伴うせん妄では，環境調整に十分配慮し，薬物療法による深追いを避ける．
- パーキンソン病に伴うせん妄では，まず抗パーキンソン病薬の減量，調整を考慮する．

B 直接原因および併存疾患を考慮した薬物療法

●パーキンソン病に伴うせん妄への抗精神病薬投与では，quetiapine が第一選択となる．

●パーキンソン病に伴うせん妄への haloperidol 注射剤は，添付文書上禁忌であることに留意する．

　神経変性疾患にはアルツハイマー病などの認知症性疾患，パーキンソン病およびその関連疾患，脊髄小脳変性症などがある．アルツハイマー病は老年期認知症の中でもっとも有病率が高く，2010 年代前半のわが国での全国調査では 67.6％と報告されている[11]。65 歳以上の高齢者のうち，認知症全体の有病率は約 15％とされていることから，アルツハイマー病の有病率としては約 10％と推測され，高齢化の進展によりさらに増加すると予測されている[11]。パーキンソン病は神経変性疾患の中ではアルツハイマー病に次いで 2 番目に頻度が高く，わが国における有病率は 2003 年時点で人口 10 万人あたり 192.2 人との報告がある[12]。レビー小体型認知症は認知症症状に加えて，パーキンソン病症状や特徴的な幻視などを伴い，認知症患者の約 20％程度を占めるとされている。脊髄小脳変性症の有病率はより低く，わが国では人口 10 万人あたり 20 人程度で，そのうち約 3 割が遺伝性と考えられ，比較的まれな疾患である。いずれの疾患も人口の高齢化によりその有病率がさらに上昇すると予測され，コンサルテーション・リエゾン精神医療の現場で遭遇する機会は増加していくと考えられる。

　アルツハイマー病を中心とした認知症における精神症状は近年 Behavioral and Psychological Symptoms of Dementia（BPSD）として扱われることが多いが，入院患者となった場合には高率にせん妄を合併する。Fong らの報告[13]では入院したアルツハイマー型認知症患者の 57.4％，McCusker らの報告[14]では入院した認知症患者の 74.8％にせん妄を認めている。パーキンソン病においては幻視を中心とした "psychosis" としての検討が多く，せん妄としての検討は非常に少ない。Holroyd らによる幻覚妄想についての前向き研究[15]では，102 例のパーキンソン病患者のうち，30 例に幻覚妄想を認

実践編

薬物療法

JCOPY 88002-586

175

めたが，せん妄中にのみ認めたのは4例3.9％であったとしている。パーキンソン病やレビー小体型認知症において，昼間意識清明下に認められる幻視が夜間増悪することはしばしば経験され，せん妄が重畳しているものと考えられる。

　認知症に合併したせん妄への薬物療法については，前述したように抗精神病薬の使用が死亡率を上昇させるとの報告[16～18]が出ていることから，臨床現場では悩ましいのが実情である。まずは非薬物療法的な介入を優先し，薬物療法を行う際も有害事象に十分注意し，深追いしないことが肝要である。できるだけ抗精神病薬の使用を避け，mianserin（テトラミド®），trazodone（デジレル®，レスリン®），tiapride（グラマリール®）などを選択する。やむを得ず抗精神病薬を使用するにあたっては患者および家族に説明をして同意を得ておくことが必要になる。使用する際には，第2世代抗精神病薬のquetiapine（セロクエル®）や risperidone（リスパダール®）などが，haloperidol（セレネース®）よりは死亡率上昇の問題と有害事象の点からより好ましいと考えられる。

　パーキンソン病患者に合併したせん妄では，抗パーキンソン病薬による薬剤性の要因がまず考慮されるため，可能な限りこれらの薬剤の減量中止を試みる。まずはもっとも最近に追加した薬剤を減量中止とし，ついで抗コリン薬，amantadine，MAO-B 阻害薬，ドパミンアゴニストの順に減量中止する[19]。L-ドーパも可能な限り減量を試みるが，運動症状の悪化のため減量ができない場合は，第2世代抗精神病薬か tiapride（グラマリール®）を投与する[19]。第2世代抗精神病薬の中では clozapine（クロザリル®）が運動症状を悪化させるリスクが低く，プラセボ対照の比較試験で有効性が実証されているが[20]，無顆粒球症の問題があり，わが国では難治性の統合失調症のみが適応となっているため，実際には使用できない。実際的な選択肢としては quetiapine（セロクエル®）が挙げられ，日本神経学会のガイドラインでも推奨されている[19, 21]。12.5～25mg/day の少量から開始とし，運動症状の悪化に注意しながら，100～150mg/day 程度まで増量してみてよい。糖

尿病合併例で quetiapine（セロクエル®）が禁忌となる場合には，受容体への作用特性から aripiprazole（エビリファイ®）が選択肢になりうると考えられるが，実証的なデータは乏しい[22]。また，パーキンソン病患者が消化管手術後であったり，嚥下障害が強くて内服薬が使用できない状況でせん妄を発症した場合，治療上困った事態に陥る。Haloperidol（セレネース®）注射剤は禁忌となっているため，hydroxydine（アタラックスＰ®）の点滴を試みる場合もあるが，どうしようもない場合は家族の了承を得て haloperidol（セレネース®）を使用することもある。

症例9　77歳男性
抗精神病薬によるコントロールが困難であったレビー小体型認知症に伴うせん妄の一例

【主　訴】幻視

【既往歴】糖尿病，脳梗塞，前立腺がん，大腸ポリープ，大動脈弁狭窄症

【現病歴】5年前より右手の振るえ，小刻み歩行などが出現し，パーキンソン病として他院で加療中であった。幻視などの精神症状を認めることから鑑別診断目的で当院神経内科へ紹介入院となった。前医ではせん妄を認め，糖尿病があるにもかかわらず quetiapine（セロクエル®）が投与されていた。入院後，ドパミンアゴニストなどは中止され，levodopa + carbidopa（ネオドパストン®）300mg/day へ調整された。「蛇が見える」などの幻視を訴え，病棟から離棟しかけるなどの行動もみられ，薬剤調整について第7病日当科紹介となった。

【初診時所見】表情は今ひとつさえず，ややだらしない印象であった。会話は可能で指示には従った。診察中の短時間では反応性の動揺はなかった。「蛇が見える」との幻視を訴えるが，幻視であるとの自覚は持てていた。病院名までは答えられなかったが，日にちは答えることができ，見当識はある程度保たれていた。前医で投与されていた quetiapine（セロクエル®）の内服で夜間は何とか睡眠がとれていた。右上肢に姿勢時振戦を認め，手首には右優

第Ⅱ章 │ 実践編

位に筋固縮があり，上肢の変換運動は右がより拙劣で，右優位のパーキンソニズムを認めた。頭部SPECTでは後頭葉内側を中心に低集積を認め，後部帯状回や頭頂葉などアルツハイマー型認知症で特徴的とされる部位も低集積であった。MIBG心筋シンチでは後期像でH/M比が1.26と低下していた。入院後開始されたdonepezil（アリセプト®）5mg/dayで若干幻視は軽減していた。血液検査ではHbA1c 6.0%で，軽度の腎障害を認め，ビタミンB1，B12，葉酸は正常であった。

▶ **直接因子**：レビー小体型認知症，抗パーキンソン病薬の投与
▶ **準備因子**：高齢，腎機能障害
▶ **誘発因子**：入院環境

【臨床経過】レビー小体型認知症に伴うせん妄と考えたが，糖尿病のため前医より投与されていたquetiapine（セロクエル®）は中止せざるを得ないため，aripiprazole（エビリファイ®）3mg/dayへ置換を行った。夜間の不眠に対してはtrazodone（デジレル®，レスリン®）などの併用も考慮した。心伝導異常などの問題がなければdonepezil（アリセプト®）の増量も選択肢と考えた。夜間はtrazodone（デジレル®，レスリン®）25mgの追加内服で何とか睡眠はとれていたが，日中は動揺があり，ぼーっとして廊下から外へ出て行こうとするなどの行動もみられた。第13病日には会話は可能であったが，「人が攻めてくる」と叫んだり，症状の動揺性も強かった。パーキンソニズムの増悪は明らかにはなく，幻視はやや減少してdonepezil（アリセプト®）の効果も出てきているかと思われた。Aripiprazole（エビリファイ®）を6mg/dayへ増量としたが，第19病日頃より前傾姿勢，すくみ足など歩行障害が悪化し，転倒もみられるようになった。「たくさんの男の人が見える」と杖を振り回したり，全体として幻視の訴えはやや軽減していたが続いていた。Aripiprazole（エビリファイ®）増量によるパーキンソニズムの増悪と考えて中止し，trazodone（デジレル®，レスリン®）75mg/dayを眠前に開

B 直接原因および併存疾患を考慮した薬物療法

始した。夜間の睡眠はとれており，歩行もやや改善して第23病日に前医へ
転院となった。

【考　察】比較的典型的なレビー小体型認知症と考えられ，認知機能の動揺
とせん妄とが混在していたと考えられた。錐体外路症状のリスクが低いと思
われる aripiprazole（エビリファイ®）を使用してみたが，パーキンソニズ
ムの増悪につながった。Donepezil（アリセプト®）も著効とはいえなかった。

4 中枢神経系の腫瘍性疾患に伴うせん妄

Key Point

●脳腫瘍の終末期では，脳圧亢進などにより約15〜20％にせん妄が合併する.
●脳腫瘍に伴うせん妄では，けいれん閾値を低下させる抗精神病薬の使用に
　は注意する.
●腫瘍増大による意識障害の悪化をマスクするため，薬剤による過鎮静を避
　ける.

　原発性および転移性脳腫瘍はいずれもある程度の時間経過で増大しながら
症状を呈するため，急性にせん妄を引き起こすという場合はさほど多くはな
い。また脳腫瘍の部位によっては，かなり大きなサイズであっても精神およ
び神経症状が認められないこともある。終末期になると脳圧亢進をきたした
り，合併症を併発するなどで全身状態が悪化し，せん妄発症のリスクが高ま
る。在宅でケアを受けた脳腫瘍の終末期患者においては，焦燥またはせん妄
が15％に認められたとの報告がある[23]。また肺がんからの転移性脳腫瘍患
者において，19％にせん妄を認めたとの報告がなされている[24]。

　原発性および転移性脳腫瘍では，腫瘍がてんかん発作の焦点となって臨床
発作を引き起こすことがあり，けいれん閾値を低下させる抗精神病薬の使用
には一定の注意を要すると考えられる。特に chlorpromazine（コントミン®）
などの phenothiazine 系薬剤は好ましくなく[7]，zotepine（ロドピン®）は用

実践編

薬物療法

第Ⅱ章 | 実践編

量依存的にけいれん発作を惹起することが知られている[8]。また腫瘍の増大による意識障害の悪化がマスクされてしまうことがあり，薬剤による過鎮静には常に注意を払う必要がある。瞳孔不同や片麻痺の悪化，脳神経麻痺など他の神経症状の出現，悪化を伴っていないかなども薬剤性の過鎮静との鑑別点になる。必要な場合には頭部 CT など画像検査を再検する。Olanzapine（ジプレキサ®）を用いたがん患者のせん妄に対する前向きオープン試験[25]によると，中枢神経系への腫瘍浸潤を認める場合は改善率が 40％で，非浸潤例の 75％と比較して低く，抗精神病薬への反応が良好でない可能性が示唆される。

症例10　64歳女性
器質性人格変化にせん妄が重畳したと考えられる脳原発悪性リンパ腫の一例

【主　訴】昼夜逆転，不安

【既往歴】変形性膝関節症で手術

【現病歴】2ヵ月前にけいれん，意識障害にて発症し，当院救命救急センターへ入院となった。左側頭葉，頭頂葉に多発性の腫瘤を認め，諸検査の結果，悪性リンパ腫と診断された。部分切除後化学療法を行い，48日間の入院加療後退院となった。入院時より頭部画像所見にて著明な脳室拡大を認めたが，先天性と考えられた。その後の経過観察で頭部 CT 上再発を認めたため再入院となり，全脳照射による放射線療法が開始された。徐々に昼夜逆転となり，夜間不安を訴えたり，短時間寝て起きては不安定となってナースコールも頻回となり，第45病日に当科紹介となった。

【初診時所見】表情はやや乏しく，会話は一応成立するが，話題が脈絡なく変化し，しっかりと理解はできていない印象であった。診察の指示には何とか従えた。「心臓の病気で1年入院している」などと訴え，場所や日にちも答えられず，失見当識が著明であった。神経学的には右不全麻痺を認め，介助でやっと起立が可能な状態であった。頭部 CT では著明な脳室拡大と，左

B　直接原因および併存疾患を考慮した薬物療法

の大脳深部白質には広範な低吸収域を認めた。血液検査では Alb 2.5g/dL 以外には著変なかった。抗てんかん薬として valproate（デパケン R®）が 600mg/day 投与されていた。

> ▶ **直接因子**：脳原発悪性リンパ腫の再発，放射線療法
> ▶ **準備因子**：脳原発悪性リンパ腫の術後状態
> ▶ **誘発因子**：入院環境，右不全麻痺による体動困難

【臨床経過】脳原発悪性リンパ腫による器質性人格変化に放射線の全脳照射による影響も加わり，低活動型せん妄を重畳していると考えた。また認知機能低下に伴い，不安が高まりやすく，ささいな出来事にも心理的に反応しやすい状態になっているとも考えられた。昼夜リズムを整えていくことが必要であり，quetiapine（セロクエル®）12.5mg/day に lormetazepam（エバミール®）1mg/day を併用とした。その晩も夜間は不眠でナースコールが頻回であり，第 46 病日より quetiapine（セロクエル®）を 50mg/day へ増量し，深夜帯は睡眠がとれたため，第 47 病日よりさらに 100mg/day，眠前に 75mg の投与とした。やや過鎮静となり，第 48 病日より quetiapine（セロクエル®）を 50mg/day へ減量としたところ，夜間は睡眠し，昼間は傾眠で会話にもまとまりがなく，刺激で覚醒するとナースコールを押すという状態であった。その後腫瘍の縮小もみられ，第 56 病日で放射線療法は終了となり，同日に施行した HDS-R では 9 点であった。その後も精神症状にはあまり変化がなく，頭部画像上水頭症の可能性も考慮され，第 65 病日 VP シャント術が施行されたが，効果は認めなかった。夜間の睡眠はおおむねとれていたが，昼間一人になると落ち着かず，大声を出したり，看護師がそばを離れようとすると攻撃的になるなどがみられた。Bromazepam（レキソタン®）や levomepromazine（ヒルナミン®）の頓用も無効で，第 76 病日より朝昼食後にも quetiapine（セロクエル®）を 12.5mg ずつ追加し，125mg/day とした。若干易怒性，攻撃性が軽減し，第 86 病日リハビリテーション目的で転院となった。

第Ⅱ章 ｜ 実践編

【考　察】脳原発悪性リンパ腫による器質性人格変化がベースにあり，言語
的な理解がなかなか難しく，昼夜リズム確立への働きかけなど薬物療法以外
の介入が困難であった。転落などのリスクを回避するために，軽度傾眠傾向
となるのもやむを得ないと判断し，家族および脳神経外科担当医とも相談の
上，quetiapine（セロクエル®）の投与を継続した。

5　中枢神経系感染症に伴うせん妄

Key Point

●脳炎は時に精神病状態が初発症状となるため，精神科救急の場面などでは
注意を要する．
●症候性てんかんの合併例では，けいれん閾値を低下させる抗精神病薬の使
用には一定の注意を要する．
●意識障害の評価のため，薬剤による鎮静の可否は，担当医とよく相談する
必要がある．

　脳実質に感染が波及して髄膜脳炎を呈した場合は，起炎菌にもよるがしば
しば重篤となり，生命に危険が及ぶこともある。多くの場合種々の程度の意
識障害を呈するので，せん妄を合併することも少なくない。時に精神病状態
を思わせる幻覚妄想や興奮，行動異常などが初発症状となることもあり，精
神科救急の場面などでは注意を要する。神経救急を受診した202例の検討で
は，30例14.9％にせん妄を認め，その病因として中枢神経系感染症が10例
33％と最多であったとの報告もある[26]。

　髄膜脳炎においても症候性てんかんの合併がしばしばみられるため，けい
れん閾値を低下させる抗精神病薬の使用には一定の注意を要する[7]。結核性
髄膜脳炎患者で抗結核薬の rifampicin（リマクタン®）を投与中の場合は，
抗精神病薬の作用を減弱させるため，注意が必要となる。また意識障害の評
価を困難にしてしまうことから，薬剤による鎮静が必要と診断した際には，

B　直接原因および併存疾患を考慮した薬物療法

脳神経内科担当医とよく相談する必要がある。

症例 11　58 歳男性

挿間性に複雑部分発作重積状態を呈したと考えられるウイルス性脳炎の一例

【主　訴】人の顔が思い出せなくなる

【既往歴】糖尿病，慢性肝炎，帯状疱疹

【現病歴】会社経営をしながら問題なく過ごしていた。40℃までの発熱後微熱が続き，約 1 週間経過した頃からぼんやりとして言動にまとまりがなくなり，頭痛を訴え，口を鳴らすような複雑部分発作を疑わせる症状が出現した。発熱から 10 日後 A 総合病院を受診して入院となり，髄液検査を施行されたが，細胞数が 5/μL で異常なしとされた。Valproate（セレニカ R®）600mg/day，carbamazepine（テグレトール®）400mg/day が開始されたが，せん妄様の意識障害が持続するため，翌日 B 精神科病院へ転院となった。入院時より複雑部分発作が頻発し，転院翌日より全身けいれんも認めたため，ヘルペス脳炎を疑われて aciclovir（ゾビラックス®）の点滴が開始され，当科へ転院となった。

【入院時現症】救急車にて救命救急センターへ入院となった。自分の名前は言え，指示にて離握手や下肢の屈曲は可能であった。病院の名前は言えず，膀胱カテーテル留置などの処置には激しく抵抗した。意味不明の発言が多く，疎通性は不良であり，静止する看護師の手を振り払おうとするなど易怒性，攻撃性が強かった。髄液検査を再検したところ，細胞数 6/μL，蛋白 25mg/dL，糖 105mg/dL で髄液細胞数は正常上限を若干超えているとも考えられた。結核菌 PCR，クリプトコッカス抗原は陰性であった。

▶ **直接因子**：ウイルス性脳炎

▶ **準備因子**：特になし

▶ **誘発因子**：緊急入院

第Ⅱ章 ｜ 実践編

【臨床経過】 入院時安静がとれないため頭部 MRI の撮像はできなかったが，髄液細胞が軽度ながら上昇しているとも考えられること，また発熱，意識障害，てんかん発作などの症状や経過などから辺縁系脳炎の可能性が高く，せん妄と複雑部分発作が混在あるいは重畳していると考えた。考え得る病原体に対する抗菌薬療法として，panipenem/betamipron（カルベニン®），aciclovir（ゾビラックス®），fluconazole（ジフルカン®），isoniazid（イスコチン®）の投与を開始し，てんかん発作に対して phenytoin（アレビアチン®）の点滴を 750mg/day まで速やかに増量した。夜間は不穏が強く，安静が保てないため，flunitrazepam（サイレース®）にて鎮静を行わざるを得なかった。髄液の培養や抗体検査の結果，病原菌は特定できず，非ヘルペス性辺縁系脳炎と考えられた。脳波では，意識障害を反映する不規則な持続性徐波異常を示し，重積状態に合致するような持続性のてんかん性放電は認めなかった。第 7 病日頃より意識レベルは改善してきたが，逆に体動が増してより安静が保てなくなり，適宜鎮静を必要とした。第 9 病日頃には phenytoin（アレビアチン®）の血中濃度が 18.7 μg/mL まで上昇し，複雑部分発作は認めなくなり，疎通性が改善して場所や名前が言えるようになったため，精神科病棟へ転棟となった。本人には病識がないため，妻を保護者として医療保護入院とした。その後食事摂取も可能となり，phenytoin（アレビアチン®）の点滴を carbamazepine（テグレトール®）内服に変更した。第 18 病日頃からは意識も清明でふつうに会話もできるようになったが，発症から数年程度の逆向性健忘を認めた。頭部 MRI T2 強調画像，FLAIR 画像（図11）では両側の島皮質を中心とした側頭葉に高吸収域を認め，病変の主座が側頭葉であったことが確認された。退院に向けての外泊中に内服を忘れ，複雑部分発作から二次性全般化発作をきたしたため，薬物療法の重要性について改めて伝え，第 28 病日退院となった。

【考　察】 当初の髄液検査の結果からは髄膜脳炎を疑いにくいとも考えられたが，臨床症状，経過からは辺縁系脳炎が強く疑われた。臨床像としては，意識混濁に伴うせん妄と複雑部分発作重積状態が混在していたと考えられ，

184

B 直接原因および併存疾患を考慮した薬物療法

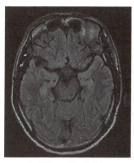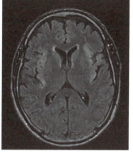

● 図 11 ● 症例 11 の頭部 MRI,FLAIR 画像

抗てんかん作用も期待して鎮静にはベンゾジアゼピン受容体作動薬であるflunitrazepam（サイレース®）を使用した。病原菌が特定できなかったため、特異的な抗菌薬療法が奏効したわけではないが、対症療法と phenytoin（アレビアチン®）によりてんかん発作がコントロールされたことで改善したと考えられた。

6 HIV 脳症に伴うせん妄

Key Point

- HAART 療法導入により HIV 感染そのものによる HIV 脳症が増加している.
- AIDS 患者では錐体外路症状を伴いやすく、抗精神病薬の使用には注意を要する.
- 治療薬の選択では、HAART 療法に使用される薬剤との薬物相互作用に留意する.

HIV 感染に伴う精神神経症状は、日和見感染による中枢神経系の感染症による場合と、HIV 感染そのものによる原発性とに分類される。高活性抗レトロウイルス療法（HAART 療法）導入により、全身性 HIV 感染はある

第Ⅱ章 ｜ 実践編

程度コントロールされるようになり，HIV脳症がしばしばみられるようになっている。HIV-1感染に伴って40〜70％の患者に神経系の合併症が生じるとされ[27]，ほとんどは免疫不全の進行した時期にみられる。以前はAIDS dementia complexと呼ばれていたこともあるように，認知障害を呈することが多い。抗ウイルス療法を受けている患者を対象とした検討では，20〜50％程度に神経認知障害を認め，69％との報告もある[28]。初期には集中力の低下，思考の緩慢化，無気力，興味の低下などを訴え，うつ病と誤診されることもある。せん妄に関しては，137例のAIDS患者を対象にCAMを用いて後方視的に検討し，63例46％に認めたとの報告[29]がある。また，神経学的合併症のためICUに入室した210例の検討では，45％との報告[30]もある。

AIDS患者では錐体外路症状を伴うことがあるため，抗精神病薬の使用については用量の調整など注意が必要である。またHAART療法に使用される薬剤には，肝臓の薬物代謝酵素であるCYP3A4を誘導したり，阻害する薬剤が含まれており，midazolam（ドルミカム®）やblonanserin（ロナセン®）が併用禁忌となっているものもある。したがって抗精神病薬やベンゾジアゼピン受容体作動薬を使用する際には，薬物相互作用に注意する。

症例12　34歳男性
脳幹脳炎を合併し，せん妄をきたしたHIV脳症の一例

【主　訴】見当識障害，夜間徘徊，失調，嘔吐

【既往歴】特記すべきことなし

【現病歴】11年前にHIV陽性を指摘されて当院内科を紹介され，抗ウイルス療法が開始となった。翌年他地方へ転居したが，その後の治療アドヒアランスは不良であった。6年前に当地へ転居し，当院内科で加療を受けていたが，4年前に家出し，通院先を転々とするなど再び治療アドヒアランスが不良となり，約1年半前より抗HIV薬を中断していた。再度当地へ転居し，1年前に当院を受診したが，カリニ肺炎を発症しており，約2ヵ月半当院呼吸器内科へ入院した。入院中記銘力障害を認めることから，当科紹介となり，

186

HDS-R では 24 点，WAIS-R では言語性 IQ 82，動作性 IQ 57，全検査 IQ 69 で，頭部 MRI では大脳深部白質に少数ながら高信号域を認め，HIV 脳症による認知機能障害と診断された。

　当科入院となる 1 ヵ月前より吐気，嘔吐が出現し，当院内科へ入院して精査を行ったが消化管には特に異常は認められなかった。HAART 療法は再開されていたが，歩行時のふらつきを伴うようになり，症状の進行がみられるため当院神経内科を受診したところ，髄液検査で細胞数の上昇を認め，HIV 脳症および髄膜炎疑いにて入院となった。入院後も嗄声，右顔面のしびれ，右顔面神経麻痺など脳神経症状を認め，頭部 MRI 所見などから脳幹脳炎と診断された。入院後，見当識障害，夜間の徘徊，離棟などがあり，第 5 病日に当科紹介となった。当科初診時には意思の疎通はできるが気分高揚，脱抑制，万能感を認め，やや多弁であり，易怒性や被刺激性の亢進，幻覚妄想は認めず，軽躁状態を伴ったせん妄が疑われた。Valproate（デパケン R®）200mg/day，quetiapine（セロクエル®）25mg/day を開始したが，第 8 病日夜間「包丁を持った男が 2 人いる」との幻視があり，多弁，過活動でまとまりに欠ける状態が持続するため，valproate（デパケン R®）を 400mg/day，quetiapine（セロクエル®）を 50mg/day へ増量した。ステロイドパルス療法が必要と考えられたが，精神症状の悪化が懸念されるため，第 10 病日精神科転科，医療保護入院となった。

【入院時所見】表面上の意思疎通は良好であるが，数日前のことを聞くと答えられないなど近時記憶障害を認め，理解力，判断力などは低下し，場所に関する見当識も障害されていた。MMSE では 24 点であった。幻覚や妄想は訴えず，興奮，易怒性などは一時的に消退していた。体幹失調があり，歩行時のふらつきは強いが，指鼻試験や膝踵試験では異常を認めず，右顔面神経麻痺，右外転神経麻痺，複視，嗄声を認めた。

【入院時検査所見】頭部 MRI では両側視床，脳幹が T2 強調画像，FLAIR 画像にて高信号域を示し，強い炎症が疑われた。髄液所見では細胞数が 8/μL（リンパ球優位），髄液蛋白 63mg/dL，髄液糖 56mg/dL で，軽度の細

第Ⅱ章 ｜ 実践編

胞増多，蛋白上昇を認めた。

> ▶ **直接因子**：脳幹脳炎
> ▶ **準備因子**：HIV 脳症，摂食不良による体力低下
> ▶ **誘発因子**：入院環境

【臨床経過】観察室に隔離として quetiapine（セロクエル®）を 75mg/day へ増量し，methylprednisolone（ソルメドロール®）1000mg/day によるステロイドパルス療法を 3 日間施行した。明らかな精神症状の悪化は認めず，第 12 病日より quetiapine（セロクエル®）を 100mg/day へ増量し，flunitrazepam（サイレース®）1mg/day の追加で夜間は眠れていた。第 16 病日夜間には内服薬で入眠せず，安静が保てなかったため，flunitrazepam（サイレース®）＋ haloperidol（セレネース®）の点滴を各々 3mg，7.5mg 使用した。第 17 病日より quetiapine（セロクエル®）を 150mg/day，flunitrazepam（サイレース®）2mg/day へと増量した。同日再検した頭部 MRI では脳幹脳炎に改善はみられなかった。第 18 病日より夜間は眠れ，昼間もベット上で過ごすことが多く，質問に対する返答もうなずき，簡単な発語のみとなったため，隔離は解除とした。その後も認知機能の低下はあるが落ち着いて過ごし，第 29 病日には免疫グロブリンの大量療法，IVIg を行った。神経症状にはあまり変化はなく，quetiapine（セロクエル®）を 50mg/day まで減量し，せん妄などの精神症状は消退したため，第 45 病日に神経内科へ転科となった。その後脳神経麻痺はある程度改善したが，認知機能障害，人格変化は残存し，長期のリハビリテーションと退院調整の後に自宅へ退院となった。

【考 察】HIV 脳症に脳幹および視床を主座とした脳炎が合併し，気分高揚や脱抑制などからなる軽躁状態を伴ったせん妄を呈したと考えられた。頭部 MRI の評価ではステロイドパルス療法や IVIg の効果が乏しかったが，時間経過とともに病勢が消退していった印象はあり，せん妄のコントロールには

B 直接原因および併存疾患を考慮した薬物療法

quetiapine（セロクエル®）が有効であった。懸念されたステロイドパルス療法による精神症状の悪化は認めなかった。

7 アルコール離脱症候群に伴うせん妄

Key Point

● 振戦せん妄はアルコール依存症患者の約5％に生じ，長期大量の飲酒者に多い．

● 入院加療による飲酒中断でアルコール離脱症候群を起こし，処遇困難となることがある．

● アルコール依存症患者のせん妄がすべてアルコール離脱せん妄とは限らない．

● 初回の強直間代発作を呈した患者が光過敏性を示す場合には，アルコール依存症を疑う．

● アルコール離脱症候群には，ベンゾジアゼピン受容体作動薬への置換療法が第一選択となる．

● 抗精神病薬の単独使用は推奨されず，焦燥や幻覚妄想がベンゾジアゼピン受容体作動薬でコントロールできない場合に併用を考慮する．

● アルコール離脱せん妄のほとんどは7日以内に改善することから，1日量の20％ずつを目安に5〜7日かけて治療薬の漸減中止をめざす．

● ビタミンB1であるthiamineは，3日間100mg/dayの経静脈投与が推奨されている．

DSM-5[31]によるアルコール離脱症候群の診断基準を表37に示す。アルコール離脱症候群の発症は，飲酒の量と期間とに深く関係し，これらが長く多いほどリスクが高くなる。数年の飲酒歴でも離脱症候群は生じうるが，個人差も大きい。粗大な全身の振戦や自律神経症状を特徴とする振戦せん妄は，アルコール依存症患者の約5％に生じるとされ[32]，その多くは長期大量

第Ⅱ章 | 実践編

● 表37 ● アルコール離脱症候群の診断基準（DSM-5）

A 大量かつ長期間にわたっていたアルコール使用の中止（または減量）
B 以下のうち2つ以上がAの数時間～数日以内に発現する
  • 自律神経系過活動（例：発汗，脈拍＞100回/分）
  • 手指振戦の増加
  • 不眠
  • 嘔気または嘔吐
  • 一過性の視覚性，触覚性，聴覚性の幻覚または錯覚
  • 精神運動興奮
  • 不安
  • 全般性強直間代発作
C Bの徴候・症状が苦痛または社会的機能の障害を引き起こしている
D 他の医学的疾患や中毒・精神疾患によるものでない

（American Psychiatric Association：Diagnostic and Statistic Manual of Mental Disorders Fifth Edition（DSM-5）. American Psychiatric Publication, Washington DC, 2013（日本精神神経学会監修，高橋三郎，大野　裕監訳：DSM-5精神疾患の診断・統計マニュアル. 医学書院，東京，p.492, 2014）より作成）

の飲酒者である。アルコール依存症では肝機能障害や消化管出血などの身体合併症を高率に合併し，内科など身体科での加療を要する場合が少なくない。食道静脈瘤破裂による吐血，急性膵炎，低血糖性昏睡，肝性脳症による意識障害などでしばしば救急入院となる。既往歴としてアルコール依存症が把握できれば予防的な対処がとれるが，事例化していなかったり，単身生活者などでは見落とされがちである。その際にアルコール依存症の潜在が念頭にないと，入院加療による飲酒中断で発症したアルコール離脱症候群の診断がつかず，処遇困難となることがある。

またアルコール依存症患者がせん妄を起こした場合，安易にアルコール離脱せん妄であると決めつけては危険である。外傷や脳血管障害を含む頭蓋内病変や，肝性脳症などの身体的合併症がせん妄の直接因子となっている可能性があり，適切な評価を怠ってはならない。鎮静を行ってでも画像診断などを施行すべき場合もある。

断酒後7～48時間以内の小離脱期に，アルコール離脱けいれんが生じる

190

B 直接原因および併存疾患を考慮した薬物療法

ことがある。90％が 7 〜 48 時間後に生じ，50％が 13 〜 24 時間後に起こるが，断酒 7 日後にも生じることがある[33]。典型的な発作は全般性の強直間代発作であり，40％は単回の発作であるが，2 〜 4 回程度反復することもある[33]。治療を行わなかった場合には，少数例で強直間代性の重積状態に移行する。部分発作を認める場合には他の原因を考慮して，脳波や頭部画像診断を行う必要がある。未治療患者の 50％では断酒後 12 〜 130 時間にわたって，脳波検査の際に閃光刺激に対して光けいれん反応などの過敏性が認められる。この特徴は初回の強直間代発作を呈した患者において，アルコール依存症を疑う手がかりとなる[33]。治療としてはベンゾジアゼピン受容体作動薬の投与が有効である。

アルコール離脱症候群の危険因子は複数指摘されている。Eyer ら[34] は振戦せん妄の危険因子として，入院時の血清カリウム低値，血小板数の低値，脳の構造的異常を指摘した。また，Goodson ら[35] は，15 報告をメタ解析し，振戦せん妄の既往と血清カリウム低値，血小板数の低値を挙げている。

アルコール離脱症候群に対しては，交叉耐性などの機序と臨床研究でのデータから，ベンゾジアゼピン受容体作動薬への置換療法が第一選択となる。最近のコクランレビュー[36] でも，ベンゾジアゼピン受容体作動薬はアルコール離脱症候群，とくにアルコール離脱けいれんには予防効果が認められ，他の薬剤よりも転帰を改善する可能性があるとされている。アルコール離脱せん妄は他のせん妄と異なり，ベンゾジアゼピン受容体作動薬単剤で治療されうる病態といえる。ただし，ベンゾジアゼピン受容体作動薬は，特に身体的に重症な患者では，過鎮静や転倒，呼吸抑制，せん妄の誘発など有害事象のリスクを十分考慮して投与しなければならない。他の選択肢として carbamazepine（テグレトール®）や gabapentin（ガバペン®）などの抗てんかん薬が検討されているが，ベンゾジアゼピン受容体作動薬と比較して優れているとのデータは不足している[36]。

American Society of Addiction Medicine によるガイドライン[37] では，chlordiazepoxide（バランス®，コントロール®），diazepam（セルシン®，ホ

リゾン®），lorazepam（ワイパックス®）が具体的薬剤として挙げられている。米国精神医学会（APA）のガイドライン[38]では，lorazepam（ワイパックス®）を推奨しており，Kumar ら[39]の報告でも chlordiazepoxide（バランス®，コントール®）と同等の効果を示したとされている。わが国では注射製剤がてんかん重積状態にしか適応がないが，活性代謝産物がなく，グルクロン酸抱合が主たる代謝経路である点が，肝機能障害のある患者には利点となる。短時間作用型で効果消失が速やかなため，高齢者には適するが，減量の際に効果中断や離脱けいれんを起こすことがあり，注意が必要である。Diazepam（セルシン®，ホリゾン®）には注射製剤もあり，わが国では頻用されている。長時間作用型で減量はしやすいが，薬効の持ち越しも起こりやすく，高齢者や認知機能障害を有する患者では慎重に使用すべきである。抗精神病薬の単独使用については，死亡率を上昇させる，せん妄の持続期間を延長させる，合併症を起こしやすいなどが示されており，推奨されない[40]。焦燥や幻覚妄想がベンゾジアゼピン受容体作動薬でコントロールできない場合に併用が考慮されうるとされている[40]。経静脈的投与も可能な haloperidol（セレネース®）が使用されることが多く，非定型抗精神病薬については実証水準の高い報告がみられない。高用量のベンゾジアゼピン受容体作動薬が無効な攻撃性に対しては，pentobarbital（ラボナ®）や propofol（ディプリバン®）の使用も考慮されうる[40]。

　上述のガイドライン[37]では，CIWA-Ar（表15）の評価点に基づき，薬剤投与を決定することを推奨している。離脱症状が一定程度までは観察にとどめ，症状の増悪を認めた場合に薬物療法を開始する symtom-triggered regimen のほうが，あらかじめ決められた用量を投与する fixed-schedule regimen よりも，必要な薬剤用量が少ないとされている[41]。ただ実際には symtom-triggered regimen で治療を行うには，スタッフが CIWA-Ar に習熟していなければならず，看護体制なども考慮するとわが国の一般病棟では困難である。そこで，小離脱症状が認められる患者，アルコール離脱せん妄またはアルコール離脱けいれんの既往を持つ患者では，予防的な意味も含め

B 直接原因および併存疾患を考慮した薬物療法

● 表 38 ● アルコール離脱せん妄の治療

可能であれば CIWA-Ar を用い，symptom-triggered regimen で治療を行う
困難な場合は，fixed-schedule regimen で治療を行う

① 予防的投与
　　対象：小離脱症状が見られる
　　　　　　アルコール離脱せん妄またはアルコール離脱けいれんの既往がある

　　内服可能な場合　diazepam 15 〜 30mg または lorazepam 1.5 〜 3mg
　　　　　　　　　　　毎食後分 3
　　内服困難な場合　diazepam 10mg を 6 時間ごとに 4 回，5mg を 6 時間
　　　　　　　　　　　ごとに 8 回静注（推奨されないが，筋注でも使用可）

② 大離脱症状が見られた場合→軽い傾眠状態を目標に
　　diazepam 5mg の静注で開始，5 〜 10 分ごとに反復
　　効果が乏しい場合，1 回用量を 10，20mg と増量
　　鎮静が得られたら，5 〜 20mg/ 時間の持続投与でコントロール
　　flunitrazepam，midazolam の持続点滴で代用可
　　焦燥，幻覚妄想が強い場合，haloperidol を 0.5 〜 5mg ずつ静注（筋注も可）
　　にて追加

Thiamine（ビタミン B1）は最低でも 3 日間，100mg/day 投与する

て fixed-schedule regimen によりベンゾジアゼピン受容体作動薬の投与を考慮するのが実際的である（表38）。薬効の目安としては，軽度の傾眠状態が維持されるよう用量調整を行う。内服が可能な場合には，初期用量としてdiazepam（セルシン®，ホリゾン®）15 〜 30mg または lorazepam（ワイパックス®）1.5 〜 3mg を毎食後に分割投与し，眠前にはベンゾジアゼピン系の睡眠薬を投与する。内服ができない場合には，diazepam（セルシン®，ホリゾン®）10mg を 6 時間ごとに 4 回，その後 5mg を 6 時間ごとに 8 回経静脈的に投与し，投与終了時点の症状を評価してその後の治療を判断する[42]。吸収が一定しないことから筋注は推奨されないが[40]，病棟や看護スタッフの状況などによっては投与可能である。

　アルコール離脱せん妄が発症した場合には，diazepam（セルシン®，ホリ

第Ⅱ章 | 実践編

ゾン®）5mgの静注で開始し，軽い眠気を呈するまで5～10分ごとに反復する。効果が不十分な場合には，1回投与量を10mg，20mgと増量し，鎮静が得られたら，1時間あたり5～20mgの投与で維持する[40]。持続的に鎮静を行う場合には，flunitrazepam（サイレース®，ロヒプノール®）やmidazolam（ドルミカム®）の点滴静注で代用できる。強い焦燥を伴う場合には，haloperidol（セレネース®）0.5～5mgを静注で30～60分ごとに鎮静が得られるまで使用し[40]，持続静注することも可能である（**表29**に準じる）。この用量は海外のデータ[40]による具体例であり，日本人に対してはより少量で有効かもしれない。24時間以上鎮静が得られ，離脱せん妄が認められなければ，薬剤は漸減中止とする。中止に関する具体的なスケジュールについてはあまりふれられていないが，アルコール離脱せん妄のほとんどは7日以内に改善することを考慮しつつ，1日量の20％ずつを目安に5～7日かけて漸減中止をめざす[43]。また，絶飲食などのため内服ができない患者の場合，適応外使用にはなるがdiazepam座剤（ダイアップ®）を使用することもある。

　マグネシウムの投与がアルコール離脱せん妄に有効であるとのエビデンスはないが，しばしばマグネシウム欠乏を合併するため，マグネシウムを含む補液を行うことは，腎機能が正常であれば安全かつ妥当とされている[40]。また，ビタミンB1であるthiamineは，Wernicke-Korsakoff症候群の予防および治療のために，少なくとも3日間100mg/dayを経静脈的に投与することが推奨されている[38,40]。

症例13　62歳男性
閉塞性大腸炎による緊急入院後にアルコール離脱せん妄を起こした一例
【主　訴】不眠不穏
【既往歴】アルコール性肝障害，膵炎。22歳頃胃潰瘍で手術。58歳時肺がん手術
【現病歴】58歳時肺がんのためA病院で手術を受け，術後よりどうでもい

194

B　直接原因および併存疾患を考慮した薬物療法

いと投げやりになり，飲酒量が増えた。当初は家族も黙認していたが，飲酒すると食事が摂れないため歩けなくなり，B病院を受診したところ，栄養失調とアルコール中毒のためと言われ，帰らされた。酒をすべてとり上げたところ，2日目から大声で叫ぶなど異常行動が出現し，5日ほど夜間不穏な状態が続いて回復した。その後杖をついて隠れて酒を買いに行くようになり，飲酒量が再度増え，膵炎のため救急車でB病院へ搬送，入院となったが，入院時よりせん妄を認めた。精神科での治療をすすめられ，61歳時医療保護入院で約2ヵ月間C精神科病院へ入院し，断酒すると言って退院となった。

　最近1週間，自分で酒を買いに行って家族に隠れて飲酒を再開し，易怒的な状態が持続していた。自宅で右半身のけいれんを生じ，意識がなくなって転倒したため，かかりつけ医を受診したが，頻回に失神するため，当院救急外来を受診した。受診時は意識清明で会話可能であったが，血便，腹痛があり，BP 66/30，RR 20回，SpO2 98％であった。腹部CTにて閉塞性大腸炎の疑いがあり，内科病棟へ入院となって補液など保存的加療が開始された。第2病日より上肢の振戦，「アメリカに行く」などの不可解な発言や興奮を認め，点滴での鎮静を要する状態となり，第3病日当科紹介となった。

【初診時所見】前日夜より興奮が強く，flunitrazepam（サイレース®）＋haloperidol（セレネース®）の点滴を各々8mgおよび20mg使用されていた。診察の少し前にも興奮してdiazepam（セルシン®）10mgを筋注されており，問いかけに「風呂に入りたい」などと言うが，ほとんど会話はできず，傾眠であった。血液検査では，AST 84IU/L，ALT 42IU/L，γ-GT 251IU/L，Alb 2.3g/dL，BUN 4mg/dL，Cr 0.55mg/dL，Na 144.8mEq/L，K 2.9mEq/L，Cl 106.1mEq/L，Ca 6.9mEq/L，WBC 12500，CRP 8.39mg/dL，Hgb 9.9mg/dL，PLT 8.5万，HbA1c 5.5％，ビタミンB1は未検で，肝機能障害，低アルブミン血症，低カリウム血症，炎症反応の上昇，貧血，血小板減少などを認めた。頭部CTでは前頭側頭葉優位の大脳萎縮，小脳の萎縮，側脳室下角の軽度開大を認め，虚血性変化は目立たなかった。

実践編

薬物療法

第Ⅱ章 | 実践編

- ▶**直接因子**：アルコール離脱，閉塞性大腸炎
- ▶**準備因子**：低栄養，アルコール離脱せん妄の既往，肝機能障害，低カリウム血症
- ▶**誘発因子**：緊急入院，腹痛

【臨床経過】家族からの情報で入院当日まで飲酒していたことが判明し，既往もあることからアルコール離脱せん妄と考えた。離脱けいれんを伴っていたが，部分発作であり，他の器質性病変の潜在にも留意しつつ，薬物療法による静穏化をはかる方針とした。家族には薬物療法によるコントロールが困難となる事態も予想され，身体拘束や家族の付き添いの必要性について説明した。当面は閉塞性大腸炎のため絶飲食であり，flunitrazepam（サイレース®）＋ haloperidol（セレネース®）の点滴を夜間に使用とし，ビタミンB1製剤（アリナミンF®）の注射を100mg/dayへ増量した。翌第4病日には，「酒はやめるつもり。今度飲んだら妻に離婚と言われた。子供にも愛想を尽かされる。断酒会は自分には効果はない」などと語り，疎通性も回復し，見当識も保たれていた。しかしながら動揺性の経過で，診察の5時間前には焦燥感が強まり，flunitrazepam（サイレース®）1mg + haloperidol（セレネース®）2.5mgの点滴による一時的な鎮静が施行されていた。内服が可能となり，幻聴を伴っていたため，risperidone（リスパダール®）を2mg/dayより開始とした。第5病日の夜間は再度不穏興奮が強くなり，点滴ラインを咬みちぎるなどがみられ，flunitrazepam（サイレース®）＋ haloperidol（セレネース®）の点滴が各々4mgおよび10mg必要であった。第6病日よりrisperidone（リスパダール®）を4mg/dayへ増量，flunitrazepam（サイレース®）2mg/dayを追加とした。その後は腸炎も改善し，第8病日頃より不眠，幻聴，焦燥感などは消退し，薬剤を徐々に減量としていった。断酒についての指導を行い，断酒会などをすすめたが，本人，家族とも希望せず，第29病日退院となった。

【考　察】アルコール依存症での治療歴とアルコール離脱せん妄の既往があ

B 直接原因および併存疾患を考慮した薬物療法

り，身体合併症による緊急入院のため断酒となって，アルコール離脱せん妄が認められた典型的な症例と考えられた。アルコール離脱けいれんとして全身けいれんではなく右半身の運動発作を呈したが，頭部CTや神経学的所見などからも他の器質的疾患は否定的であった。抗てんかん薬の投与なしで，入院期間中けいれん発作の再発は認めなかった。抗精神病薬とベンゾジアゼピン受容体作動薬の併用，全身状態の改善により約5日程度でせん妄は改善した。身体疾患による入院時にリエゾン精神科医が関与することは，アルコール依存症への治療において重要な介入ポイントである。しかしながら，短期間の関与にとどまることも多く，専門的な治療につなげられない患者も多いのが実感である。

8 向精神薬を含む薬剤による中毒および離脱症候群に伴うせん妄

Key Point

●薬剤性せん妄は原因薬剤の中止により改善が見込めるので，まず念頭に置く．
●複数薬剤の投与下では，薬物相互作用により中毒症状をきたしてせん妄が惹起されうる．
●原因薬剤の中止は離脱症状に注意しつつ，できるだけ速やかに漸減する．

　さまざまな薬剤において過量投与や患者の飲み間違い，薬物相互作用などにより中毒症状をきたしてせん妄が惹起される場合がある。薬剤性せん妄であれば原因薬剤の中止がまず必要となるので，使用されている薬剤を検討し，可能な場合には血中濃度の測定を行う。薬剤の中には，ベンゾジアゼピン受容体作動薬，オピオイド，抗コリン薬など急激な中止により離脱症状を呈するものもあるので注意する。治療用量のdiazepam（セルシン®，ホリゾン®）を6週間投与した後には，離脱症状が生じうると報告されており[44]，短時間作用型の薬剤ではよりリスクが高くなる。離脱症状と判断さ

第Ⅱ章 | 実践編

れた場合には，いったん薬剤を再投与して漸減してゆくか，通常のせん妄に準じて抗精神病薬などによる薬物療法を行いながら一定時間経過して離脱症状が収束するまで経過観察するかが選択肢となる。

症例 14 　59 歳女性
ベンゾジアゼピン受容体作動薬の離脱せん妄が疑われた肺がんの一例

【主 訴】不眠不穏

【既往歴】更年期障害

【現病歴】26 歳年上の夫と再婚して問題なく生活していた。5 年前の秋頃，夫への心配から新聞が読めない，日常的な家事ができないなど抑うつ状態となり，近医精神科クリニックで加療を受け，7～8 ヵ月通院して改善した。2 年前に肺がんと診断され，手術適応にはならず，当院呼吸器内科で化学療法を継続していた。将来への心配，不眠などのため当科紹介となり，sertraline（ジェイゾロフト®）50mg/day，trazodone（デジレル®，レスリン®）25mg/day などで安定し，その後化学療法で入院する際に当科を再診して経過観察としていた。徐々に化学療法が奏効しなくなり，頸部リンパ節などへの転移もみられ，積極的な治療を断念し，緩和医療目的で緩和ケア病棟のある他院を受診予定であった。予約日の 4 日前頃より言動がおかしくなり，脳転移も疑われるため，当院呼吸器内科へ入院となった。頭部 CT では明らかな脳転移を認めないが，第 2 病日夜間不眠が強く，haloperidol（セレネース®）の点滴で少し眠った程度であった。昼間も寝たり起きたりで傾眠傾向でありながら落ち着きなく，言い出すと制止がきかなかったり，安静が保てないため，第 3 病日当科紹介再診となった。

【紹介時所見】やや傾眠ではあったが，呼びかけにてはっきり開眼し，会話はスムースで，指示には従えた。見当識もほぼ保たれ，幻視や妄想，抑うつ気分，焦燥感なども認めなかった。手指振戦や asterexis は認めず，協調運動障害もなく，項部硬直も認めなかった。血液検査では，WBC 23800，BUN 22mg/dL，Cr 1.07mg/dL，Alb 2.4g/dL で，白血球増多と軽度の腎機

198

B 直接原因および併存疾患を考慮した薬物療法

能低下，低アルブミン血症を認めた。

疼痛に対し，fentanyl（デュロテップパッチ®）8.4mg/3days，betametha-sone（リンデロン®）1mg/day，celecoxib（セレコックス®）200mg/day が投与され，ペインスコアは0〜1であった。抗がん剤として erlotinib（タルセバ®）150mg/day，その他 cimetidine（タガメット®）400mg/day，triazolam（ハルシオン®）などが他院からも含めて処方されていたが，服薬コンプライアンスは明らかに不良であった。酸素投与にて SpO_2 は90％台後半であった。

> ▶ **直接因子**：進行肺がん，薬剤（triazolam，cimetidine，fentanyl などの関与も疑われた）
> ▶ **準備因子**：うつ病の既往，腎機能障害，低栄養
> ▶ **誘発因子**：入院環境，今後への不安

【臨床経過】せん妄として quetiapine（セロクエル®）を50mg/day から開始とし，triazolam（ハルシオン®）は中止とした。第4病日には「あの薬では寝られません。もとの薬がいいです。眠気はあるが，眠れない」と訴え，不眠時追加を含めて quetiapine（セロクエル®）を100mg 使用しても1時間程度しか眠れていなかった。明け方5時頃より病院へ受診に行くと興奮したり，見当違いの発言も認められた。

Quetiapine（セロクエル®）を200mg/day へ増量したが，「夫がいる」などの幻視も訴え，不穏が強く落ち着かず，計400mg 内服しても翌朝まで興奮が続いた。Diazepam（セルシン®）10mg 筋注でやや落ち着き，haloperidol（セレネース®）の点滴を追加され，第5病日の診察時には処置室で入眠していた。他院で処方されていた triazolam（ハルシオン®）0.25mg 錠を1日に5錠内服していたことが判明し，ベンゾジアゼピン受容体作動薬の離脱せん妄である可能性が疑われた。第5病日の夜には眠前に diazepam（セルシン®）10mg 筋注を行って夜間良眠し，第6病日には軽度の内的緊張

第II章 ｜ 実践編

と全身に小刻みな振戦があり，看護師に対してやや被害的な発言もみられたが，疎通性には問題なく安定していた。第7病日緩和ケア病棟のある他院へ転院となった。

【考　察】当初通常のせん妄を疑い，triazolam（ハルシオン®）を中止としたところ，症状の悪化を認め，入院前の内服状況が把握できた後にtriazolam（ハルシオン®）の離脱せん妄と診断された。高用量のquetiapine（セロクエル®）が奏効せず，diazepam（セルシン®）が有効であったことも証左と考えられた。オピオイドなど他の薬剤の影響が加わっていた可能性も完全には否定できないが，内服状況を把握することの重要性を痛感させられた一例である。

症例 15　74 歳男性

オピオイド開始後に妄想気分の強いせん妄を呈した脳転移を伴う肺がんの一例

【主　訴】易怒性，記憶障害

【既往歴】不整脈，白内障，腰部脊柱管狭窄症

【現病歴】公務員として勤め上げ，定年退職後も活動的に過ごしていた。約1年前に肺がんと診断され，頭部MRI検査で左舌状回，右側頭葉皮質，右帯状回に造影効果を示す長径数mmの結節を合計3ヵ所認め，脳転移と診断された。当院呼吸器内科へ入院となり，docetaxel（タキソテール®）による化学療法を導入され，他院でガンマナイフも施行された。その後も2回入院し，化学療法を継続していた。今回は脳転移に対する全脳照射目的で入院となり，第23病日まで施行した。第17病日より胸部の疼痛に対してoxycodon（オキシコンチン®）10mg/dayを開始後，物が使えなくなったり，怒りっぽくなるなどがみられ，投与中止となった。一時少しよい印象もあったが，fentanyl（デュロテップパッチ®）2.1mg/3daysへ変更となってもやはり落ち着かなかった。第25病日に外泊をしてみたが，被害妄想的な発言が目立ち，第27病日に当科紹介となった。精神科紹介について了解を得る

200　　　　　　　　　　　　　　　　　　　　　　　JCOPY 88002-586

B　直接原因および併存疾患を考慮した薬物療法

のにかなり説得が必要であった。

【初診時現症】表情は今ひとつ乏しく，会話はスムースにできたが，やや易怒的で妄想気分を認めた。「これは何の話ですか？　私では特に問題ないんです」と訴え，こちらを警戒している感じが伝わってきた。話の内容はまとまらず，見当識もあいまいで，妻によると「先々週頃からおかしくなって，先週のCTの時には拉致されたとか言い出した。ぐるになっているとか。入院した時は落ち着いていた」とのことであった。血液検査では，WBC 8900，Hgb 8.3g/dL，CRP 12.86mg/dL，BUN 33mg/dL，Cr 1.10mg/dL，Alb 2.4g/dL などであり，炎症反応と貧血，軽度の腎機能障害，低蛋白血症を認めた。Loxoprofen（ロキソニン®）180mg/day，famotidine（ガスター®）20mg/day を内服中であった。

- ▶**直接因子**：オピオイド投与，放射線の全脳照射
- ▶**準備因子**：高齢，低栄養，肺がんの脳転移
- ▶**誘発因子**：入院環境，がん性疼痛

【臨床経過】オピオイド開始後に発症しており，投与量は比較的少量であったが，fentanyl（デュロテップパッチ®）による過活動型せん妄と考えた。紹介受診時には痛みも自制内のため，fentanyl（デュロテップパッチ®），oxycodon（オキノーム®），brotizoram（レンドルミンD®）を中止とし，quetiapine（セロクエル®）を25mg より開始した。翌第28病日には会話は可能ながらちぐはぐであり，前日夜は quetiapine（セロクエル®）を計50mg 内服して，何とか睡眠がとれていた。点滴ラインを自己抜去したり，尿便失禁がみられ，疎通性や反応性は動揺が大きかった。オピオイドによるせん妄であるのか経過をみる必要があると考え，quetiapine（セロクエル®）25mg 眠前投与を継続とした。第29病日には，「自分としてもよくわからんのですよ。きのうのことはわびを入れんといけんかもしれません。不安なんですかね」と話し，易怒的でもなく会話も比較的スムースにできたが，皮膚

科受診時には被害的になるなどやはり動揺が認められた。Quetiapine（セロクエル®）内服にて睡眠はとれていた。同日施行した脳波では，背景活動に明らかな持続性徐波異常を認め，頭部 CT では両側頭頂葉に新しい低吸収域を認め，右側頭葉の病変の浮腫も強くなっていた。Quetiapine（セロクエル®）は継続とし，第 30 病日には睡眠も良好で落ち着いて会話もでき，やや元気はないものの，易怒性や被害念慮は認めなかった。頭部 MRI では両側頭頂葉に T2 強調画像，FLAIR 画像で高信号域を認め，造影効果を伴っており，新たな脳転移巣と考えられた。第 34 病日には妻から見てもほぼ普段の状態に戻り，第 36 病日から全脳照射による放射線療法が再開となった。疼痛も NSAIDs の座薬でコントロールされ，第 41 病日より quetiapine（セロクエル®）を中止としても変わりなく，当科は終診とした。

【考　察】Oxycodon（オキシコンチン®）開始後に発症し，fentanyl（デュロテップパッチ®）に変更後も持続したため，中止したところ約 4 日で消退した経過から，オピオイドによる薬剤性せん妄と考えられた。疼痛コントロールがある程度できていたため，オピオイドを中止として経過観察することが可能であった。頭部 CT および頭部 MRI で新たな脳転移巣を指摘されたが，直接的なせん妄の病因とは考えにくかった。

9 肝疾患に伴うせん妄

Key Point

●肝性脳症では，血清アンモニア値の上昇が比較的軽度でもせん妄をきたしうる．

●肝性脳症によるせん妄では，羽ばたき振戦や脳波での三相波をしばしば認める．

●せん妄治療薬の多くは肝代謝であり，肝障害患者ではより低用量から開始する．

● Haloperidol はグルクロン酸抱合によっても代謝され，肝障害患者では利

B 直接原因および併存疾患を考慮した薬物療法

点を有する.

　肝機能障害が進行すると肝性脳症に移行して意識障害をきたすため，しばしばせん妄を呈する。肝性脳症では高アンモニア血症を伴うが，血清アンモニア値の上昇が比較的軽度であっても意識障害をきたす場合があり，検査データのみでは判断できない。肝性脳症によりせん妄をきたしているときには，羽ばたき振戦（asterexis）や脳波での三相波を認めることがしばしばある。これらは肝性脳症に特異的な所見ではなく，意識障害がさらに進行すると認めなくなる。

　肝機能障害をきたすと薬物代謝能が低下し，薬効の増強や遅延，より低用量での副作用の出現が生じる。また肝機能障害時にはしばしば低アルブミン血症が併存し，血漿蛋白との結合率が高い薬剤では薬理学的活性を持つ遊離型の血中濃度が上昇して，薬効の増強，副作用の出現がみられる。向精神薬の多くはチトクローム P450 により肝臓での代謝を受けること，血漿蛋白との結合率が高いことから，肝機能障害患者に対してはより低用量で開始するほうがよい。Risperidone（リスパダール®）は主にチトクローム P450 の CYP2D6 で代謝され，14 ～ 16 時間とより半減期の長い活性代謝産物を有することから[45]，肝機能障害患者に対しては 0.5mg/day など低用量からの投与が安全と考えられる。Quetiapine（セロクエル®）は主にチトクローム P450 の CYP3A4，一部 CYP2D6 で代謝され，活性代謝産物は 2 種類知られているが，その血中濃度は未変化体の 1/10 以下で，その半減期も未変化体と変わらない[45]。Haloperidol（セレネース®）はチトクローム P450 の CYP2D6 で代謝されるが，グルクロン酸抱合も重要な代謝経路であり，肝機能障害患者においては利点を有する[38]。

症例 16　**83 歳女性**
ベンゾジアゼピン受容体作動薬によりせん妄が悪化したと考えられる肝性脳症の一例

実践編

薬物療法

【主　訴】感情失禁
【既往歴】高血圧，脊椎カリエス，リンパ節結核，痔疾
【現病歴】肝硬変にて当院内科で外来加療中であった。約3年前に「思考力がない」，「日時の感覚がない」などの主訴で当科紹介となったことがあった。受診の2ヵ月前に当院内科を退院してから行動がおかしいとのことで，物をよく探したり，確認行為もあり，多幸的で注意，集中力の低下を認めた。頭部MRIでは大脳深部白質に強い虚血性変化を認めたが，脳波は正常，頭部SPECTでもアルツハイマー型認知症に特徴的な所見はなく，症状も改善傾向になったことから，経過観察となっていた。

今回入院の2ヵ月前頃より物忘れが目立つようになり，最近2週間で明らかに進行し，奇声をあげるなど落ち着かなくなったため，救急搬送となり，他院へ入院となった。入院時には，自分で動くことができず，何を質問しても「わかりました」と答える状態であった。1週間後に当院内科へ転院となったが，感情失禁や意識障害などを認めるため，神経内科へ紹介された。診察時には開眼しており，簡単な指示には従えたが，暗い表情をしているかと思うと元気よく「はい！」と答えるなど応答がちぐはぐであった。髄液検査は正常，頭部MRI（図12）ではFLAIR画像にて脳室周囲深部白質の高信号域が以前と比べて若干拡大しており，拡散強調画像なども含めて急性の病変は認めなかった。第2病日に施行した脳波では，前頭葉を中心に同期性の高

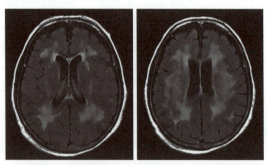

● 図12 ● 症例16の頭部MRI，FLAIR画像

B　直接原因および併存疾患を考慮した薬物療法

振幅徐波が規則的かつ持続的に出現し，一部には三相波を認め，血清アンモニアは 130μg/dL と軽度上昇を伴っていた。Binswanger 病および肝性脳症との診断で，第 3 病日より肝不全用アミノ酸製剤注射液（アミノレバン®）が投与され，第 7 病日には依然として高度の徐波異常が持続しているものの，三相波はほぼ消失し，脳波は若干改善した。昼夜リズムも乱れており，日によってある程度動ける日と意思疎通がとれない日があり，精神症状の評価を目的に第 9 病日当科へ紹介となった。

【初診時所見】呼びかけにてうっすら開眼する程度で，刺激がないと眠り込み，返事はするが会話にはならず，指示には従えなかった。症状の動揺が強く，脳波の再検結果からも意識障害が持続していると考えられた。睡眠薬として lormetazepam（エバミール®）1mg/day が投与されていた。

▶**直接因子**：肝性脳症，ベンゾジアゼピン受容体作動薬の投与
▶**準備因子**：高齢，大脳白質の虚血性変化
▶**誘発因子**：入院環境

【臨床経過】動揺性の経過，軽度ながら血清アンモニアの上昇，脳波所見などから肝性脳症に伴う低活動型せん妄と考え，lormetazepam（エバミール®）を中止とし，trazodone（デジレル®，レスリン®）12.5mg/day へ変更とした。第 9 病日の夜間には睡眠はとれたが，第 10 病日の診察時には傾眠で，呼びかけで開眼するものの，すぐに眠り込む状態であった。姉に話を聞くことができ，入院前は lormetazepam（エバミール®）を飲まなかったり，飲んでも 1/4 錠とか 1/2 錠に減量していたことが判明し，入院後は投与量が増加となっていた可能性が考えられた。血清アンモニアが 202μg/dL と上昇しており，trazodone（デジレル®，レスリン®）による過鎮静かどうかは評価困難であったため，いったん中止とし，不眠時の頓用のみとした。その後，徐々に意識レベルは改善傾向となり，第 13 病日で肝不全用アミノ酸製剤注射液（アミノレバン®）は投与終了となった。第 14 病日には担当医の名前や場所は言え

第Ⅱ章 ｜ 実践編

たが日にちは言えず，表情は今ひとつで反応にやや間があるも，指示には従えた。意識レベルは改善しながらまだ動揺はあり，眼振やasterexisは認めず，血清アンモニアも76μg/dLと正常化していた。その後も不眠に対しては日によってtrazodone（デジレル®，レスリン®）12.5mgを頓用しながら動揺性に経過し，第28病日高齢者用のケアハウスへ入所のため退院となった。

【考　察】挿間性に肝性脳症のエピソードを繰り返しながら経過し，不可逆性の状態へと移行しつつある中で，ベンゾジアゼピン受容体作動薬の投与も重なり，低活動型せん妄を呈したと考えられた。Binswanger病様の大脳白質の強い虚血性変化もせん妄の準備因子として寄与していると考えられた。処方薬を自己調節している患者は珍しくなく，実際の服薬状況を適切に把握することの重要性も再認識された。

10 透析患者を含む腎疾患に伴うせん妄

Key Point

- 軽症の尿毒症性脳症はまれならず認められ，尿毒症が悪化するとせん妄を生じる.
- 腎障害時には，薬剤の血漿蛋白結合率が低下し，遊離型の薬剤濃度が上昇することなどにより，薬剤性せん妄をきたす場合がある.
- 多くのせん妄治療薬は腎排泄性ではなく，腎障害時にも比較的安全に使用できる.
- Risperidoneは腎障害患者では効果の持ち越しが生じやすく，少量から開始する.

　腹膜透析を含む人工透析療法の進歩により，古典的な重症の尿毒症性脳症をみることは少なくなっている。しかしながら高齢の透析患者が増えたこと，糖尿病性腎症による慢性腎不全患者が増えたことなどから，軽症の尿毒症性脳症はまれならず認められる[46]。そして種々の身体的合併症や比較的

侵襲度の高い手術などにより，尿毒症が悪化すると単なる意識混濁のみでなくせん妄を生じることがある。また NSAIDs や多くのセフェム系抗生物質のように腎機能を悪化させる薬剤や，腎排泄性であるために中毒症状を生じうるような amantadine（シンメトレル®）や sulpiride（ドグマチール®）などの薬剤が使用されていないか確認することが重要である。また腎排泄性でない薬剤，たとえばヒスタミン H2 遮断薬，抗不整脈薬，ジギタリス製剤でも薬剤性脳症をきたす場合がある[46]。これは腎機能障害時には，薬剤の血漿蛋白結合率が低下し，遊離型の薬剤濃度が上昇することなどによると考えられている。

せん妄の治療に用いられてきた多くの薬剤は腎排泄性ではなく，比較的安全に用いることができる。例外はわが国の健康保険上せん妄への適応が認められている tiapride（グラマリール®）である。Risperidone（リスパダール®）は腎排泄性ではないが，腎機能障害患者では活性代謝産物も含めて消失半減期の延長やクリアランスの低下が報告されており[47]，より少量からの投与が安全と考えられる。Quetiapine（セロクエル®）に関しては，少数の健常者と肝機能障害および腎機能障害患者に 25mg 単回投与を行って比較した報告[48]があり，薬物動態学的なパラメータに差はないとされているが，より高用量での検討はないため，やはり少量からの投与を原則としたほうがよい。

症例 17 83 歳女性
肺炎を合併し，慢性腎不全の増悪に伴ってせん妄を呈した一例

【主 訴】不安

【既往歴】糖尿病，高血圧，高脂血症，陳旧性心筋梗塞，甲状腺機能低下症，白内障，尿閉を繰り返すため，膀胱瘻あり。

【現病歴】娘夫婦の近くで一人暮らしであり，病院嫌いであったという。当院入院の 4 日前より 39℃ 台の発熱があり，在宅ケア医に肺炎と診断され，経口の抗生剤を投与されていた。以後も熱は上がったり下がったりを繰り返し，入院当日の午前 7 時半頃より呼吸困難が出現したため，救急搬送となった。

第Ⅱ章 | 実践編

　他院へ搬送されたが，血液検査にて心不全および心筋梗塞疑いとして当院循環器内科へ紹介され，救命救急センターへ入院となった。全身状態不良にもかかわらず，入院したくないと落ち着かず，不安が強いため，入院当日当科紹介となった。

【初診時現症】「入院だけはしたくないんです。何でもしますから。娘には言わないで下さい。お願いです」と訴え，表情はさえず，不安焦燥が強く，見当識など評価困難であった。血液検査では，CK 312mg/dL，BUN 60mg/dL，Cr 2.15mg/dL，WBC 13300，CRP 9.66mg/dL，随時血糖 301mg/dL，HbA1c 6.5%などで，筋原性酵素の上昇，腎機能障害，炎症反応の上昇，高血糖などを認めた。胸部X線では，肺うっ血が高度で胸水も多量にあり，右肺に肺炎像を認めた。

【臨床経過】初診の時点では不安焦燥が前景で，せん妄には至っていないもののせん妄のハイリスクと考えられた。夜間もまず不眠となることが予測され，trazodone（デジレル®，レスリン®）50mg/day，夕食後，眠前分2から開始とした。不安が強いときは慎重に etizolam（デパス®）の頓用とした。腎不全に対して持続的血液濾過透析（CHDF）が開始となった。第1病日の夜は娘の付き添いもあり，睡眠はとれ，第2病日の診察時にも意識は清明で比較的安静に過ごせていたが，DICを合併し，nafamostat mesilate（フサン®），gabexate mesilate（FOY®）が開始となった。その後全身状態は改善傾向となり，CHDFは第5病日で中止となったが，夜間は眠ったり眠らなかったりであった。第5病日より夜間に不眠とともに姉がいると言って話しかけるなど幻視や独語がみられるようになったが，付き添いもあり，点滴ラインの自己抜去など危険な行動には至らなかった。血液検査上も炎症反応や腎機能が再度悪化傾向となっていた。

▶**直接因子**：慢性腎不全の急性増悪，肺炎，DIC
▶**準備因子**：高齢
▶**誘発因子**：救命救急センターへの入院，入院への不安，体動困難

208

B 直接原因および併存疾患を考慮した薬物療法

せん妄が顕在化したと判断し，糖尿病および腎不全を合併していることから第6病日より perospirone（ルーラン®）を 8mg/day，夕食後，眠前の分2で開始した。第7病日の夕方からはしっかりと会話ができるようになり，第8病日には自分で食事をして好きなメロンを食べたり，夜間は睡眠でき，幻視も認めなくなった。腎機能および炎症反応は横ばいであったが，第12病日には一般病棟へ転棟し，睡眠も問題なくとれ，食事量も増え，穏やかに会話し，自覚的にも改善を訴えることができるようになった。せん妄は消退したと判断して perospirone（ルーラン®）を 4mg/day へ減量，第14病日より中止とした。その後精神的には安定して過ごし，肺炎など全身状態も改善して第33病日自宅へ退院となった。

【考　察】肺炎および慢性腎不全の急性増悪に伴い，強い不安焦燥が前駆し，せん妄を発症したと考えられた。糖尿病により quetiapine（セロクエル®）は禁忌で，腎障害により risperidone（リスパダール®）も慎重投与であることから，perospirone（ルーラン®）を選択し，有効であった。肺炎，腎機能の改善が緩徐であり，全身状態の改善よりも perospirone（ルーラン®）の投与がせん妄の改善に寄与したと推測された。

11 電解質異常に伴うせん妄

Key Point

- ●ナトリウムおよびカルシウムなどの電解質異常によりせん妄が生じうる．
- ●高齢者では，他の病態と併存して多要因的にせん妄の直接因子となりやすい．
- ●慢性に経過した低ナトリウム血症では，急速な補正により中心性橋髄鞘崩壊症（Central potine myelinolysis）を生じることがある．
- ●血清カルシウム値の評価は，必ず血清アルブミン値で補正して行う．
- ●低カリウム血症，低マグネシウム血症では，心室性不整脈のリスクが増大する．

第Ⅱ章 | 実践編

　電解質異常のうち，せん妄を生じうる病態については，高ナトリウム血症，低ナトリウム血症，高カルシウム血症，低カルシウム血症などが知られている[49]。特に高齢者では，腎機能低下やナトリウム保持能の低下などにより電解質異常をきたしやすく，軽度であっても他の病態と併存して多要因的にせん妄の直接因子となりやすい。ICU に入室した818例を前方視的に検討した報告[50]では，低カルシウム血症（オッズ比30.9）や低ナトリウム血症（オッズ比8.2）がせん妄の予測因子として挙げられている。

　低ナトリウム血症は日常臨床上でしばしば経験され，ナトリウムの欠乏や水分の過剰により生じる。主な原因については表39に挙げた。血清ナトリウム値が120mEq/L 以下になると，けいれんやせん妄を含む意識障害が生じうる。慢性に経過して増悪した低ナトリウム血症では，急速な補正により中心性橋髄鞘崩壊症（Central pontine myelinolysis）を生じることがあるので，0.5mEq/L/hr 以下で緩徐に補正する[51]。逆に急性低ナトリウム血症では，脳浮腫をきたして致命的となる場合があるため，速やかに補正しなければならない[52]。

● 表39 ● 低ナトリウム血症の原因

ナトリウム欠乏
- ナトリウム摂取不足
- ナトリウム喪失
  腎性ナトリウム喪失：尿細管障害，利尿薬投与，鉱質コルチコイド欠乏
  腎外性ナトリウム喪失：発汗過多，消化管からの喪失

水分過剰
- 急性水中毒（病的多飲）
- 輸液過剰
- SIADH
- 甲状腺機能低下症
- 浮腫をきたす疾患：心不全，腎不全，肝硬変など

偽性低ナトリウム血症
- 高血糖
- 高脂血症

B　直接原因および併存疾患を考慮した薬物療法

　高ナトリウム血症は，脱水による血液濃縮やナトリウムの摂取あるいは投与過剰により生じる。主な原因については表40に挙げた。感染症や脳血管障害を基礎疾患とし，水分摂取の減少や発熱に伴う不感蒸泄の増加，医原性のナトリウム過剰投与などによることが多い。

　低カルシウム血症は腎不全に伴う場合が多く，高カルシウム血症は悪性腫瘍に伴う場合が多い（表41）[49]。また骨粗鬆症に対するビタミンD製剤の

● 表40 ● 高ナトリウム血症の原因

水分欠乏（脱水）
- 水分摂取の減少：意識障害，渇中枢障害
- 腎からの喪失：中枢性および腎性尿崩症，浸透圧利尿
- 腎外性の喪失：発汗過多，消化管からの喪失，呼吸性喪失

ナトリウムの過剰
- 鉱質ステロイド過剰：原発性アルドステロン症，Cushing症候群
  　　　　　　　　　　 副腎皮質ステロイド投与
- ナトリウム負荷の過剰：ナトリウムの過剰輸液，グリセリン液
  （医原性が多い）

● 表41 ● 血清カルシウム値異常の原因

低カルシウム血症をきたす疾患
- カルシウムの摂取低下：慢性腎不全
- カルシウムの吸収異常：ビタミンD代謝障害，骨軟化症
- PTHの分泌低下：原発性副甲状腺機能低下症
- PTHの標的器官の不応性：偽性副甲状腺機能低下症

高カルシウム血症をきたす疾患
- 悪性腫瘍（骨転移があるとさらに）
- 多発性骨髄腫
- 原発性副甲状腺機能亢進症
- 甲状腺機能亢進症
- Paget病
- サルコイドーシス
- 副腎不全
- 薬剤性ビタミンD過剰症

過量投与による中毒で，高カルシウム血症を呈する場合もある。血清カルシウム値の評価は，必ず血清アルブミン値で補正して行う。低アルブミン血症があると見かけ上カルシウム値が低くなるので，高カルシウム血症が見逃されてしまう。補正カルシウム値＝血清カルシウム値＋（4－血清アルブミン値）で計算する。補正カルシウム値が 12mg/dL を超えると，全身倦怠感や脱力，傾眠，情動不安定などの精神症状をきたしてくる[49]。

　電解質異常を伴ったせん妄に対しては電解質補正がまず必要であるが，対症的な薬物療法を併用せざるを得ないこともしばしばある。低ナトリウム血症を伴う場合には，けいれん閾値が低下しているため，phenothiazine 系薬剤などの抗精神病薬の使用には一定の注意を要する。また，低カリウム血症，低マグネシウム血症を伴う場合には，QT 間隔の延長を伴った心室性不整脈を生じるリスクが増大するため，検査値のモニターが推奨されている[53, 54]。経静脈投与せざるを得ない患者で haloperidol（セレネース®）を使用する場合は，心電図モニターを行いながら，低用量からの開始とするべきである。

症例18 　75 歳男性
高カルシウム血症と疼痛の増強によりせん妄をきたした前立腺がんの一例

【主　訴】不穏，昼夜逆転

【既往歴】虫垂炎，腰椎圧迫骨折，食道がんを指摘も経過観察

【現病歴】妻と二人暮らしで問題なく生活できていた。娘によると年齢相応の物忘れはあったという。約 1 年前より左頸部および左腋窩腫瘤を自覚するも放置していた。約半年前より同部位に疼痛が出現したため近医を受診し，紹介にて A 病院血液内科を受診した。頸部リンパ節生検で転移性がんと診断され，PET-CT にて前立腺がんを疑われたため，同院泌尿器科へ紹介となった。PSA 59.5ng/mL と上昇しており，前立腺生検の結果，前立腺がんと診断され，ホルモン療法が開始された。PSA 値は順調に低下したが，CA19-9 が高値のため上部消化管の内視鏡検査を行い，早期食道がんを指摘された。1 ヵ月前より嗄声と嚥下困難，がん性疼痛が増強したため A 病院

B 直接原因および併存疾患を考慮した薬物療法

へ入院となったが，ややちぐはぐな言動が目立つようになり，せん妄として
A病院精神科にも紹介となっていた。放射線療法の適応と判断されて当院
放射線科へ紹介入院となったが，入院当日より夜間に不穏興奮があり，ベッ
ドから降りようとするなど危険行為を認め，haloperidol（セレネース®）の
点滴を施行されたが効果なく，第2病日に当科紹介となった。補正値でカル
シウム 15.5mg/dL と高値であり，高カルシウム血症による過活動型せん妄
と考えられたが，易怒性や興奮が強く自制がきかないため，医療保護入院に
て当科へ転科入院，観察室での対応となった。

【入院時現症】表情はぼんやりしており，意識レベルは JCS 3 であった。疎
通性は不良で会話はつながらず，指示にはほとんど従えなかった。易怒性は
いったん落ち着き，体動もあまり目立たず，意識障害による発動性低下とい
う印象であった。

　Asterexis を両側性に認め，筋固縮は認めなかった。頭部CTでは全般性
の大脳萎縮と軽度の海馬萎縮があり，虚血性変化や脳転移は認めなかった。
血液検査では，補正カルシウム 15.5mg/dL，BUN 55mg/dL，Cr 2.18mg/dL
で，腎不全も伴っていた。

- ▶**直接因子**：高カルシウム血症，前立腺がん，腎不全
- ▶**準備因子**：高齢
- ▶**誘発因子**：緊急入院，がん性疼痛

【臨床経過】2000mL/day の補液と elcatonin（エルシトニン®）80単位/day
の投与を行い，高カルシウム血症の補正を行った。夜間は quetiapine（セロ
クエル®）25mg/day の投与により不穏なく経過した。第3病日には，呼び
かけに対して「ここは自宅」と返答し，今ひとつ会話はかみ合わないが，笑
顔もあり，自分で食事を食べようとするなど意識レベルは改善傾向であっ
た。補正カルシウム値は 12.0mg/dL と低下していた。その後血清カルシウ
ムは順調に低下し，意識レベル，見当識なども改善していったが，疼痛の訴

第Ⅱ章 ｜ 実践編

えが増強し，fentanyl（デュロテップパッチ®）2.5mg/3days を開始した。
第5病日には補正カルシウムは8.2mg/dL と正常化し，腎機能も正常範囲となって第7病日に放射線科へ転科となった。翌第8病日より放射線療法が開始となったが，fentanyl（デュロテップパッチ®）を増量しても疼痛が増強し，本人の強い希望で第15病日退院となった。

【考　察】前立腺がんに伴う高カルシウム血症のため，易怒性や興奮の強い過活動型せん妄をきたし，一般病棟での管理が困難となり，精神科へ転科，医療保護入院を要した。Quetiapine（セロクエル®）を投与しながら高カルシウム血症の補正を行うことで速やかにせん妄は消退をみた。

症例19　80歳女性

低カリウム血症を伴うせん妄に対して高用量の haloperidol を投与中に torsade de pointes をきたした一例

【主　訴】不眠不穏

【既往歴】特記事項なし

【現病歴】それまで独居生活を営んでいたが，肺炎にて前医に入院し，精査中に肝臓がんが見つかった。患者には告知されず，家族との相談で積極的治療は行わないという治療方針になった。入院時には意識清明で血清カリウムが 2.9 mEq/L と軽度低値であったが，肝機能は正常範囲内であった。第3病日に torsades de pointes ではない心室性頻拍が出現し，lidocaine（キシロカイン®）投与などにて洞調律に戻り，血清カリウムが 2.0mEq/L 未満であったため，以後カリウムの補正が行われた。

　第6病日頃より特に夜間にベッドから起き上がり動き回る，無意味な言葉を何度も繰り返して独語するなどの異常行動が出現した。第7病日の血液生化学検査では血清アンモニアが 189 μg/dL と高値を示し，次第に日中も不穏状態となった。肝性脳症の診断で肝不全用アミノ酸製剤注射液（アミノレバン®）などが開始され，徐々に血清アンモニア値は改善したが，せん妄状態は続いた。会話も食事も困難となり，中心静脈栄養が開始され，拒薬のた

214

B　直接原因および併存疾患を考慮した薬物療法

め haloperidol（セレネース®）10mg/day 程度の静脈内投与を施行されたが無効であった。第38病日せん妄の加療のため転院依頼で当科紹介となり，満床のため入院予約をしてその日はいったん前医に帰院した。入院待機中のせん妄への対応として，不穏時に生理食塩水250mL + haloperidol（セレネース®）10mg + flunitrazepam（サイレース®）1mgを点滴投与するよう指示した。以後当科入院までは，昼夜を問わず不穏状態が消長し，1日に上記の点滴を3～5回行うことで対応していた。血清カリウムは当科紹介時に1.7mEq/Lと低値で，補液による補正が再開されていた。第41病日に救急車にて当科へ転院，医療保護入院となった。救急車にて搬送中，脈拍数が40/分と徐脈を認めていた。

【入院時現症】入院直後に心室性頻拍，心室細動が出現し，呼吸停止，意識障害（JCS 300）を呈した。胸部殴打により洞調律となり，循環器内科医師の指示で硫酸マグネシウム（マグネゾール®），lidocaine（キシロカイン®）の静注を施行したところ循環動態は回復し，意識レベルも JCS 1～2 に回復した。この時の心室性頻拍は，モニターの心電図から循環器内科医により torsades de pointes と診断された。また入院時検査にて血清カリウムが2.4mEq/L，haloperidol 血中濃度が 36.8ng/mL と高値であった。心電図上 QTc は 610msec と延長しており，低カリウム血症，haloperidol 投与などによる後天性 QT 延長症候群を背景に torsades de pointes が出現したものと推測された。肝機能や血清アンモニアは 45μg/dL と正常範囲内であった。

▶**直接因子**：肝性脳症，低カリウム血症，ベンゾジアゼピン受容体作動薬の投与
▶**準備因子**：高齢
▶**誘発因子**：入院環境，中心静脈ラインの留置，不動化

【臨床経過】以後はモニター管理を行いつつ，カリウム補正など全身管理を行った。せん妄に対しては，日中できる限り刺激を与えるなどして覚醒を保

第Ⅱ章 | 実践編

つように努めつつ，夜間のみ flunitrazepam（サイレース®）6mg の点滴を行ったが十分な睡眠は確保できず，第4病日より慎重に haloperidol（セレネース®）5mg の経静脈投与を追加した。第5病日には血清カリウムが 4.5mEq/L，QTc は 440msec となり，血清カリウムの補正とともに QTc が正常化した。経口摂取も可能となったため，quetiapine（クエチアピン®）の内服を開始して 400mg/day まで漸増し，haloperidol（セレネース®），flunitrazepam（サイレース®）の経静脈投与を漸減，中止した。さらに第14病日より高照度光療法を併用したところ，せん妄も内服薬のみでコントロール可能となった。会話，杖歩行も可能となり，第18病日には任意入院に切り替え，第21病日に前医に転院となった。

【考 察】肝性脳症により誘発されたせん妄が遷延し，低カリウム血症を合併したところに高用量の haloperidol（セレネース®）が投与されたために torsades de pointes を生じたと考えられた。Haloperidol（セレネース®）は循環動態への影響が比較的少なく，安全性が高いと考えられているが，心室性不整脈の誘発については常に念頭に置いておく必要がある。不整脈などの心疾患患者ではもちろんのこと，低カリウム血症などの電解質異常を有する場合には心電図で QTc 延長がないか確認すべきである。

12 循環器疾患に伴うせん妄

Key Point

● 急性心筋梗塞では緊急入院後，心臓カテーテル施行となる例も多く，せん妄を合併しやすい．

● 急性大動脈解離では，厳重な安静による強い拘束感と疼痛から高率にせん妄を生じる．

● 致死的な心室性不整脈が惹起されることがあり，抗精神病薬の投与は慎重に行う．

● 心不全合併例では，過鎮静による呼吸状態の悪化にも注意する．

216   JCOPY 88002-586

B 直接原因および併存疾患を考慮した薬物療法

●不整脈のリスクおよび呼吸状態を勘案し，ベンゾジアゼピン受容体作動薬
の併用も考慮する．

　急性心筋梗塞は多くの患者が突然発症して緊急入院となり，カテーテル
インターベンションなどの侵襲性を有する治療の対象となることも多く，
せん妄を合併することが珍しくない。せん妄を合併すると，身体的に重篤で
厳重な安静を要する患者では治療上の重大な支障となる。急性心筋梗塞後の
患者 127 例についての検討[55] では，14 例 11％に過活動型せん妄を認めてお
り，心筋梗塞の重症度は発症に関与せず，lidocaine（キシロカイン®）の使
用量がせん妄群で有意に多かったと報告されている。また，CCU に入院と
なった 212 例の急性心筋梗塞患者のうち，5.7％にせん妄を認め，高齢患者，
高カリウム血症，エピソード中の心停止が予測因子であったとの報告[56] も
ある。

　急性大動脈解離では緊急手術となることもあるが，保存的に経過観察され
る場合，当初はかなり厳重な安静を強いられる。強い拘束感に加え，疼痛を伴
うことも相俟って患者にとってはかなりのストレスになると考えられ，高率
にせん妄が生じる。CCU に入院した 45 例の検討では，27 例 60％が入院後 1
～ 3 日でせん妄を発症し，入院時高血圧や循環血液量の増加による低酸素症
が誘因として挙げられている[57]。また内科的治療を行った急性大動脈解離
の患者に対して，病気や治療に関するパンフレットを用いた介入を行ったと
ころ，せん妄の発症率を 64％から 27％に減少させたと報告されている[58]。

　上記のような循環器疾患では不整脈をきたすことが多く，特に低カリウム
血症などの電解質異常を伴う場合には，QT 延長作用を有する抗精神病薬の
投与により致死的な心室性不整脈が惹起されることがある。また心機能低下
により心不全を合併することもあり，抗精神病薬投与により過鎮静を生じる
と呼吸状態の悪化にもつながる。したがって必ず心電図やパルスオキシメー
ターなどの持続監視下に低用量から投与を開始する必要がある。Risperidone
（リスパダール®）や quetiapine（セロクエル®）などの第 2 世代抗精神病薬

実践編

薬物療法

第Ⅱ章 | 実践編

は，haloperidol（セレネース®）などの第1世代抗精神病薬よりも不整脈誘発に関しては安全とされているが[59]，一定の注意を要する。また患者の状況により経静脈投与しかできない場合は，haloperidol（セレネース®）を選択せざるを得ないが，用量が増えると不整脈誘発のリスクも大きくなる。その際には，呼吸状態に十分注意しながら flunitrazepam（サイレース®，ロヒプノール®）や midazolam（ドルミカム®）などのベンゾジアゼピン受容体作動薬の併用も考慮する。

症例20 38歳男性
長時間に及ぶ心臓カテーテル治療後に重症のせん妄をきたした急性心筋梗塞の一例

【主　訴】不穏興奮

【既往歴】高血圧，糖尿病。アルコールは飲めない体質

【現病歴】もともとは穏やかな性格であった。夜間就寝中22時頃より突然胸痛，冷汗を生じ，15分程度で消失してはまた症状が出ることを5回繰り返したため，当院救急外来を受診した。受診時胸痛は持続していたが，ピーク時の半分程度にはなっていた。心電図上Ⅱ，Ⅲ，aVf で ST 低下を認め，心エコーでは後壁の動きが明らかに低下していた。Nitroglycerin 噴霧剤（ミオコール®）0.3mg，morphine hydrochloride（塩酸モルヒネ®）を使用され，不安定狭心症の疑いにて救命救急センターへ入院となった。心臓カテーテル検査にて急性心筋梗塞と診断後，血栓溶解術が施行されたが，繰り返し血栓ができては閉塞に至るなど治療に難渋し，長時間に及んだ。治療終了後大動脈内バルーンパンピング（IABP）使用のため，下肢を動かせなかった。入院当日夜間より不眠で落ち着きなく，flunitrazepam（サイレース®）2mg ＋ haloperidol（セレネース®）5mg の点滴を2回使用されたが，あまり効果を認めなかった。第2病日朝より興奮，易怒性が強く，看護スタッフへの暴力行為もあり，propofol（ディプリバン®）200mg/hr（約 2mg/kg/hr）にて持続鎮静を行うも，diazepam（セルシン®）の追加静注を要した。ベッ

218

B　直接原因および併存疾患を考慮した薬物療法

ドでは転落の危険が大きく，裸で床マットの上に寝転がっているような状態
で同日精神科紹介となった。

【初診時現症】鎮静中でありながらかなり体動を認め，意思の疎通はとれな
かった。血液検査では軽度の炎症反応と CK 4262IU/L など心筋由来と考え
られる筋原性酵素の上昇を認めた。

- ▶**直接因子**：心筋梗塞
- ▶**準備因子**：特になし
- ▶**誘発因子**：緊急入院，不動化，長時間の心臓カテーテル治療

【臨床経過】かなり興奮の強い過活動型せん妄と考えられ，当面は麻酔薬に
よる鎮静も不可避であり，haloperidol（セレネース®）25mg/day を併用とし，
翌日以降の経過をみながら鎮静を緩めていく方針とした。第2病日夜は
propofol（ディプリバン®）と haloperidol（セレネース®）併用で持続投与
しても十分鎮静がかからず，さらに haloperidol（セレネース®）20mg，
flunitrazepam（サイレース®）8mg を追加してようやく鎮静が得られた。
第3病日朝より propofol（ディプリバン®）を 100mg/hr（約 1mg/kg/hr）
に減量すると体動が増し，安静が保てなかった。興奮がかなり強く，暴力行
為のリスクも高いため，身体拘束も併用した。第3病日夜間は propofol（ディ
プリバン®）と haloperidol（セレネース®）併用による持続鎮静に加えて，
haloperidol（セレネース®）10mg，flunitrazepam（サイレース®）4mg を
追加して鎮静できたが，喀痰吸引など処置をすると大声が出る状態であっ
た。第4病日午前8時過ぎには呼びかけにて少しこちらに視線を向けること
ができたが，発語はなかった。興奮はややおさまっており，haloperidol（セ
レネース®）25mg/day を持続しながら，propofol（ディプリバン®）を
150mg/hr（約 1.5mg/kg/hr）へ減量し，2時間ごとに 50mg ずつ減量とした。
夕方5時過ぎには眠気は訴えるが興奮なく会話ができるようになり，夜間は
不穏が強ければ flunitrazepam（サイレース®）2mg + haloperidol（セレネー

実践編

薬物療法

JCOPY 88002-586

219

第Ⅱ章 | 実践編

ス®）5mg の点滴を使用することとした。発熱が見られ，肺炎の合併を疑い，ampicillin/sulbactam（ユナシン®）の投与を開始した。第5病日には落ち着いて一般病棟に転棟となり，往診時には表情も穏やかで会話は可能となり，昨日のことに対しては健忘を残していた。せん妄は治癒と考えられた。その後胃潰瘍による貧血などがあったが改善し，心臓外科でのバイパス術予定で第27病日退院となった。

【考 察】急性心筋梗塞に対する長時間に及ぶ心臓カテーテル治療が大きな心理的ストレスとして作用し，重症のせん妄を呈したと考えられた。一時は非常に興奮や易怒性が強く，体格が大きかったこともあって，身体拘束を併用した上に propofol（ディプリバン®）を全身麻酔並みの用量まで使用せざるを得なかった。胃潰瘍の合併も心理的ストレスの大きさを示唆するものと考えた。

症例21　71歳男性
急性大動脈解離に伴うせん妄に risperidone が有効であった一例

【主 訴】不眠

【既往歴】高血圧，アルコールは最近飲んでいない

【現病歴】当院入院前日の18時頃法事から帰る途中，背中に痛みを感じ，両下肢脱力に気がついた。起立困難のため近医整形外科へ搬送となったが，脳卒中を疑われ，脳神経外科病院へ転送となった。中等度の両下肢対麻痺，軽度の両下肢知覚鈍麻を伴い，腱反射は両下肢で減弱から消失し，その他は特に所見は認めなかった。頭部および脊髄MRIでは異常なく，ギラン・バレー症候群を疑われて当院神経内科に紹介，救命救急センターへ入院となった。胸部CTで大動脈解離を認め，脊髄梗塞を合併しているとの診断で，安静，降圧療法などで加療が開始された。第2病日には心房細動となり，直流除細動にて洞調律に復帰した。もともと睡眠薬を内服していたが，夜間不眠が強くなり，flunitrazepam（サイレース®）2mg + haloperidol（セレネース®）5mg の点滴を半量程度使用して入眠した。第3病日夜間にも中途覚醒があ

B　直接原因および併存疾患を考慮した薬物療法

り，ベッドから降りようとするなど安静が保てず，第4病日当科紹介となった。
【初診時現症】表情はまずまず穏やかで，ほぼ覚醒しており，会話はスムースで指示には従えた。場所や日付なども答えることができ，焦燥感は認めず，安静を強いられる病状ではあったが，さほど窮屈とも訴えなかった。もともと一人暮らしができており，認知症は否定的であった。右下肢には不全麻痺を認めた。血液検査では炎症反応の上昇と BUN 33mg/dL，Cr 1.16mg/dL と軽度の腎障害を認め，HbA1c は 5.3％と正常範囲であった。

- ▶**直接因子**：急性胸部大動脈瘤解離
- ▶**準備因子**：高齢，腎障害
- ▶**誘発因子**：緊急入院，安静および右下肢麻痺による体動困難，痛み

【臨床経過】安静度は床上リハビリテーションが可能なレベルとなっており，少しずつ昼間の活動量増加を促しながら，睡眠確保のため trazodone（デジレル®，レスリン®）50mg/day の眠前投与を開始した。第4病日の夜間は危険な行為は認めなかったものの，眠れず覚醒していたとのことで，診察時も会話がちぐはぐでまとまりに欠けた。Quetiapine（セロクエル®）へ変更とし，第5病日は 50mg を眠前に投与し，追加内服で計 100mg 使用したが効果不十分で，flunitrazepam（サイレース®）0.7mg + haloperidol（セレネース®）1.75mg の点滴を要した。第6病日の診察時には鎮静効果の持ち越しがあり，やや眠たそうではあったが会話は可能であった。せん妄がやや悪化していると判断し，quetiapine（セロクエル®）を 150mg/day，眠前に 100mg 投与へと増量した。第7病日より一般病棟へ転棟となったが，易怒性も目立つようになり，quetiapine（セロクエル®）250mg/day の内服でも夜間眠れず，点滴での鎮静を使用すると翌日持ち越して過鎮静による傾眠となってしまうことが続いた。肝機能悪化もあり，第10病日より risperidone（リスパダール内用液®）4mg/day，夕食後，眠前の分2投与へ変更した。その後は徐々に夜間の睡眠，昼間の覚醒度，見当識なども改善し，第17病

第Ⅱ章 | 実践編

日より risperidone（リスパダール内用液®）を漸減して，第39病日より lormetazepam（エバミール®）1mg/day へ変更した。その後も著変なく，第44病日リハビリテーション目的で転院となった。

【考　察】急性胸部大動脈解離後に発症したせん妄が，一般病棟へ転棟後に悪化し，quetiapine（セロクエル®）では効果が乏しく，risperidone（リスパダール内用液®）が有効であった。急性胸部大動脈解離では急性期に厳重な安静を要することが多く，一種の拘束状況となるため，痛みと相俟ってせん妄の発症率が高い。安静を保つことが優先されるため，興奮が強い患者では propofol（ディプリバン®）などの麻酔薬を使用せざるを得ない例もある。

13 呼吸器疾患に伴うせん妄

Key Point

●呼吸器疾患では低酸素血症をきたし，しばしばせん妄を伴う.
● 70歳以上の高齢者や慢性の呼吸器疾患，ICU 管理や気管内挿管を要した患者に多い.
●薬物療法では，当然のことながら呼吸状態に細心の注意を払う必要がある.
●ベンゾジアゼピン受容体作動薬は必ず観察下に投与し，バイタルサインをモニターする.

　急性の肺炎や慢性閉塞性肺疾患，肺がんなどでは呼吸状態が悪化すると低酸素血症をきたし，意識を含む脳機能が障害されてしばしばせん妄を呈する。呼吸器疾患では，抗生剤などの点滴や，マスク，カニュラなどによる酸素投与，時には人工呼吸管理などを要するため，せん妄が生じると治療上多大な支障をきたす。特に必要な酸素投与ができないと低酸素血症が改善せず，せん妄を遷延させる悪循環が生じる。

　さまざまな呼吸器疾患を有する入院患者を対象に DSM-Ⅳ に基づく半構造化面接を用いた検討[60]では，454例中43例9.5％にせん妄を認めている。

気管支喘息患者 112 例では 2 例 1.8%，肺がん患者 52 例では 9 例 17.3%，肺炎患者 49 例では 6 例 12.2% などの頻度が報告されている。70 歳以上の高齢者や慢性の呼吸器疾患，ICU 管理や気管内挿管を要した患者では有意に多くせん妄の発症が認められた。

　呼吸器疾患患者に併発したせん妄への薬物療法では，当然のことながら呼吸状態に細心の注意を払う必要がある。抗精神病薬であれ，ベンゾジアゼピン受容体作動薬であれ，過鎮静をきたせば呼吸を抑制する。特に flunitrazepam（サイレース®，ロヒプノール®）や midazolam（ドルミカム®）などのベンゾジアゼピン受容体作動薬は筋弛緩作用を有しており，目標とする鎮静レベルが達成されるまでは必ず観察下に投与すること，その後もバイタルサインをモニターすること，バックバルブマスク（アンビューバッグ）や拮抗薬である flumazenil（アネキセート®）を常備しておくことなどを遵守して使用する（表31）。適切に使用できれば呼吸状態をより安定させることが可能となる場合も多い。Mianserin（テトラミド®）では無呼吸をきたしたとの症例報告 [61] があり，著者自身も CO_2 ナルコーシスをきたし，投与との因果関係が疑われる症例を複数経験しているので，呼吸不全のある患者では避けるようにしている。

症例22　78歳男性
横紋筋融解症，脱水，嚥下性肺炎に伴い，せん妄をきたした一例

【主　訴】不眠不穏

【既往歴】63 歳時他院で脳腫瘍の手術を受けた。白内障，前立腺肥大，C 型肝炎

【現病歴】当院入院前日の 15 時頃風呂場で動けなくなり，娘が翌日 19 時 30 分頃に仰向けになっているところを発見した。呼名にて開眼し，失禁，失便という状態で救急要請，当院救急外来を受診後，嚥下性肺炎，横紋筋融解症，脱水のため救命救急センターへ入院となった。補液，抗生剤などで加療中の第 3 病日夜間「家へ帰る」と言ってベッドから降りようとしたり，いない人

第Ⅱ章 | 実践編

がいると言ったり落ち着かない状態となった。Flunitrazepam（サイレース®）
＋ haloperidol（セレネース®）の点滴が使用されたところ，無呼吸を呈した。
第4病日せん妄の疑いで当科紹介となった。

【初診時現症】表情はぼんやりしており，会話は可能であったが発語は
slurred speech で，前日の点滴による過鎮静と思われた。入院前から不眠が
あったが，睡眠薬などは使用していないと訴えた。場所は答えられ，日付は
言えなかったが，入院後3，4日と答え，見当識はある程度保たれており，
診察の指示には従えた。夜間には幻視を認めた。頭部 CT では水頭症を思わ
せる脳室拡大と大脳皮質の萎縮を認め，PVL も中等度であった。血液検査
では，WBC 10800，CRP 16.08mg/dL と炎症反応が続いており，CK 932IU/
L と低下傾向であった。Ceftriaxone（ロセフィン®）2g/day，erythromycin
（エリスロシン®）1g/day が投与中であった。

▶ **直接因子**：嚥下性肺炎
▶ **準備因子**：高齢，脳腫瘍術後状態
▶ **誘発因子**：緊急入院，救命救急センターへの入院，脱水，不動化

【臨床経過】内服のすすめには応じてくれたため，眠前へ risperidone（リス
パダール内用液®）1mg/day を開始とした。第4病日の夜間は risperidone（リ
スパダール内用液®）2mg で睡眠はとれたようだが，「男がずっと立っとる」
などの発言があり，幻視が続いていた。その後同量の risperidone（リスパ
ダール内用液®）を継続し，第12病日には診察時しっかりと覚醒して会話
もでき，歩行リハビリテーションも行うなど ADL が拡大していった。日に
よっては夜間興奮したり，バルンカテーテルを自己抜去するなどもありなが
ら徐々に安定し，歩行器で歩行可能となり，第23病日リハビリテーション
目的で転院となった。

【考　察】肺炎に伴ったせん妄患者に対して，flunitrazepam（サイレース®）
などのベンゾジアゼピン受容体作動薬を経静脈投与する際には呼吸抑制への

B　直接原因および併存疾患を考慮した薬物療法

十分な配慮が必要となる。横紋筋融解症による高 CK 血症は認めたが，悪性症候群を疑わせる臨床症状はなく，抗精神病薬の使用は可能と考えた。本症例では脳腫瘍術後状態で嚥下があまりよくないことも考慮し，risperidone（リスパダール内用液®）を選択した。2mg/day という比較的少量でコントロール可能となり，薬剤性パーキンソニズムなどリハビリテーションの妨げとなる有害事象もなく，転院可能となった。

14　術後せん妄

Key Point

●術後せん妄は日常臨床の中で，もっともよく経験されるせん妄の一型である．
●術後せん妄の危険因子は，手術および患者特性に関連した因子とに分けられる．
●手術関連因子として，手術侵襲の程度と緊急手術であったかが挙げられる．
●経口摂取ができない患者では，haloperidol の経静脈的投与が第一選択となる．
●強力な鎮静を要する際には propofol や dexmedetomidine が選択肢となる．

　いわゆる術後せん妄は日常臨床の中で，もっともよく経験されるせん妄の一型といえる。基礎疾患により手術部位や術式は当然異なるが，手術により身体的侵襲が加わること，術後には安静を強いられること，疼痛を伴うこと，種々の点滴ラインやドレーンを必要とすることなど患者に身体的心理的負荷がかかることは共通しており，一部共通した機序が術後せん妄の発症に関与していると推測される。

　典型的な術後せん妄は，手術当日から数日以内に発症し，身体的な回復とともに一過性の経過をとって改善することが多い。しかしながら，縫合不全や感染症を含む術後合併症をきたしたり，術前から認知症を有する患者などでは遷延することもある。せん妄の病型では，低活動型せん妄を呈する患者

第Ⅱ章 ｜ 実践編

が60〜70％でもっとも多いとする報告が複数あるものの[62, 63]，低活動型せん妄は見逃されやすく，興奮や攻撃性，危険な行為などを呈して初めて対応がなされることが実際には多いと考えられる。

術後せん妄の危険因子は，手術に関連した因子と患者特性に関連した因子とに分けて考えることができる（**表42**）。また，術後せん妄の予測と早期からの対策のためには，術前に把握が可能な準備因子と，術中および術後の誘発因子とに分けて評価するのが現実的である。個々の患者ごとに術前に準備因子を適切に評価して，基本的な予防対策を立案し，術中および術後の誘発因子の評価を加味して，術後管理として必要な対策を追加する。

手術に関連した因子は主に2つ挙げられ，手術侵襲の程度と緊急手術であったか否かに大きく影響を受ける。たとえば局所麻酔で施行できる白内障手術よりも，開心術や大動脈瘤などの血管手術，食道がんなどのほうが術

● 表 42 ● 術後せん妄の危険因子

	患者関連因子	手術関連因子
消化管手術	高齢，ASA grade Ⅲ以上，BMI 低値，アルブミン低値，アルコール多飲	術中の低血圧，周術期の輸血
心臓手術	高齢，脳血管障害，精神疾患（うつ病含む）の既往，認知機能障害，糖尿病，術前の心房細動	術式，手術時間，術後の低酸素，腎不全，周術期の血液製剤投与，気管内挿管の期間，炎症マーカーの上昇，コルチゾールの上昇，術後合併症
大腿骨骨折手術	認知機能障害，BMI 低値，アルブミン低値，複数の併存疾患	

ASA：American Society of Anesthesiologists，BMI：Body Mass Index

(Scholz AF, et al.：Br J Surg 103：e21-28, 2016, Gosselt AN, et al.：Crit Care Sep 23；19：346, 2015, Lin Y, et al.：J Card Surg 27：481-492, 2012, Oh ES, et al.：Int J Geriatr Psychiatry 30：900-910, 2015 をもとに作成)

B 直接原因および併存疾患を考慮した薬物療法

後せん妄の発症率が高くなる[62]。開心術を施行した 288 例についての後方視的な検討[64] で，41.7％に DSM-Ⅳの診断基準を満たすせん妄を認め，その 95.8％が ICU 管理中であったとの報告がある。手術の緊急性については，待機的な関節置換術を受けた患者と大腿骨頸部骨折に対する手術を施行された患者を比較し，後者でせん妄の頻度が 4 倍高かったとの報告[65] がなされている。開心術においても緊急手術の患者では約 4 倍の頻度との報告があり，緊急手術となった患者の 74.2％が術後せん妄を発症していた[64]。その他には，手術時間や術中の輸血の有無，術中の低血圧などが挙げられ，術後のバイタルサインの異常や疼痛，合併症による臨床検査値の異常なども含まれる。

　消化管手術については，9 編の論文を対象にメタ解析を行い，95 の因子について検討した報告がある[66]。年齢の中央値が 68 ～ 81 歳，男女比がほぼ 1：1 の 1,427 名が検討され，術後せん妄の発症率は 8.2 ～ 54.4％であった。7 つの危険因子が同定され，高齢，米国麻酔学会術前状態分類が grade Ⅲ以上，Body Mass Index の低値，血清アルブミンの低値，アルコールの過剰摂取，術中の低血圧，周術期の輸血が術後せん妄の発症と関連していた。

　人工心肺を用いた心臓手術については，34 編の論文を対象とした系統的レビューがある[67]。準備因子として高齢，精神疾患の既往，脳血管障害，認知機能低下が強く関連し，誘発因子として術式（冠動脈バイパス移植術や弁置換術など）と周術期の血液製剤の投与が強い関連を，術後の低酸素と腎不全が中等度の関連を示した。術前の心疾患や心不全，人工心肺の使用時間とは関連がなかった。また，待機的心臓手術に関する 25 編の論文の系統的レビューでは，33 の因子が指摘されている[68]。準備因子の中では，65 歳以上の高齢，うつ病の罹患，脳血管障害の既往が術後せん妄の発症と関連することがメタ解析によって示されている。また，複数の報告で指摘されている因子として，認知機能障害，術前の心房細動，糖尿病が挙げられている。誘発因子に関しては，手術時間，気管内挿管の期間，術式，輸血，炎症マーカーの上昇，コルチゾールの上昇，術後合併症が複数の報告で指摘されている。

　大腿骨骨折に対する手術については，10 編の論文に関する系統的レビュー

があり，術後せん妄の発症率は 13 〜 55.9％としている[69]。多変量モデルで検討すると，認知機能障害がもっとも有意な術後せん妄の危険因子であり，Body Mass Index の低値，血清アルブミンの低値，複数の併存疾患がそれに次ぐと報告している。

　術後せん妄への薬物療法については，図 13 に示した[70]。せん妄の重症度を評価することも重要であるが，投与経路の選択も必要であり，消化管術後など経口摂取ができない患者では，haloperidol（セレネース®）の経静脈的投与が第一選択となる。開心術後や電解質異常を伴う患者などでは，心室性不整脈に十分注意する。改善に乏しい場合は，haloperidol（セレネース®）の増量を行うが，hydroxydine（アタラックスＰ®）の併用で静穏化がはかれる場合もある。それでも無効の場合には，呼吸状態に注意しながらflunitrazepam（サイレース®，ロヒプノール®）や midazolam（ドルミカム®）などのベンゾジアゼピン受容体作動薬の併用も考慮する。経口投与可能な患

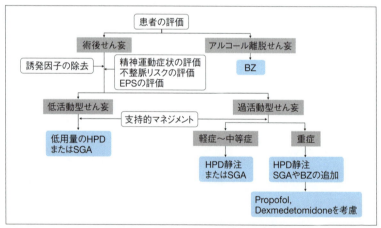

● 図 13 ● 術後せん妄への薬物療法

HPD：Haloperidol, SGA：Second generation antipsychotics, BZ：Benzodiazepines, EPS：Extrapyramidal symptoms
(Fricchione GL, et al.：Postoperative delirium. Am J Psychiatry 165：803-812, 2008 より引用改変)

者では，せん妄の重症度によって，risperidone（リスパダール®）や quetiapine（セロクエル®）などの第2世代抗精神病薬から考慮していく。せん妄が中等症以下であれば，trazodone（デジレル®，レスリン®）や mianserin（テトラミド®）も選択肢になる（図8）。人工呼吸管理中であったり，複数の点滴ラインやドレーンが挿入されている状況で，せん妄が重症化してまったく安静がとれない患者では，強力に鎮静をかけざるを得ない場合もある。その際には propofol（ディプリバン®）や dexmedetomidine（プレセデックス®）などが選択肢となりうる。

症例23　87歳男性
胃潰瘍穿孔による汎発性腹膜炎の術後に難治性のせん妄が遷延した一例

【主　訴】不穏，危険な行為

【既往歴】75歳時脳梗塞，胃潰瘍，高血圧，腰痛

【現病歴】当院入院の約1週間前よりタール便が続いており，4日前よりは心窩部痛やめまいが出現し，食事が摂取できず，臥床して過ごすようになった。その後，妻がタール便に気づき，救急要請して当院救急外来へ搬送となった。諸検査の結果，胃潰瘍穿孔による汎発性腹膜炎，出血による貧血と診断され，緊急手術が施行された。第2病日の午前1時頃手術は終了し，経腸チューブを挿入した状態で救命救急センターへ入院となった。術後より安静が保てず，不眠があり，haloperidol（セレネース®）の点滴，hyroxyzine（アタラックスP®）の筋注では効果がなく，身体拘束にて経過観察された。第3病日当科紹介となった。

【初診時所見】呼びかけにて開眼せず，返答は少しするがぼんやりして傾眠状態であり，きちんとした会話が成立しなかった。四肢にて身体拘束がなされていた。血液検査では，WBC 26700，CRP 25.68mg/dL と炎症反応が高値で，BUN 61mg/dL，Cr 2.54mg/dL と腎機能障害も認め，Alb 2.4g/dL と栄養状態も不良と考えられた。

　抗生剤として meropenem（メロペン®）が投与され，重症感染症としてガン

第Ⅱ章 │ 実践編

マグロブリン製剤も併用されていた。

> ▶ **直接因子**：胃潰瘍穿孔による汎発性腹膜炎，手術侵襲
> ▶ **準備因子**：高齢，脳梗塞の既往，低栄養状態
> ▶ **誘発因子**：身体拘束，経腸チューブやドレーン挿入，術後疼痛，不動化

【臨床経過】術後せん妄として経腸チューブより risperidone（リスパダール内用液®）を 2mg/day から投与開始とした。第 3 病日夜間は risperidone（リスパダール内用液®）を計 3mg 投与されて何とか眠ったが，第 4 病日には昼間も暴言をいうなど易怒的であり，診察時にも返答はするものの，まとまらない状態であった。第 6 病日には CD トキシンが検出されて vancomycin（バンコマイシン®）の投与が開始された。第 10 病日頃から傾眠ではあるが昼間に会話が成立するようになり，歩行器でのリハビリテーションも行えるようになった。その後再度夜間の不眠不穏が増強し，risperidone（リスパダール内用液®）4mg でも入眠せず，flunitrazepam（サイレース®）＋ haloperidol（セレネース®）の点滴を必要とするようになった。薬剤投与により経腸チューブが詰まるリスクがあり，一時薬剤の注入を中止して flunitrazepam（サイレース®）＋ haloperidol（セレネース®）の点滴を定期的に使用して鎮静を行った。第 12 病日より薬剤性が疑われる急性腎性腎不全，高カリウム血症をきたし，一時向精神薬を全面中止とした。腎不全は徐々に改善し，第 24 病日再度外科より紹介となり，経腸チューブより risperidone（リスパダール内用液®）を再開した。3mg/day では効果不十分で，第 27 病日より経口摂取が可能となったため，当初 quetiapine（セロクエル®）を 300mg/day まで使用しても効果不十分で，経腸チューブを自己抜去してしまうなどがあり，levomepromazine（ヒルナミン®）に変更して 200mg/day まで増量したが，やはり効果不十分であった。その後 quetiapine（セロクエル®）へ再度変更し，漸増した。第 52 病日に胃瘻造設術を施行され，経口摂取と経腸栄養との併用が可能となり，quetiapine（セ

B　直接原因および併存疾患を考慮した薬物療法

ロクエル®）を 500mg/day 投与されている状況で，リハビリテーション目的で他院へ転院となった。

【考　察】胃潰瘍穿孔による汎発性腹膜炎に対する緊急手術後に難治性のせん妄を呈し，高用量の抗精神病薬を投与しても効果は不十分であった。当初投与ルートが非常に細い経腸チューブしかなく，risperidone（リスパダール内用液®）を選択した。Flunitrazepam（サイレース®）＋ haloperidol（セレネース®）の点滴を併用せざるを得ないことが多く，過鎮静による昼夜リズムの乱れや呼吸抑制には十分配慮して使用した。せん妄は遷延しており，栄養管理を行いながら全身状態の改善に努め，リハビリテーションなどを通して昼夜リズムの是正を継続していくことが必要と考えられた。

症例24　74歳男性
胸部大動脈瘤術後に循環動態が安定せず，olanzapine によりコントロールできたせん妄の一例

【主　訴】不眠，血圧変動

【既往歴】胃潰瘍，副鼻腔炎で手術

【現病歴】20年前胃がんの手術後復職した際に，閑職に回されたと思い，飲酒量が増加し，日中から飲むようになった。5年程前飲酒がエスカレートし，家族への暴力，路上で寝るなどがあり，精神科病院を受診してその後は断酒できていた。

　1年前の定期検診にて胸部大動脈瘤を指摘され，胸部 CT の結果，経過観察となっていた。今年の定期検診後，再度当院紹介となり，手術をすすめられて2ヵ月前に検査入院を行い，当院心臓外科へ入院となった。第5病日に手術を施行され，術後 ICU 管理となったが，肺炎を合併し，meropenem（メロペン®），ciprofloxacin（シプロキサン®）などで治療された。急性呼吸窮迫症候群，ARDS への移行も考えられたため，ガンマグロブリン製剤，sivelestat（エラスポール®）も使用されたが，なかなか改善が得られず，第18病日気管切開術が施行された。不眠とともに情動不安定が強く，夜間は

第Ⅱ章 │ 実践編

propofol（ディプリバン®）での鎮静を要するが，血圧低下がみられ，日中も血圧変動が大きく，コントロールが困難であった。喀痰より MRSA が検出され，vancomycin（バンコマイシン®）が投与中であった。Flunitrazepam（サイレース®）＋ haloperidol（セレネース®）の点滴も試みられたが過鎮静となり，鎮静法について第 32 病日当科紹介となった。

【初診時現症】人工呼吸器は使用されていたが，持続気道陽圧法，CPAP で自発呼吸であり，胃管より経腸栄養中であった。呼びかけにてうっすら開眼し，気管切開のためうなづき，首振りのみでの意思疎通であったが，「夜は寝ている，薬は要らない」などと意思表示することはできた。指示にはある程度従え，離握手も何とかでき，閉眼，閉口は可能であった。血液検査では，WBC 12500，CRP 1.47mg/dL と軽度炎症反応が続いており，Alb 2.6g/dL と低アルブミン血症を認めた。

▶ **直接因子**：胸部大動脈瘤術後，MRSA 肺炎
▶ **準備因子**：高齢
▶ **誘発因子**：ICU 滞在，不動化，気管切開によるコミュニケーション障害

【臨床経過】長期にわたる ICU 滞在，肺炎合併などがあり，せん妄も遷延していると考えられた。胃管より quetiapine（セロクエル®）を 25mg/day，夕食後と眠前の注入とし，夜間の睡眠確保をはかることとした。第 32 病日夜間は，quetiapine（セロクエル®）では入眠せず，propofol（ディプリバン®）を 80mg/hr まで増量されたが，血圧低下を認め，norepinephrine（ノルアドレナリン®）をワンショットで静注するなどが必要であった。朝方には興奮して点滴台を蹴るなどもあった。第 33 病日より quetiapine（セロクエル®）を夕 50mg，眠前 25mg へ増量とした。短時間は眠れたが，propofol（ディプリバン®）は必要で，第 34 病日の診察時には使用中にもかかわらず，ほぼ意識レベルは清明であった。口パクで「ここは病院ではない。夜は寝たような。眠たくない」と訴え，日中も覚醒すると収縮期血圧が 200mmHg を

B 直接原因および併存疾患を考慮した薬物療法

超えたりしていた。昼間にも定期的に quetiapine（セロクエル®）を投与することとし，朝，昼に 25mg，夕，眠前に 100mg，計 250mg/day へ増量した。その夜は quetiapine（セロクエル®）注入後いったん入眠したが，血圧が低下し，propofol（ディプリバン®）と nicardipine（ペルジピン®）を中止後に中途覚醒し，胃管を自己抜去した。睡眠に入ることそれ自体で，血圧が低下してしまう可能性も考えられた。第 35 病日より quetiapine（セロクエル®）を 300mg/day に増量し，循環動態への影響の少ない haloperidol（セレネース®）の持続点滴を併用とし，haloperidol（セレネース®）4mg/hr と propofol（ディプリバン®）30mg/hr 程度の併用で，入眠するとやはり血圧は低下するものの何とか夜間はコントロールできるようになった。第 39 病日頃より昼間の覚醒度は上がり，リハビリテーションや主治医と筆談するなどが可能となった。ICU 退室に向けて経口薬でのコントロールを目指し，第 40 病日より quetiapine（セロクエル®）を α1 遮断作用のより弱い olanzapine（ジプレキサ®）へ変更し，夕に 2.5mg，眠前に 5mg 投与，不穏時には haloperidol（セレネース®）0.5mg 静注を追加とした。当初は haloperidol（セレネース®）0.15mg/hr の持続併用投与が必要であったが，olanzapine（ジプレキサ®）を 15mg/day まで増量し，第 42 病日頃から中途覚醒や若干の持ち越しはあるものの，血圧低下も許容範囲内で夜間睡眠がとれるようになった。第 46 病日に一般病棟へ転室となり，徐々に ADL も拡大でき，olanzapine（ジプレキサ®）を漸減中止として第 50 病日で終診となった。

【考　察】胸部大動脈瘤術後に ICU 滞在が長期化してせん妄が遷延し，循環動態が不安定で，覚醒すれば血圧が上昇し，入眠すると血圧低下をきたすといった状態で薬剤によるコントロールに難渋した。Olanzapine への変薬で血圧への影響を軽減できたのかは実際のところ明確ではないが，薬理学的なプロフィールを考慮して薬剤選択をしていくことには意義があるものと考えられた。

第Ⅱ章 ｜ 実践編

15 終末期せん妄

Key Point

● 終末期がん患者のせん妄発症率は高く, 死亡直前には 70 〜 80％以上となる.

● 低活動型せん妄のほうがみられやすく, その頻度は 68 〜 86％との報告もある.

● 直接因子として特に脳転移, 高カルシウム血症, 薬剤を考慮すべきである.

● 治療的対応にあたって, せん妄の可逆性を評価する必要がある.

● 患者自身や家族の希望を尊重し, 薬物療法および鎮静の適否について検討する.

　終末期がん患者のせん妄発症率は一般的に高く, 死亡直前にはさらに高まり, せん妄発症は予後不良の兆候であると考えられている. 緩和ケア病棟への入院患者を対象とした 8 研究のシステマティックレビューでは, せん妄の頻度が入院時には 13.3 〜 42.3％, 入院中には 26 〜 62％, 死亡する 1 週間前から直前では 58.8 〜 88％に上昇すると報告されている[71]. 緩和ケア領域では低活動型せん妄のほうがみられやすく, その頻度は 68 〜 86％との報告[71]もあり, 反復した場合も同じ病型をとりやすいとされている[72].

　終末期せん妄の直接原因として特に考慮すべきは, 脳転移, 高カルシウム血症, オピオイドや副腎皮質ステロイドなどの薬剤である. 終末期に限らないが, がん患者のせん妄では可能な限り造影で頭部 CT または頭部 MRI を行い, 脳転移を評価しておくことが望ましい. 骨転移を有する患者も含めて高カルシウム血症はしばしば見られ, 低アルブミン血症を伴う場合には必ず補正カルシウム値で評価する. オピオイドや副腎皮質ステロイドは中止することが困難な場合が多く, 可能な範囲での減量やオピオイドローテーションなど変薬を検討する[73].

　また治療的対応にあたって, せん妄の可逆性を評価する必要がある（表

234

B　直接原因および併存疾患を考慮した薬物療法

43)。病状の進行に伴う肝不全や腎不全，呼吸不全，脳転移などによるせん妄の改善は望めないことも多い[74,75]。高カルシウム血症や薬剤性，脱水，感染症などに伴うせん妄では，適切な対応により改善する場合もある。終末期せん妄の改善率をみると，Lawlorら[74]は薬剤性で72％，代謝性障害で36％，脱水で76％，感染症で50％と報告している。Moritaら[75]は薬剤性で37％，高カルシウム血症で38％としているが，感染症では12％，脱水では10％未満としている。終末期になるほどせん妄の病因が多因子となり，一因子の是正のみで改善しない例もあることから改善率にも相違が出るものと推測される。

終末期せん妄への薬物療法に関しては，患者の病状そのものが進行性であることを考慮し，せん妄の病因によって可逆性がどの程度かを評価した上で判断する必要がある（表43）。当然，患者自身や家族の希望も尊重されねばならない。少しでも患者とコミュニケーションをとりたいので鎮静してほしくないという家族もあれば，苦しむ姿を見るのがつらいので鎮静をしてほし

● 表43 ● 終末期せん妄における可逆性の評価と対応

	回復可能	回復困難
せん妄の病因	脱水 感染 高カルシウム血症 薬剤性　　など	肝不全 腎不全 呼吸不全 頭蓋内病変　　など
治療目標	せん妄からの回復	せん妄の症状緩和
薬剤選択	抗精神病薬 BZは必要最低限	BZを中心
ケア	見当識障害の回復 生活リズムの是正 家族ケア	不穏症状の緩和 安静・睡眠の確保 家族ケア

BZ：ベンゾジアゼピン受容体作動薬

（Bush SH, et al.：J Pain Symptom Manage 48：231-248, 2014, Lawlor PG, et al.：Arch Intern Med 160：786-794, 2000, Morita T, et al.：J Pain Symptom Manage 22：997-1006, 2001をもとに作成）

いと希望する家族もある。経静脈的投与が必要な患者では haloperidol（セレネース®）が第一選択となり，持続的な鎮静を行う場合には，呼吸状態に注意しながら flunitrazepam（サイレース®，ロヒプノール®）や midazolam（ドルミカム®）などのベンゾジアゼピン受容体作動薬の併用も考慮する。経口投与可能な患者で過活動型せん妄を呈している場合には，risperidone（リスパダール®）や quetiapine（セロクエル®）などの第2世代抗精神病薬を少量から試みる。オピオイドによる吐き気を伴う患者では，olanzapine（ジプレキサ®）も選択肢として考える[76]。低活動型せん妄では，積極的な薬物療法を行わず，非薬物療法的な介入を強化するほうがよい場合もある。

症例25 **52歳女性**

子宮頸がん終末期にせん妄が消長しながらも，家族との別れを言葉にして亡くなった一例

【主　訴】被害妄想，情動不安定

【既往歴】髄膜炎

【現病歴】今回入院の9ヵ月前より当院産婦人科で子宮頸がんと診断され，当初よりⅣa期であり，化学療法が導入され，外来化学療法が継続されていた。3ヵ月前より oxycodon（オキシコンチン®）が導入された。そのすぐ後に骨盤腹膜炎による麻痺性イレウスとなって入院となり，抗生剤による加療で感染はコントロールされたが，麻痺性イレウスは改善せず，末梢静脈挿入式中心静脈カテーテル（PIカテーテル）と自己調節鎮痛法（PCAポンプ）による疼痛コントロールが導入された。Fentanyl（デュロテップパッチ®）も18.9mg/3daysで使用され，遠隔転移はないが，全身状態は不良であった。入院の4日前に不安が強く，急に寂しくなったり，涙が出るなどのため当科を紹介初診した。不安が前景ではあるが，取り越し苦労，恐怖感，興味の減退などあり，やや退行した印象も持たれた。抑うつ状態と考えられ，臨床心理士によるカウンセリングは希望せず，薬物療法にて不安の軽減を図っていく方針としたが，カテーテル熱のため当院産婦人科に入院となった。継続的

B　直接原因および併存疾患を考慮した薬物療法

に往診し，duloxetine（サインバルタ®）などを試みたが，眠気が強く中止せざるを得なかった。第15病日頃より敗血症およびvancomycin（バンコマイシン®）による腎不全のため意識障害をきたしたが，やや持ち直していた。抑うつ気分，不安焦燥は目立たなくなっていたところ，第29病日より「韓国の王様の見てはいけないものを見てしまった」，「スパイに見張られている」などの被害妄想を訴え，診察依頼となった。

【診察時所見】表情は今ひとつながらも意識はほぼ清明で，会話は十分可能であった。被害妄想，注察妄想などを訴え，泣いてしまうなど情動不安定でもあった。これまでも時折幻視はあったようだが，診察時には訴えず，幻聴はなかった。WBC 13000，CRP 21.86mg/dLと炎症反応は高値で上昇傾向にあり，BUN 40mg/dL，Cr 2.19mg/dLと腎不全が持続し，Alb 1.3g/dLと栄養状態は不良であった。

- ▶**直接因子**：子宮頸がん，敗血症および腹腔内感染症，腎不全，オピオイド投与
- ▶**準備因子**：低栄養状態，抑うつ状態
- ▶**誘発因子**：体動困難，がん性疼痛

【臨床経過】全身状態も不良であり，終末期せん妄と考えて妄想の訴えが強い時にrisperidone（リスパダール®）の頓用を開始とした。拒薬などで内服できないときは，flunitrazepam（サイレース®）＋haloperidol（セレネース®）の点滴とした。第29病日の夜は拒薬し，flunitrazepam（サイレース®）＋haloperidol（セレネース®）の点滴で特に副作用なく睡眠はとれた。その後も幻視様の訴えがあったり，「夜，人は来なくなりました」と訴えたり，動揺性の経過をとりながら，徐々に腎不全など全身状態が悪化していった。腰部腹部の疼痛も強まり，PCAポンプからの塩酸モルヒネのボーラス量も増量が必要となっていった。第46病日より下腹部膿瘍に対してドレナージを開始された。妄想的な訴えは消退し，ほぼ連日flunitrazepam（サイレー

実践編

薬物療法

ス®）＋ haloperidol（セレネース®）の点滴で睡眠をとるようになった。第60病日頃より高カリウム血症が進行し，第69病日に「家族にさよならを言わなくちゃ」と言った後は徐々に会話が困難となり，第72病日永眠となった。

【考　察】子宮頸がんの終末期に敗血症，腎不全，下腹部膿瘍などさまざまな合併症を併発し，いわゆる終末期せん妄を呈したと考えられた。イレウスによる吐き気や疼痛など身体的苦痛は強かったが，初診時の不安焦燥は影を潜め，精神的な苦痛，苦悩はあまり伝わってこなかった。姉の付き添いや病棟スタッフの支持的な対応，疼痛コントロールを担当した麻酔科医の関与などが患者を支えたことに加え，軽度の意識障害が精神的な苦痛を鈍麻させていたような印象もあった。

❖ 文　献 ❖

1) Carin-Levy G, Mead GE, Nicol K, et al.：Delirium in acute stroke：screening tools, incidence rates and predictors：a systematic review. J Neurol **259**：1590-1599, 2012

2) Shi Q, Presutti R, Selchen D, et al.：Delirium in acute stroke：a systematic review and meta-analysis. Stroke **43**：645-649, 2012

3) McManus J, Pathansali R, Hassan H, et al.：The course of delirium in acute stroke. Age Ageing **38**：385-389, 2009

4) Reznik ME, Schmidt JM, Mahta A, et al.：Agitation after subarachnoid hemorrhage：A frequent omen of hospital complications associated with worse outcomes. Neurocrit Care **26**：428-435, 2017

5) 山田朋樹，石ヶ坪潤，小田原俊成，他：頭部外傷による器質性精神障害．救急医学 **33**：1591-1596，2009

6) 上條吉人：意識障害改善の一方で，衝動性，攻撃性，暴力行為が出現した脳外傷患者．精神障害のある救急患者対応マニュアル．医学書院，東京，pp215-221，2007

7) Hedges D, Jeppson K, Whitehead P：Antipsychotic medication and seizures：a review. Drugs Today **39**：551-557, 2003

8) Hori M, Suzuki T, Sasaki M, et al.：Convulsive seizures in schizophrenic patients induced by zotepine administration. Jpn J Psychiatry Neurol **46**：161-167, 1992

9) Bouvy PF, van de Wetering BJ, Meerwaldt JD, et al.：A case of organic brain syndrome following head injury successfully treated with carbamazepine. Acta Psychiatr Scand **77**：361-363, 1988

B　直接原因および併存疾患を考慮した薬物療法

10) Wroblewski BA, Joseph AB, Kupfer J, et al.：Effectiveness of valproic acid on destructive and aggressive behaviours in patients with acquired brain injury. Brain Inj **11**：37-47, 1997

11) 「認知症疾患診療ガイドライン」作成委員会：認知症疾患診療ガイドライン 2017. 医学書院, 東京, pp10-13, 2017

12) Yamawaki M, Kusumi M, Kowa H, et al.：Changes in prevalence and incidence of Parkinson's disease in Japan during a quarter of a century. Neuroepidemiology **32**：263-269, 2009

13) Fong TG, Jones RN, Shi P, et al.：Delirium accelerates cognitive decline in Alzheimer disease. Neurology **72**：1570-1575, 2009

14) McCusker J, Cole M, Abrahamowicz M, et al.：Delirium predicts 12-month mortality. Arch Intern Med **162**：457-463, 2002

15) Holroyd S, Currie L, Wooten GF：Prospective study of hallucinations and delusions in Parkinson's disease. J Neurol Neurosurg Psychiatry **70**：734-738, 2001

16) Schneider LS, Dagerman K, Insel PS：Risk of death with atypical antipsychotic drug treatment for dementia：meta-analysis of randomized placebo-controlled trials. JAMA **294**：1934-1943, 2005

17) Maust DT, Kim HM, Seyfried LS, et al.：Antipsychotics, other psychotropics, and the risk of death in patients with dementia：number needed to harm. JAMA Psychiatry **72**：438-445, 2015

18) Langballe EM, Engdahl B, Nordeng H, et al.：Short- and long-term mortality risk associated with the use of antipsychotics among 26, 940 dementia outpatients：a population-based study. Am J Geriatr Psychiatry **22**：321-331, 2014

19) 「パーキンソン病治療ガイドライン」作成小委員会：パーキンソン病治療ガイドライン 2011. 医学書院, 東京, pp163-166, 2011

20) Frieling H, Hillemacher T, Ziegenbein M, et al.：Treating dopamimetic psychosis in Parkinson's disease：structured review and meta-analysis. Eur Neuropsychopharmacol **17**：165-171, 2007

21) Vardy ER, Teodorczuk A, Yarnall AJ：Review of delirium in patients with Parkinson's disease. J Neurol **262**：2401-2410, 2015

22) Friedman JH, Berman RM, Goetz CG, et al.：Open-label flexible-dose pilot study to evaluate the safety and tolerability of aripiprazole in patients with psychosis associated with Parkinson's disease. Mov Disord **21**：2078-2081, 2006

23) Pace A, Di Lorenzo C, Guariglia L, et al.：End of life issues in brain tumor patients. J Neurooncol **91**：39-43, 2009

24) Yamanaka R, Koga H, Yamamoto Y, et al.：Characteristics of patients with brain metastases from lung cancer in a palliative care center. Support Care Cancer **19**：467-473, 2011

実践編

薬物療法

第Ⅱ章 | 実践編

25) Breitbart W, Tremblay A, Gibson C：An open trial of olanzapine for the treatment of delirium in hospitalized cancer patients. Psychosomatics **43**：175-182, 2002

26) Ramirez-Bermudez J, Lopez-Gomez M, Sosa Ana L, et al.：Frequency of delirium in a neurological emergency room. J Neuropsychiatry Clin Neurosci **18**：108-112, 2006

27) 岸田修二：エイズ脳症. 精神科治療学 **24**：1329-1334, 2009

28) Nightingale S, Winston A, Letendre S, et al.：Controversies in HIV-associated neurocognitive disorders. Lancet Neurol **13**：1139-1151, 2014

29) Uldall KK, Berghuis JP：Delirium in AIDS patients：recognition and medication factors. AIDS Patient Care STDS **11**：435-441, 1997

30) Sonneville R, Ferrand H, Tubach F, et al.：Neurological complications of HIV infection in critically ill patients：clinical features and outcomes. J Infect **62**：301-308, 2011

31) American Psychiatric Association：Diagnostic and Statistic Manual of Mental Disorders Fifth Edition（DSM-5）. American Psychiatric Publication, Washington DC, 2013（日本精神神経学会監修, 高橋三郎, 大野　裕監訳：DSM-5精神疾患の診断・統計マニュアル. 医学書院, 東京, 2014）

32) 中村　満：アルコール離脱症状. 救急医学 **33**：1585-1590, 2009

33) 松浦雅人訳：アルコール関連性てんかん症候群. てんかんハンドブック第2版. メディカルサイエンスインターナショナル, 東京, pp137-141, 2004

34) Eyer F, Schuster T, Felgenhauer N, et al.：Risk assessment of moderate to severe alcohol withdrawal--predictors for seizures and delirium tremens in the course of withdrawal. Alcohol Alcohol **46**：427-433, 2011

35) Goodson CM, Clark BJ, Douglas IS：Predictors of severe alcohol withdrawal syndrome：a systematic review and meta-analysis. Alcohol Clin Exp Res **38**：2664-2677, 2014

36) Amato L, Minozzi S, Vecchi S, et al.：Benzodiazepines for alcohol withdrawal. Cochrane Database Syst Rev **3**：CD005063, 2010

37) Mayo-Smith MF：Pharmacological management of alcohol withdrawal. A meta-analysis and evidence-based practice guideline. American Society of Addiction Medicine Working Group on Pharmacological Management of Alcohol Withdrawal. JAMA **278**：144-151, 1997

38) American Psychiatric Association：Practice guideline for the treatment of patients with delirium. American Psychiatric Association, Washington DC, 1999（日本精神神経学会監訳：米国精神医学会治療ガイドライン. せん妄. 医学書院, 東京, 2000）

39) Kumar CN, Andrade C, Murthy P：A randomized, double-blind comparison of lorazepam and chlordiazepoxide in patients with uncomplicated alcohol withdrawal. J Stud Alcohol Drugs **70**：467-474, 2009

40) Mayo-Smith MF, Beecher LH, Fischer TL, et al.：Working group on the management

B 直接原因および併存疾患を考慮した薬物療法

of alcohol withdrawal delirium, practice guidelines committee, american society of addiction medicine：Management of alcohol withdrawal delirium. An evidence-based practice guideline. Arch Intern Med **164**：1405-1412, 2004

41）Daeppen JB, Gache P, Landry U, et al.：Symptom-triggered vs fixed-schedule doses of benzodiazepine for alcohol withdrawal：a randomized treatment trial. Arch Intern Med **162**：1117-1121, 2002

42）宮川朋大，丸山勝也：アルコール離脱せん妄の現在の考え方と治療．精神科治療学 **22**：1005-1012, 2007

43）飛鳥井望：アルコール離脱の症状経過と治療．精神科治療学 **11**：791-799, 1996

44）Power KG, Jerrom DWA, Simpson RJ, et al.：Controlled study of withdrawal symptoms and rebound anxiety after six week course of diazepam for general anxiety. Br Med J **290**：1246-1248, 1985

45）武田俊彦編著：第2世代抗精神病薬各論．第2世代抗精神病薬の臨床．新興医学出版社，東京，pp44-101, 2007

46）春木繁一：腎不全・透析に伴う症状精神障害．三好功峰，黒田重利編集：臨床精神医学講座10 器質・症状性精神障害．中山書店，東京，pp437-461, 1997

47）Snoeck E, Van Peer A, Sack M, et al.：Influence of age, renal and liver impairment on the pharmacokinetics of risperidone in man. Psychopharmacology **122**：223-229, 1995

48）Thyrum PT, Wong YW, Yeh C：Single-dose pharmacokinetics of quetiapine in subjects with renal or hepatic impairment. Prog Neuropsychopharmacol Biol Psychiatry **24**：521-533, 2000

49）中條和志，佐藤琢磨，荒井啓行，他：電解質異常による痴呆様症状．内科 **95**：847-851, 2005

50）Aldemir M, Ozen S, Kara IH, et al.：Predisposing factors for delirium in the surgical intensive care unit. Crit Care **5**：265-270, 2001

51）上條吉人：痙攣発作や昏睡状態で発見された慢性精神障害者．精神障害のある救急患者対応マニュアル．医学書院，東京，pp89-92, 2007

52）上條吉人：痙攣発作や昏睡状態で発見された精神障害者．精神障害のある救急患者対応マニュアル．医学書院，東京，pp84-88, 2007

53）Lawrence KR, Nasraway SA：Conduction disturbances associated with administration of butyrophenone antipsychotics in the critically ill：a review of the literature. Pharmacotherapy **17**：531-537, 1997

54）Vieweg WV：New Generation Antipsychotic Drugs and QTc Interval Prolongation. Prim Care Companion J Clin Psychiatry **5**：205-215, 2003

55）長谷川浩二，向笠広和，中村 純，他：急性心筋梗塞後のせん妄発現に関する諸因子—特に環境因子について．総合病院精神医学 **4**：31-37, 1992

56）Uguz F, Kayrak M, Ciçek E, et al.：Delirium following acute myocardial infarction：incidence, clinical profiles, and predictors. Perspect Psychiatr Care **46**：135-142, 2010

第Ⅱ章 ｜ 実践編

57) So T, Tanaka H, Tsuchiya K, et al. : Influence of cardiovascular factors on the development of delirium after acute aortic dissection. International Medical Journal **6** : 113-117, 1999

58) 井出恵伊子, 梅田亜矢, 小川めぐみ, 他：内科治療を受ける急性大動脈解離患者に対するパンフレットのせん妄予防効果. 知識不足への対応によるせん妄減少の可能性. 日本集中治療医学会雑誌 **15** : 205-212, 2008

59) Sicouri S, Antzelevitch C : Sudden cardiac death secondary to antidepressant and antipsychotic drugs. Expert Opin Drug Saf **7** : 181-194, 2008

60) Takeuchi T, Matsushima E, Moriya H, et al. : Delirium in patients with respiratory diseases. Psychiatry Clin Neurosci **59** : 253-258, 2005

61) 浜田真理子, 松島英介, 渥美義賢, 他：ミアンセリン投与により無呼吸がみられたせん妄の2症例. 精神医学 **37** : 1319-1322, 1995

62) Robinson TN, Eiseman B : Postoperative delirium in the elderly : diagnosis and management. Clin Interv Aging **3** : 351-355, 2008

63) Marcantonio E, Ta T, Duthie E : Delirium severity and psychomotor types : their relationship with outcomes after hip fracture repair. J Am Geriatr Soc **50** : 850-857, 2002

64) Chang YL, Tsai YF, Lin PJ, et al. : Prevalence and risk factors for postoperative delirium in a cardiovascular intensive care unit. Am J Crit Care **17** : 567-575, 2008

65) Kalisvaart KJ, Vreeswijk R, de Jonghe JF : Risk factors and prediction of postoperative delirium in elderly hip-surgery patients : implementation and validation of a medical risk factor model. J Am Geriatr Soc **54** : 817-822, 2006

66) Scholz AF, Oldroyd C, McCarthy K, et al. : Systematic review and meta-analysis of risk factors for postoperative delirium among older patients undergoing gastrointestinal surgery. Br J Surg **103** : e21-28, 2016

67) Gosselt AN, Slooter AJ, Boere PR, et al. : Risk factors for delirium after on-pump cardiac surgery : a systematic review. Crit Care Sep 23 ; **19** : 346, 2015

68) Lin Y, Chen J, Wang Z : Meta-analysis of factors which influence delirium following cardiac surgery. J Card Surg **27** : 481-492, 2012

69) Oh ES, Li M, Fafowora TM, et al. : Preoperative risk factors for postoperative delirium following hip fracture repair : a systematic review. Int J Geriatr Psychiatry **30** : 900-910, 2015

70) Fricchione GL, Nejad SH, Esses JA, et al. : Postoperative delirium. Am J Psychiatry **165** : 803-812, 2008

71) Hosie A, Davidson PM, Agar M, et al. : Delirium prevalence, incidence, and implications for screening in specialist palliative care inpatient settings : a systematic review. Palliat Med **27** : 486-498, 2013

72) Leonard MM, Agar M, Spiller JA, et al. : Delirium diagnostic and classification

B 直接原因および併存疾患を考慮した薬物療法

challenges in palliative care : subsyndromal delirium, comorbid delirium-dementia, and psychomotor subtypes. J Pain Symptom Manage **48** : 199-214, 2014

73) Bush SH, Kanji S, Pereira JL, et al. : Treating an established episode of delirium in palliative care : expert opinion and review of the current evidence base with recommendations for future development. J Pain Symptom Manage **48** : 231-248, 2014

74) Lawlor PG, Gagnon B, Mancini IL, et al. : Occurrence, causes, and outcome of delirium in patients with advanced cancer : a prospective study. Arch Intern Med **160** : 786-794, 2000

75) Morita T, Tei Y, Tsunoda J, et al. : Underlying pathologies and their associations with clinical features in terminal delirium of cancer patients. J Pain Symptom Manage **22** : 997-1006, 2001

76) Fonte C, Fatigoni S, Roila F : A review of olanzapine as an antiemetic in chemotherapy-induced nausea and vomiting and in palliative care patients. Crit Rev Oncol Hematol **95** : 214-221, 2015

第 III 章
症例編

　ここからは誌上ケースカンファレンスのように詳細に症例を呈示し，臨床的な判断を要するポイントで Clinical Question を設定して，その解答を考えながら実際の臨床経過を読み進めていただきたいと思う。もちろん，実際に行った治療行為，臨床判断は唯一の正解といえるものではなく，あくまで各々の臨床場面で最良と考えて選択された結果であることはご了解願いたい。またすべての臨床データを記述することもできないので，呈示された範囲で自分ならどうするかと頭をひねってみていただければ幸いである。

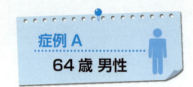

症例 A
64歳 男性

【主　訴】不穏興奮，失見当識
【既往歴】気管支喘息，非定型抗酸菌症，糖尿病
【家族歴】特記事項なし
【現病歴】X－1年11月G病院にて肺がんを指摘された。11月28日よりH病院呼吸器内科へ入院し，左肺尖部パンコースト腫瘍と診断され，手術適応はなく，放射線療法（55.2gray）および化学療法（carboplatin（パラプラチン®）＋ paclitaxel（タキソール®））を2クール施行された。X年3月初旬疾病に対する不安が強まり，H病院精神科へ紹介となった（精神科は週1回の非常勤医による対応であった）。その後徐々に興奮，徘徊などが強まり，haloperidol（セレネース®）の点滴が施行されたが十分コントロールできず，精神科での入院加療が必要と判断され，4月14日当科へ転入院となった。
【入院時現症】家族に付き添われ，ストレッチャーにて入院となった。H病院でhaloperidol（セレネース®）を10mg点滴された後であり，呆然としており，日にちや季節は答えられず，失見当識が著明であった。何度も起きあがろうとし，自制が保てず，宙をつかもうとするようなしぐさが認められた。前医からの紹介状では，原発巣に加えて頸椎転移，左腕神経叢への浸潤による疼痛があるとのことであった。

前医での投薬には，etodolac（ハイペン®），mefenamic acid（ポンタール®），carbamazepine（テグレトール®）200mg/day，roxatidine（アシノン®）150mg/day，rifampicin（リファジン®）450mg/day，ethambutol（エサンブトール®）750mg/dayなどが含まれ，疼痛に対してfentanyl（デュロテップパッチ®）30mg/3daysが使用されていた。
【入院時血液検査所見】WBC 9600，Hb 9.0g/dL，Ht 27.8%，Na 130.1mEq/L，K 4.3mEq/L，Cl 96.4mEq/L，AST 25IU/L，ALT 22IU/L，γ-GT 117IU/L，

症例A　64歳 男性

梅毒反応, 甲状腺機能, NH3は正常。ビタミンB1, B12は高値, 葉酸は1.6ng/mLと低値であった。貧血や低ナトリウム血症, 葉酸の低値などを認めたが, 単独でせん妄の直接因子となりうるとは考えにくかった。

　薬剤については, 当科入院後etodolac (ハイペン®), mefenamic acid (ポンタール®), carbamazepine (テグレトール®), roxatidine (アシノン®) をいったん中止とした。H2受容体拮抗薬であるroxatidine (アシノン®) やfentanyl (デュロテップパッチ®) は, せん妄に影響している可能性が考慮された。

Clinical Question 1

この患者の病因診断のために追加すべき検査は何か？
① 頭部MRI　② 頭部SPECT　③ 髄液検査　④ 脳波

- a. ①のみ
- b. ③④のみ
- c. ①③④のみ
- d. すべて

≫肺がんの頭蓋内転移や髄膜癌腫症を鑑別する必要があると考えられた。頭部CTでは十分な情報が得られにくいこと, 検査の侵襲性を考慮して, 造影を含めた頭部MRIおよび頭部MRAをまず施行した。頭部MRIでは造影にても脳転移を認めず, 大脳白質にT2強調画像で高信号域を認め, 慢性の虚血性変化と考えられた。頭部MRAでは両側内頸動脈の動脈硬化性変化を認めた。髄膜の増強効果は認めなかったが, 髄液検査を施行し, 細胞診も含めて異常は認めなかった。さらに意識障害の程度を評価する目的で脳波検査を行った。背景活動は低電位で α 波は認めず, 散発性の徐波の混入を認め, 軽度の意識障害に合致する所見であった。突発性異常は認めなかった。頭部SPECTは病因診断には直結しないことから, 当面は不要と判断した。

第Ⅲ章 | 症例編

Clinical Question 1
（解答） c

Clinical Question 2

この患者の薬物療法として第一選択と考えられるのはどれか？

a. Haloperidol 内服
b. Haloperidol 注射
c. Quetiapine 内服
d. Risperidone 内服
e. Mianserin 内服
f. Trazodone 内服
g. Flunitrazepam または midazolam 注射
h. その他（　　　　　　　　　　　　　　　）

≫興奮も強くせん妄は重症であり，抗精神病薬の投与が必要と考えられた。糖尿病があり，quetiapine は禁忌であること，経口摂取が可能であることから risperidone（リスパダール®）4mg を夕食後投与で開始した。夜間は不眠が続き，安静がとれないため，haloperidol（セレネース®）＋ flunitrazepam（サイレース®）の点滴を追加し，転入院当日には haloperidol（セレネース®）25mg，flunitrazepam（サイレース®）6mg の使用が必要であった。昼間の覚醒を促すため，朝 2 時間光パルス療法を併用した。第 3 病日より risperidone（リスパダール®）を 6mg/day に増量とした。第 4 病日頃より夜間 haloperidol（セレネース®）10mg ＋ flunitrazepam（サイレース®）4mg 程度の追加は要するものの，何とか睡眠がとれ，昼間は傾眠がちながら興奮はなく，車いすでの散歩ができるようになってきた。その後も徐々に

症例A　64歳 男性

夜間は安定し，haloperidol（セレネース®）＋ flunitrazepam（サイレース®）の点滴を漸減でき，第16病日より内服のみで睡眠がとれるようになった。

> **Clinical Question 2**
> （解答）　d

その後も日中の見当識障害が持続し，痛みを感じていないようにみえながらも痛みを訴え，レスキューとして morphine 座薬（アンペック座薬®）を使用することが続いた。原因として fentanyl（デュロテップパッチ®）による過鎮静が生じており，日中の傾眠から昼夜リズムの乱れにつながり，また痛みの訴えもかえって増加している可能性が考えられた。

Clinical Question 3

精神症状のコントロールという観点から，この患者の疼痛治療について必要なことはどれか？

① 患者および家族と治療のゴールについて話し合う
② 持続的な鎮静剤の使用
③ 麻薬性鎮痛薬の減量
④ 抗うつ薬や抗てんかん薬の併用

a. ①②のみ
b. ①③のみ
c. ①③④のみ
d. すべて

≫ 妻とも話し合った後，第17病日より fentanyl（デュロテップパッチ®）を 25mg/3days に減量した。傾眠はやや改善し，会話も通じやすくなり，痛みの明らかな増強は認めなかった。第23病日より fentanyl（デュロテップ

第Ⅲ章 | 症例編

パッチ®）をさらに 20mg/3days へと減量した。鎮痛補助薬として carbamazepine（テグレトール®）は前医で少量ながら使用されて無効であったこと，amitriptyine（トリプタノール®）などの三環系抗うつ薬はせん妄悪化のリスクが大きいと考えられることから，使用しなかった。またこの症例が入院していた当時は，gabapentin（ガバペン®）や pregabalin（リリカ®）などは上市されていなかった。入院当初のような興奮や落ち着きのなさは消退しており，持続的に鎮静を要する状態ではなかった。昼間の失見当識は完全には消失していないものの，昼夜リズムもある程度回復し，せん妄はコントロールされていると考えられた。妻の希望に沿い，第 31 病日に緩和ケア病棟のある I 病院へ転院となった。

> **Clinical Question 3**
>
> （解答）　b

【考　察】進行肺がんに対して化学療法および放射線療法を施行され，疼痛コントロールのため高用量の fentanyl（デュロテップパッチ®）を使用中にせん妄を生じた一例である。せん妄の直接原因は特定しにくかったが，中枢神経系への腫瘍の直接浸潤は否定的であり，fentanyl（デュロテップパッチ®）や H2 受容体拮抗薬などによる薬剤性せん妄がもっとも考慮された。傍腫瘍性神経症候群に含まれる辺縁系脳炎も鑑別診断には挙がるが，画像所見で病変が認められていないこと，抗精神病薬による対症療法や fentanyl（デュロテップパッチ®）の減量で改善している経過などから否定的と考えた。Risperidone（リスパダール®）は有効と考えられたが，一定期間 haloperidol（セレネース®）＋ flunitrazepam（サイレース®）の点滴による鎮静を併用せざるを得なかった。紹介元の病院が常勤精神科医のいない総合病院であったため，当科へ転入院となったが，隔離や身体拘束までは要さず，毎日往診での対応ができれば，転科せず呼吸器内科入院のまま診ることのできた症例かもしれない。

250

症例A　64歳 男性

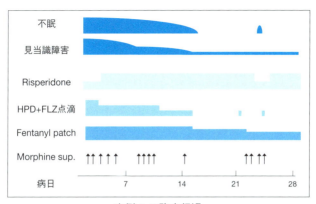

症例Aの臨床経過

> **Column　地域リエゾン**
>
> 　これまでコンサルテーション・リエゾンサービスは，主に総合病院の院内サービスとして提供されてきた．今後，地域在宅ケアの時代になれば，精神疾患を含む多様な疾患を抱えた患者の地域生活を支えるために多職種チームが活動するようになり，居宅はもちろん施設や，亜急性期，慢性期病床への「地域リエゾン」が必須になってくる．リエゾン精神科医の専門性は，総合病院における「院内リエゾン」で発揮されるだけでなく，「地域リエゾン」にも対応できる知識やスキルを含むものへと進化する必要があるだろう．
>
> 　このまま少子高齢化が進めば，一般の精神科病院は高齢入院患者で占められ，肺炎，イレウス，褥瘡などの治療に追われ，心理的問題を扱う精神科面接など必要なく，内科医のような業務をこなす日々になると予想する．精神科医らしくアイデンティティを保って精神疾患の診療を行えるのは，精神科救急を含む急性期を診ることのできる少数の精神科病院，総合病院精神科，そして精神科クリニックとなるように思う．一般医療の中で，多様な患者や家族，医療スタッフからのニーズに的確に応えながら，重層的なチーム医療を展開し，「脳」と「こころ」の専門家として地域在宅ケアでも機能する「リエゾン精神科専門医」は，魅力的な精神科医像のひとつになりうるだろう．「リエゾン精神科専門医」をサブスペシャリティとして確立することで，他科の医師やスタッフからもその役割がみえやすくなり，精神医療のみでなく一般医療全体からのニーズに応えるために大きく貢献するはずである．

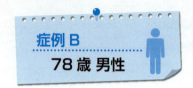

症例 B
78歳 男性

【主　訴】不穏興奮，失見当識
【既往歴】20歳時に顔面熱傷，痛風，高血圧，右耳は難聴で聞こえず
【家族歴】特記事項なし
【現病歴】軽度の物忘れには気づかれていたが，日常生活は自立していた。Y年1月上旬当院内科へ入院し，精査を受けた結果，胆嚢がんと診断され，第24病日に手術目的で当院外科へ転科となった。第34病日に胆嚢がんに対して，肝区域切除および胆管切除胆道再建術を施行された。術後2日目の第36病日より夜間不眠が出現し，flunitrazepam（サイレース®）の点滴を使用された。あまり効果はなく，第38病日には点滴ライン，膀胱カテーテルの自己抜去，爪切りで点滴ラインを切るなどもあり，haloperidol（セレネース®）＋ flunitrazepam（サイレース®）の点滴に変更となった。やはり効果は不十分で，昼夜逆転傾向もみられるようになり，第42病日当科へ紹介となった。

【初診時現症】診察時は傾眠傾向で，興奮や易怒性は認めなかった。会話は何とか可能で質問には答えようとしたが，失見当識があり，場所はわからず，日時は月のみ正答した。幻視は訴えなかった。手指振戦や筋固縮，麻痺はなく，構語障害を認めた。Haloperidol（セレネース®）＋ flunitrazepam（サイレース®）の点滴でも完全には入眠していないとのことであった。中心静脈ラインに加えて，ドレーンチューブ，膀胱カテーテルが挿入されていた。

　血液検査では，軽度のALTの上昇，貧血，低蛋白血症を認め，CRP 12.9mg/dLであったが，白血球増多，電解質異常，腎機能障害，高アンモニア血症などは認めなかった。

症例 B　78 歳 男性

Clinical Question 1

この患者の薬物療法として第一選択と考えられるのはどれか？

a. Haloperidol 内服
b. Haloperidol 注射
c. Quetiapine 内服
d. Risperidone 内服
e. Mianserin 内服
f. Trazodone 内服
g. Flunitrazepam または midazolam 注射
h. その他（　　　　　　　　　　　　　）

》興奮や易怒性も強く，危険な行為にも及んでおり，重症の術後せん妄と考えられた。頭部の画像診断は協力が得られず，施行は保留とせざるをえなかった。糖尿病の既往がなく，鎮静作用の強い薬剤が望ましいと考え，quetiapine（セロクエル®）を 75mg/day，夕食後 25mg，眠前 50mg から開始とした。翌日第 43 病日の再診時には，覚醒しており，比較的穏やかに話ができたため，同量で継続としたが，動揺性の経過であった。夜間には haloperidol（セレネース®）＋ flunitrazepam（サイレース®）の点滴での鎮静を要することが多くなり，身体拘束を必要とする晩もあった。Quetiapine（セロクエル®）を増量し，第 47 病日より 300mg/day まで増量するも効果なく，第 49 病日より risperidone（リスパダール®）を 3mg/day まで使用するも効果不十分で，夜間は haloperidol（セレネース®）＋ flunitrazepam（サイレース®）の持続点滴を行わざるをえなくなった。第 54 病日にはずっと付き添っている家族に対して「殺される」，「毒を入れている」などの被害妄想を訴えるようになり，水をかける，噛みつくといった暴力も出るようになって，昼間も目が離せない状態となった。第 59 病日より内服薬をzotepine（ロドピン®）50mg/day に変更したが，第 63 病日からは昼間も持

第Ⅲ章 │ 症例編

続的に鎮静を行う状態となり，外科的にはドレーンなど抜去でき，精神的に落ち着いて食事が摂れれば問題ない状態となったため，第 65 病日当科へ転科となった。

> Clinical Question **1**
> （解答）　c

【転科時現症】家族に付き添われ，ストレッチャーにて転科転棟となった。鎮静中であり，呼びかけにわずかにうなづける程度で意思の疎通は困難であった。息子の同意を得て医療保護入院とし，ナースステーションそばの観察室への入院とした。

　転科時の血液検査では軽度の貧血のみで，肝機能および腎機能，炎症反応など正常範囲であった。第 43 病日に施行した頭部単純 CT では，やや前頭葉優位にほぼ年齢相応の大脳萎縮を認めるほかは異常なく，脳への転移も示唆されなかった。術後 1 ヵ月近く経過しているにもかかわらず，術後せん妄と思われる病状が持続し，むしろ悪化している印象もある点が疑問であった。

Clinical Question **2**

この患者の病因診断のために追加すべき検査は何か？
① 頭部 MRI　② 頭部 SPECT　③ 髄液検査　④ 脳波

a.　①のみ
b.　③④のみ
c.　①③④のみ
d.　すべて

≫脳転移を除外するために頭部 MRI は必要と考え，昼間の状態がある程度落ち着いた第 85 病日に施行したが，頭部 CT とほぼ同様の所見であった。

254

症例 B　78 歳 男性

頭部 SPECT は，特異的な情報が得られないと判断して施行しなかった。髄液検査は検査への協力が得られず，施行しなかった。脳波は血液検査の結果から代謝性の異常は否定的であったこと，安静がとれなかったこと，連日 haloperidol（セレネース®）＋ flunitrazepam（サイレース®）の点滴を使用しており，薬剤の影響が強く出ることが予想されたため施行しなかった。

> **Clinical Question 2**
> （解答）　a

　転科後，いったん risperidone（リスパダール®）へ再変更し，増量するも連日点滴での鎮静を要し，haloperidol（セレネース®）を 20 ～ 25mg/day，flunitrazepam（サイレース®）4 ～ 5mg/day を使用せざるを得なかった。第 80 病日頃より徐々に昼間は穏やかになり，車いすで散歩するなどできるようになったが，夜間は眠らず，拒薬することもあり，経口摂取も不十分で，嚥下性肺炎による発熱も認めた。Risperidone（リスパダール®）は 9mg/day まで増量したが変化なく，第 92 病日より zotepine（ロドピン®）へ再度変更し，漸増した。経口摂取はやや増加し，身体的に元気になった分，夜間の点滴の使用量が増加する結果にもなっていた。第 100 病日頃には日中の覚醒は良好となったが，夜間は依然 haloperidol（セレネース®）＋ flunitrazepam（サイレース®）の点滴による鎮静が必要で，経口摂取が減ったり，発熱を繰り返していた。

第Ⅲ章 | 症例編

Clinical Question 3

精神症状のコントロールおよび身体管理という観点から，この患者について必要なものはどれか？
① 末梢ライン　② IVH 管理　③ 胃瘻　④ 胃管

a. ①のみ
b. ①③のみ
c. ①④のみ
d. ②のみ

≫栄養管理のためのルートと，拒薬あるいは転院を考慮した場合に点滴での鎮静を中止でき，着実に内服薬を投与できるルートが必要と考えた。IVH 管理は感染や自己抜去のリスクが高く，胃管も同様に嚥下性肺炎や自己抜去のリスクが大きかった。当面末梢ラインは維持し，第112病日胃瘻を造設した。

Clinical Question 3
（解答）　b

　その後 zotepine（ロドピン®）を 450mg/day まで増量し，徐々に不眠時は点滴から zotepine（ロドピン®）25mg の屯用へ移行した。日中の覚醒は良好となり，意識障害は改善したが，行動がまとまらず徘徊もみられ，認知症へ移行したものと一時考えた。家族にもそのように説明し，閉鎖処遇のほうが薬剤の量も減量できるなど利点があり，精神科病院への転院を検討した。第118病日頃からはほぼhaloperidol（セレネース®）＋ flunitrazepam（サイレース®）の点滴を使用せずに夜間過ごせるようになった。第 130 病日頃には独歩が徐々にできるようになるが，服を脱いでしまうなど行動面のまとまりが今ひとつで，HDS-R は 18 点であった。その後徐々に会話がスムース

となり,冗談が言えるようになったり,明らかに疎通性やADLが改善して在宅生活も問題なく可能ではないかと思えるほどになった。第154病日にはHDS-R 19点でスコアとしては横ばいであったが,認知症への移行との診断は誤診であったと考えられた。Zotepine(ロドピン®)も減量でき,家族が直接在宅で看ることを希望せず,第166病日身体的リハビリテーションと在宅支援の目的で転院となった。転院時の内服薬はzotepineから変薬したchlorpromazine(コントミン®)25mg/day,flunitrazepam(サイレース®)2mg/dayであった。

【考　察】胆嚢がんの術後に被害妄想や攻撃性,暴力行為などを伴った重症のせん妄を呈した一例である。後方視的にみても術前より軽度の認知障害は存在していたのではないかと推測される。通常の術後せん妄は身体的回復とともに消退してゆくことが多いが,本症例では長期にわたり遷延し,その原因は特定できなかった。最終的には改善した経過からみて,胆嚢がんによる中枢神経系への浸潤によるとは考えられなかった。高用量の抗精神病薬投与でも十分に鎮静がかからず,flunitrazepam(サイレース®)の点滴を連日使用せざるを得なかったことが,せん妄の長期化に関与した可能性は否定できない。ある時期より改善に転じた要因として,胃瘻の造設により栄養状態が改善されたこと,flunitrazepam(サイレース®)の点滴を中止できたことなどが挙げられた。

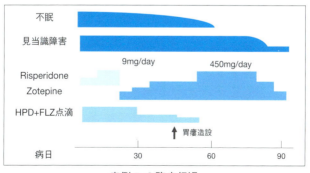

症例Bの臨床経過

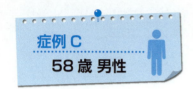

症例C 58歳 男性

【主　訴】失見当識，不眠，徘徊，幻視
【既往歴】特記事項なし
【家族歴】特記事項なし
【喫煙歴】16歳より開始，40本/day
【現病歴】Z年3月当院呼吸器内科を初診し，諸検査の結果，肺がんおよび閉塞性肺炎を指摘された。10日後に化学療法目的で呼吸器内科へ入院となったが，第6病日頃より日にちを何度も問い直す，薬を飲み間違えるといったことがみられるようになった。面会に来た母親からも物忘れがあると指摘されるようになり，第10病日からは体温計を上手にさすことができない，ケースを探すしぐさを繰り返す，点滴中であるにもかかわらず「今日の点滴はいつから？」と尋ねるなど明らかに不可解な言動を呈するようになった。この時点で神経内科にコンサルテーションがなされた。神経学的には，従命は可能だが発語で言葉が詰まるなど構語障害があり，明らかな運動麻痺は認めなかった。歩行は不安定で，鼻指鼻試験では失調を認めなかったが，踵膝試験では左側がわずかに拙劣であった。血液検査では，WBC 17200，CRP 25.2mg/dLと炎症反応が高値で，Hb 8.5g/dL，Ht 27.0%と貧血があり，Na 134.4mEq/L，Cl 98.6mEq/Lと軽度の低ナトリウム血症を認めた。肝機能，腎機能には異常を認めなかった。

症例 C 58歳 男性

Clinical Question 1

この患者の診断のためにまず考慮すべき検査は何か？

① 頭部 CT および頭部 MRI　② 頭部 SPECT
③ 髄液検査　④ 脳波

a. ①のみ
b. ③④のみ
c. ①③④のみ
d. すべて

≫精神神経症状としてせん妄が疑われる軽度の意識障害に加えて左優位の小脳症状が認められた。突発発症ではなかったが，脳血管障害が考慮され，担がん患者であることから脳転移，髄膜癌腫症，傍腫瘍性症候群なども鑑別診断として考慮された。急性期の脳血管障害および脳転移の診断を目的としてまず頭部 MRI を施行した。髄膜癌腫症の診断のために，髄液検査を施行するとしても脳浮腫の有無などを画像診断で評価する必要がある。意識障害の評価には脳波が有用であるが，直接的な病因診断にはつながらないことも多く，第一選択の検査とは考えなかった。頭部 SPECT も形態画像による診断を行った後に考慮してもよいと考えた。

Clinical Question 1
（解答）　a

頭部 MRI 拡散強調画像（図 14）にて左小脳半球や両側の後頭葉，前頭葉および頭頂葉に多発性の高信号域を認め，多発性脳梗塞と診断された。経胸壁心エコーでは心腔内に血栓は認めず，血液検査では AT-3 73％，FDP 91.1 µg/mL，D ダイマー 60.6 µg/mL，TAT 29.5ng/mL と凝固系の亢進を

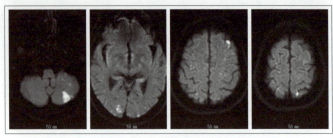

● 図 14 ● 症例 C の頭部 MRI 拡散強調画像

● 表 44 ● Trousseau 症候群

- 傍腫瘍性神経症候群のひとつ
- 悪性腫瘍に伴う血液凝固亢進により脳卒中を生じる
- DIC に併発した非細菌性血栓性心内膜炎から心原性脳塞栓症をきたすことが多い
- 原因となる悪性腫瘍は固形癌が多く，婦人科的腫瘍がもっとも多い
- 皮質に多発する梗塞が多く，血液凝固マーカーの上昇を認める
- 原疾患の治療と抗凝固療法が必要

認めた。これらの検査所見から表 44 に示すような傍腫瘍性症候群のひとつである Trousseau 症候群と考えられ，edaravone（ラジカット®）が開始された。第 11 病日より夜間の不眠に加えて，「外で誰かがけんかしていませんでしたか」など不可解な発言を認め，廊下を行ったり来たりするなど落ち着かない状態となった。第 14 病日より risperidone（リスパダール®），alprazolam（ソラナックス®）が投与されたが改善しないため，第 16 病日当科へ紹介となった。

【紹介時現症】失見当識は残存し，会話はまとまらず，HDS-R は施行不能であった。「子供が 2 人立っている」など幻視を思わせる発言もあり，夜間に精神症状が悪化するといった日内変動が認められた。手すりを持って歩くな

症例 C　58 歳 男性

ど，歩行は不安定でありながら，病室を出入りするなど安静が保てず，転倒のリスクも大きいと考えられた。固縮，振戦などの錐体外路症状は認めなかった。Risperidone（リスパダール内用液®）1mg/day，alprazolam（ソラナックス®）0.4mg/day の他に oxycodon（オキシコンチン®）20mg/day，prochlorperazine（ノバミン®）15mg/day，acetaminophen（カロナール®）600mg/day などが投与されていた。

Clinical Question 2

この患者の薬物療法として行うべきことは何か？

a. Risperidone を増量する
b. Risperidone を quetiapine に変更する
c. Mianserin を追加する
d. 睡眠薬を追加する

≫ Trousseau 症候群に伴うせん妄と考えられ，oxycodon（オキシコンチン®）による影響も否定できないと考えられたが，高用量とはいえず当面は継続とした。せん妄を悪化させるリスクのある alprazolam（ソラナックス®）は中止した。Risperidone（リスパダール内用液®）を増量する選択肢もあったが，鎮静作用を強化するねらいで quetiapine（セロクエル®）50mg/day へ変更した。まずは単剤での投与を原則と考えて mianserin（テトラミド®）の追加は選択せず，せん妄を悪化させるリスクのある睡眠薬の投与は避けるべきと考えた。

Clinical Question 2

（解答）　b

症例編

第 16 病日夜間は quetiapine（セロクエル®）50mg の投与で睡眠はとれたものの，翌朝に持ち越しがあり，第 17 病日より 25mg/day へ減量とした。すると「誰かがベッドで寝ている」と訴えるなど夜間落ち着かず，quetiapine（セロクエル®）を 125mg/day まで漸増したところ，徐々に幻視などの病的体験は消退し，見当識障害も改善傾向となった。しかしながら第 21 病日頃より再度夜間に寝たり起きたりを繰り返し，quetiapine（セロクエル®）の追加内服や haloperidol（セレネース®）の点滴静注を併用しても効果が乏しかった。健忘は残存していたが，日時，場所は正答するなど見当識は保たれ，幻視などの病的体験は否定した。昼夜を問わず「いらいらする」と落ち着きを欠き，「サンダルを脱いで降りたい」と下肢をごそごそと動かしながら話し，下肢の違和感を訴えていた。

Clinical Question 3

この患者の病態として考えられるものは何か？

a. せん妄の悪化
b. アカシジア
c. 不安の増強
d. むずむず脚症候群

》見当識障害や幻視などが改善する中で，昼夜を問わず落ち着きを欠き，不眠の増強に対してそれまで有効であった quetiapine（セロクエル®）の増量や，haloperidol（セレネース®）の併用で効果がみられないことからせん妄の悪化とは考えられなかった。明らかな焦燥感は認めたが，自覚的な不安の訴えはみられなかった。下肢の違和感の訴えは昼夜とも認められ，夕方から増強するという出現のしかたではなく，むずむず脚症候群よりもアカシジアと考えられた。Prochlorperazine（ノバミン®）が入院後より投与されており，

症例C　58歳 男性

被疑薬と考えられたため中止とし，抗コリン薬である biperiden（アキネトン®）2mg/day を朝夕食後に，鎮静作用も持つ prometazine（ピレチア®）25mg/day を眠前に開始した。翌第 22 病日には落ち着きのなさは軽減し，自室内で安静に過ごせるようになった。その後，第 27 病日より抗コリン薬を減量しても安定しており，緩和ケアを主目的とした治療を継続する方針となり，第 34 病日転院となった。

> Clinical Question **3**
> （解答）　b

【考　察】進行期肺がんに対する化学療法中に，Trousseau 症候群による多発性脳梗塞を発症したことを契機としてせん妄を呈した一例である。頭部 MRI などを施行して速やかに診断がなされ，治療が開始されるとともに quetiapine によりせん妄は良好にコントロールされつつあった。その後一見せん妄の再燃を疑わせるような焦燥感の増悪をみたが，症状の経過よりアカシジアと診断し，被疑薬と考えられる prochlorperazine（ノバミン®）の中止と抗コリン薬の投与により改善した。麻薬性鎮痛薬の投与開始時には吐き気への対策として prochlorperazine（ノバミン®）が併用されることが多いが，投与初期 2 週間を目安とし，漫然と投与すべきではない。Prochlorperazine（ノバミン®）はドパミン遮断作用を有し，本症例のようにアカシジアの原因薬剤となり得る。薬剤性が疑われるアカシジアに対しては，原因薬剤の中止が基本であるが，場合によっては速やかな改善のため対症的な薬物療法を考慮する。β遮断薬やベンゾジアゼピン受容体作動薬が推奨されているが，本症例ではせん妄を悪化させるリスクに留意しつつ，使い慣れている抗コリン薬を選択した。

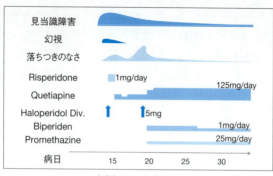

症例Cの臨床経過

> ### Column　精神科リエゾンチーム
>
> 　平成24年度の診療報酬改定で,「精神科リエゾンチーム加算」が新設され,コンサルテーション・リエゾンサービス(CLS)を多職種チームで提供すると,少額ながら加算がつくことになったとともに,「リエゾン」という文言が診療報酬上の述語として認知されたともいえる。以前に総合病院精神医学会の専門医の名称に「リエゾン」という文言を入れたいと希望した際には,厚生労働省から横文字はダメだと言われた経緯があるが,今後は「リエゾン精神科専門医」という名称も理にかなっているといえるだろう。
>
> 　さらに平成28年度には,総合入院体制加算2および3の取得や精神科病棟における急性期医師配置加算の要件に,精神科リエゾンチームを持つことが加えられ,診療報酬上の大きなメリットとなった。一定の研修を修了した専任看護師の確保が容易ではないが,平成30年10月時点で全国では180以上の施設が加算を取得している。
>
> 　同じく総合入院体制加算2および3の取得要件になっている「認知症ケア加算1」は,専任医師が脳神経内科医や認知症サポート医でも可で,加算点数もより高いために,より多くの施設が加算を取得している。今後は,認知症以外の多様な患者にもCLSをチーム医療で提供するメリットについて,エビデンスを持って示し,「精神科リエゾンチーム」の臨床的価値を高めていく必要がある。また,平成32年度からの初期臨床研修では精神科も必修科として復活するが,「精神科専門外来又は精神科リエゾンチームでの研修を含むこと」とされており,医師養成課程における教育的な役割も「精神科リエゾンチーム」に求められてくると考えられる。

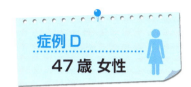

症例D 47歳 女性

【主　訴】意識障害，不穏
【既往歴】高血圧，高脂血症，高尿酸血症，肝機能障害
【現病歴】2年前に離婚し，一人暮らし。高血圧，高脂血症，電解質異常などで近医内科へ通院中であった。2年前頃に低カリウム血症と浮腫が出現し，近くの総合病院へ2回入院したことがあるが，原因は不明であった。同年の離婚をきっかけに不眠，気分の落ち込みなどを訴え，近医より抗うつ薬を投与されていた。同時期より飲酒量が増加したが，徐々に減少し，今年になってからは機会飲酒程度になっていた。3ヵ月前に風邪をきっかけに体調を崩し，近医で低ナトリウム血症，低カリウム血症，脱水を指摘され，通院加療で点滴を施行されて軽快した。

　当院入院の6日前に親族へ電話してきたのを最後に連絡がなく，入院当日自宅で倒れているところを発見され，当院ICUへ入院となった。意識レベルはJCSで2〜10であり，低体温があり，血圧は触診で50であった。全身には長時間の臥床による皮膚圧迫のため褥瘡が形成されていた。血液検査ではNa 99mEq/L，K 1.9mEq/L，Cl 57.4mEq/Lと著明な電解質異常が認められ，BUN 68mg/dL，Cr 2.06mg/dLと腎不全を伴っており，輸液による電解質補正が施行された。速やかな脱水の補正のために輸液量をしぼることは困難で，1時間に5mEq/L程度の血中ナトリウム濃度上昇を認めた時間帯もあった。胸部CT上肺炎も合併しており，sulbactam/ampicillin（ユナシンS®）の投与が施行された。電解質異常の改善に伴い意識が回復し，第3病日に施行された頭部MRIでは異常を指摘されなかったが，大声を出すなど情動不安定が認められるとのことで，第5病日当科へ紹介となった。

【初診時現症】会話は可能もゆっくりでまだ意識清明とはいえなかったが，診察の指示には従えた。場所は答えられたが，日にちは曖昧で抑うつ気分や

希死念慮は否定した。夜間は中途覚醒が多く，あまり眠れていなかったが，興奮して鎮静を要するということはなく，幻視などの幻覚も認めなかった。呼吸や循環動態は安定していた。神経学的には右眼輪筋の筋力低下があり，右顔面の動きがやや不良であった。眼振や複視はなく，眼球運動は正常で，四肢麻痺も認めなかった。Asterexis や手指の振戦，筋固縮も認めなかった。血液検査では，Na 124.3mEq/L，K 4.2mEq/L，Cl 90.9mEq/L であり，低ナトリウム血症は改善傾向で，腎機能は正常化していた。WBC 7700，CRP 18.84mg/dL と炎症反応は高値で，胸部X線では肺炎像がまだ認められていた。

Clinical Question 1

この患者の精神症状に関与している病態として考え得るものはどれか？
① 低ナトリウム血症　② 中心性橋髄鞘崩壊症　③ うつ病　④ 肺炎

a. ①のみ
b. ①③のみ
c. ①③④のみ
d. すべて

≫軽度ながら見当識障害，意識障害が残存し，睡眠リズムの乱れがあり，情動不安定が消長していることから，状態像としては低活動型せん妄がもっとも考えられた。改善傾向ではあるが低ナトリウム血症は持続しており，せん妄の病因として関与が疑われた。急速な血中ナトリウム値の上昇も認めていたが，頭部 MRI で異常がなく，中心性橋髄鞘崩壊症は否定的であった。病歴として抑うつ状態に対して近医で抗うつ薬を処方されており，抑うつ状態の悪化によって摂食困難に陥った可能性も考えられ，面接時には患者が抑うつ気分などを否定しているものの，意識障害が改善した後に改めて評価する

症例D　47歳 女性

必要があると考えた。血液検査にて CRP が依然高値であり，肺炎は治癒しておらず，精神症状への影響は否定できないと考えられた。その他には ICU への入院であることや，筋力低下による体動困難なども誘発因子として挙げられた。

> **Clinical Question 1**
> （解答）　c

せん妄の病因として低ナトリウム血症がもっとも影響していると考えられ，補正がなされている途中であり，行動異常の程度も自制内であったことから，すぐに薬物療法は行わず，経過観察とした。うつ病の評価については意識障害改善後に家族からの情報も含めて考慮することとした。

第6病日に一般病棟での加療が可能と判断され，内科病棟へ転棟となった。第8病日にはやや落ち着かず，行動がまとまらないと病棟スタッフより指摘があった。「話したことは覚えてないです。少し頭が痛い。食欲がない」と訴え，一昨日の診察のことは覚えておらず，表情はやや乏しく，無関心で，尋ねると抑うつ気分は肯定するが悲哀感は認めなかった。血液検査では Na 131.2mEq /L，K 4.5mEq/L，Cl 99.0mEq/L とさらに改善していたが，意識障害の遷延も考慮され，脳波検査を予定した。第9病日には上半身裸で病棟内を徘徊するというエピソードがあったが，面接時には会話も十分にでき，異常行動であることは本人も理解していた。低ナトリウム血症については，Na 134.3mEq/L，K 3.6mEq/L，Cl 98.3mEq/L とほぼ正常に近づいており，不穏が強いときに haloperidol（セレネース®）の点滴を指示した。第11病日には箸で床をつつくなどの異常行動が認められ，「別にどうもないです。家でも生活できます。普段と変わりません。ここはどこかわかりません」と訴え，表情は乏しく，無関心で何をきいても「はい」と答えるような印象であった。同日施行した脳波検査では α 波も認められ，血液検査も正常に復していたが，次男から見ても1人で普通に生活していた時と明らかに状態が異

症例編

267

第Ⅲ章 | 症例編

なっているとの意見であったため，第12病日精査加療目的で精神科病棟（開放病棟）へ転科転棟とした。患者本人の同意も得られ，当初は任意入院とした。同日より risperidone（リスパダール®）1mg/day を眠前に開始した。

転棟後，risperidone（リスパダール®）1mg/day を継続して徐々に異常行動はみられなくなり，夜間も良眠できるようになった。第14病日には会話内容も了解可能になってきており，入院に至った経緯についても間違いなく語ることができるようになった。依然としてぼんやりしているが，指示には従え，自力で食事も摂取できていた。神経学的には軽度の構語障害，動作時の手指振戦，右手首に軽度筋固縮を認め，上肢の変換運動がやや拙劣で，座位も自力ではとれず，不安定であり，下肢には廃用性と思われる筋力低下を認めた。項部硬直，Kernig 徴候は認めなかった。

Clinical Question 2

この患者の病態を評価するために必要な検査として挙げられるのはどれか？

① 認知機能検査 　② 髄液検査 　③ 脳波 　④ 頭部 MRI

a. ①のみ
b. ①③のみ
c. ①③④のみ
d. すべて

≫ Risperidone（リスパダール®）による過鎮静やパーキンソニズムも考えられたが，器質因を除外するため，上記すべての検査を行った。HDS-R では 23 点，MMSE は 24 点で，場所や時間などの見当識は保たれていたが，記銘力低下を認めた。髄膜刺激兆候はなく，他の検査データからも感染性の髄膜脳炎は否定的であったが，髄膜癌腫症や何らかの原因による脳症を鑑別

症例D　47歳 女性

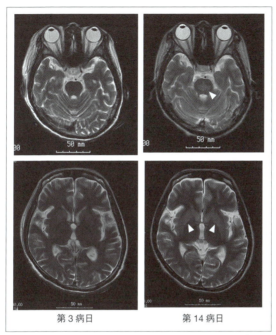

第3病日　　　　　第14病日

● 図15 ● 症例Dの頭部MRI，T2強調画像△

する目的で髄液検査を行い，髄液細胞数，髄液蛋白，細胞診など正常であった。脳波では7-8Hzのθからslow α波が主体で，左右差はなく，軽度の意識障害または脳機能の低下が疑われた。頭部MRIは第3病日に施行されて正常であったが，第14病日に再検を行ったところ（図15），T2強調画像，FLAIR画像で橋中心に比較的淡い高信号域を認め，尾状核，被殻も両側性にやや高信号域を呈していた。画像的には中心性橋髄鞘崩壊症（CPM）および橋外髄鞘崩壊症（EPM）として矛盾しない所見であり，構語障害や失調の原因病巣と考えられた。第3病日の時点では認めなかったCPM/EPMがその後生じ，尾状核，被殻に認めたEPMによって内科病棟転棟後の行動異常が引き起こされたと考えられた。第21病日に頭部SPECTも施行した

が，3D-SSP解析にて全般的に脳血流は保たれており，局所的な血流低下は認めなかった。

その後risperidone（リスパダール®）1mg/dayにてせん妄は認められなかったが，表情は乏しく，精神緩慢，理解力の低下は持続していた。筋固縮は認めなかったが，協調運動障害や軽度の振戦は続いており，歩行も困難で車いすが必要であり，リハビリテーションのための転院を検討していた。第22病日頃より子供のように泣きまねをしてみたり，食欲が異常に亢進して盗食をするようになり，注意するといったん納得するものの行動は変わらないということを繰り返した。浅薄な印象で，児戯的退行および脱抑制と考えられた。車いすでの移動がかなりできるようになっており，勝手に病棟外に出るなど目が離せない状況になった。明らかな嘘をついて弁解するなども認めた。

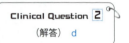

Clinical Question 2
（解答） d

Clinical Question 3

この患者への対応として適切と考えられるものはどれか？

a. Risperidoneの増量
b. 電気けいれん療法
c. 個室隔離
d. 閉鎖処遇のための転院

≫ CPM/EPMによる神経症状が持続しており，抗精神病薬による鎮静を強めることは，転倒などのリスクが増加するため，慎重でなければならないと考えた。電気けいれん療法は疾患から考えて適応でもなく，論外である。個室隔離は一時的な手段ではあっても予後的な見通しからみて長期化する可能

症例D　47歳 女性

性もあり，患者へのストレスを高めるデメリットが予想された。身体的なリハビリテーションのための転院を考慮していたところでもあり，閉鎖処遇で経過観察できることが適切と考えて，家族の同意も得た上で，第27病日に精神科病院へ転院とした。

> **Clinical Question 3**
> （解答）　d

　転院後に aripirprazole（エビリファイ®）6mg/day が開始されたが，精神症状，神経症状ともに改善はなく，1週間で中止された。その後は投薬なしで経過観察されていたところ，転院2週間後頃より徐々に精神症状，神経症状ともに改善がみられ，3週間後頃からは歩行もできるようになり，HDS-Rでも28点にまで改善した。最終的には日常生活を問題なく行える状態にまで回復し，55日間の入院で自宅へ退院となった。

【考　察】重篤な電解質異常に伴う意識障害，低体温，ショック状態からの回復途中に，CPM/EPM による精神神経症状を呈した一例である。せん妄のために精神科へ紹介となり，いったん改善傾向となって再度悪化を見た経過から，初回の頭部 MRI 施行後に CPM/EPM が発症したものと考えられた。CPM のみでは精神症状をきたすことはまれであるが，線状体など基底核に及ぶ領域に EPM を合併した場合には，多彩な精神症状が生じる可能性がある。精神科転科前後から観察された精神症状は，意識障害の存在は完全に否定できないものの，児戯的退行，脱抑制，虚言などが主であり，EPM による器質性精神障害と考えた。CPM/EPM の予後は，約1/3 ずつ死亡や重篤な後遺症を残す予後不良群，要介護状態を残す中間群，社会復帰可能な予後良好群に分類される。本症例は全体では約3ヵ月弱の経過で自宅での生活が可能となっており，予後良好群と考えられる。低ナトリウム血症の急速な補正が CPM/EPM を惹起しうることは広く知られるようになってきているが，十分な注意を払っても結果的に急速な補正となってしまったり，全身状態に

症例編

271

第Ⅲ章 | 症例編

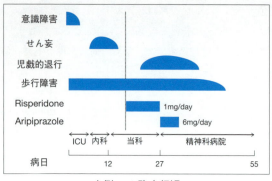

症例Dの臨床経過

よっては救命を優先せざるを得ない場合もある。慎重な経過観察と経時的な頭部MRIによる評価が重要と考えられる。

❖ 文 献 ❖

1) Lipowski ZJ：Delirium：Acute confusional state. Oxford University Press, New York, 1990
2) 黒澤　尚, 保坂　隆監訳：せん妄の患者．MGH総合病院精神医学マニュアル．メディカルサイエンスインターナショナル，東京，pp93-112，1999
3) Bickel H, Gradinger R, Kochs E, et al.：Incidence and risk factors of delirium after hip surgery. Psychiatr Prax **31**：360-365, 2004
4) 堤　邦彦：ICU・CCUとせん妄．一瀬邦弘編：精神医学レビュー26 せん妄．ライフサイエンス，東京，pp88-91，1998
5) Inouye SK：Delirium in older persons. N Eng J Med **354**：1157-1165, 2006
6) American Psychiatric Association：Practice guideline for the treatment of patients with delirium. American Psychiatric Association, Washington DC, 1999（日本精神神経学会監訳：米国精神医学会治療ガイドライン．せん妄．医学書院，東京，2000）

Index

数字索引

3D-CAM ································· 30
5-HT2A 受容体 ························ 116

欧文索引

A

acetaminophen ······················ 261
aciclovir ························· 183, 184
ADL ···························· 14, 51
alprazolam ······················ 260, 261
alteplase ··························· 166
amantadine ················· 176, 207, 250
ARDS ····························· 231
aripiprazole ···· 115-117, 120, 131, 177, 178, 179, 271
asterexis ················· 198, 203, 206, 213

B

Behavioral and Psychological Symptoms of Dementia（BPSD）···················· 175
benzodiazepine 受容体作動薬 ············ 63
betamethasone ····················· 199
Binswanger 病 ················· 205, 206
biperiden ·················· 58, 60, 263
blonanserin ······················· 186
Body Mass Index ··············· 227, 228
bromazepam ······················· 181
brotizolam ··················· 166, 201

C

carbamazepine ····· 170, 183, 184, 191, 246, 250
carboplatin ························· 246
celecoxib ··························· 199

Central pontine myelinolysis ············ 210
CHDF ····························· 208
chlordiazepoxide ················· 191, 192
chlorpromazine ····· 115, 119, 124, 169, 179, 257
cimetidine ·························· 199
ciprofloxacin ························ 231
CIWA-Ar ·························· 192
Clinical Global Impressions-Improvement（CGI-I）····················· 109
clonazepam ······················ 157, 159
clozapine ·························· 176
CO2 ナルコーシス ··················· 223
common neural pathways ·············· 61
Confusion Assessment Method（CAM）
················· 28, 50, 93
── -ICU ························· 23
── -J ·················· 28, 30, 93
CPAP ····························· 232
CPM ··························· 270, 271
CYP2D6 ·························· 203
CYP3A4 ·························· 203

D

D2 受容体占拠率 ····················· 118
default mode network ················ 65
dexmedetomidine ············· 123, 163, 229
diazepam ··· 191-193, 195, 197, 199, 200, 218
DIC ····························· 208
docetaxel ·························· 200
donepezil ······················ 178, 179
DRS-R-98 ··············· 21, 89, 90, 120
DSM-5 ················· 17, 19, 21, 28, 38
DSM-Ⅳ ······················ 21, 227
DSM-Ⅳ-TR ························ 33
duloxetine ·························· 237

D ダイマー ……………………………… 259

E

edaravone ……………………………… 260
elcatonin ……………………………… 213
EPM ……………………………… 270, 271
erlotinib ……………………………… 199
eszopiclone ……………………………… 95, 96
ethambutol ……………………………… 246
etizolam ……………………………… 208

F

facilitating factors ……………………… 68
famotidine ……………………………… 201
fentanyl ……71, 173, 199-202, 214, 236, 247, 249, 250
fluconazole ……………………………… 184
flumazenil ……………………… 102, 126, 223
flunitrazepam …… 100-102, 122, 124, 125, 155, 158, 159, 166-168, 170, 174, 184, 185, 188, 194-196, 215, 216, 218-221, 223, 224, 228, 230-232, 236, 237, 248-250, 252, 253, 255-257

G

GABA ……………………………… 63, 64, 122
gabapentin ……………………………… 191, 250
gabexate mesilate ……………………… 208

H

H2 受容体拮抗薬 ………………… 70, 247, 250
HAART 療法 ……………………… 185-187
haloperidol …… 61, 86-88, 90, 102, 103, 105, 113, 115-122, 124-128, 131, 155, 158, 159, 164, 166-168, 170, 171, 173, 176, 177, 188, 192, 194-196, 198, 199, 203, 212, 213, 215, 216, 218-221, 224, 228-233, 236-238, 246, 248-250, 252, 253, 255, 256, 262, 267
HDS-R …… 156, 181, 187, 256, 257, 260, 268, 271
HIV 検査 ……………………………… 141
HIV 脳症 ……………………………… 186-188
hydroxydine ……………… 126, 177, 228, 229

Hospital Elder Life Program （HELP）
……………………………… 78

I

IABP ……………………………… 218
ICD-10 ……………………… 17, 21, 38
ICU 滞在日数 ……………………………… 120
imipramine ……………………………… 60
Intensive Care Delirium Screening Checklist （ICDSC） ……………………… 23
isoniazid ……………………………… 184
IVH ……………………………… 256
IVIg ……………………………… 188

L

L- ドーパ ……………………………… 176
levomepromazine ……… 124, 159, 181, 230
lidocaine ……………………… 214, 215, 217
Lipowski ……………………………… 68, 73
lorazepam …… 103, 119, 122, 124, 192, 193
lormetazepam ………………… 181, 205, 222
loxoprofen ……………………………… 201

M

MAO-B 阻害薬 ……………………………… 176
melatonin ……………………………… 87
Memorial Delirium Assessment Scale （MDAS） ……………………………… 21, 33
meropenem ……………………… 229, 231
methylprednisolone …………………… 188
mianserin ………63, 106, 121, 122, 130, 131, 164, 176, 223, 229, 261
MIBG 心筋シンチ ……………………………… 178
midazolam …… 100-102, 122, 124, 125, 170, 186, 194, 218, 223, 228, 236
MMSE ……………………………… 187
morphine hydrochloride ………………… 218
morphine 座薬 ……………………………… 249

N

nafamostat mesilate ……………………… 208
National Institute for Health and Care Excellence （NICE） ……………………… 80

索 引

NEECHAM 混乱・錯乱状態スケール … 30
nicardipine ……………………………233
nitroglycerin 噴霧剤 …………………218
Non-pharmacological de-escalation … 100
norepinephrine ………………………232
NSAIDs …………………………202, 207

O

olanzapine …… 21, 86-88, 90, 115-117, 119,
    120, 131, 164, 180, 233, 236
oxycodon ………… 71, 200-202, 236, 261

P

paclitaxel ………………………………246
PAD ガイドライン ……………………23
panipenem/betamipron ………………184
PCA ポンプ ……………………………237
pentobarbital …………………………192
Periodic lateralized epileptiform discharges
    (PLEDs) ……………………………142
perospirone ………… 105, 115-117, 120, 130,
    209
PET …………………………64, 115, 117
phenothiazine 系薬剤 ………169, 179, 212
phenytoin …………………171, 184, 185
physostigmine …………………………60
precipitating factors …………………68
predisposing factors …………………68
pregabalin ……………………………250
prochlorperazine ………………261-263
prometazine …………………………263
propofol … 123, 170, 192, 218-220, 222, 229,
    232, 233

Q

QTc 延長 ………………………………120
QT 延長 …………………………………100
quetiapine ……21, 61-63, 105, 113, 115-118,
    120, 122, 128, 129, 131, 155, 156, 159, 164,
    166-168, 171, 172, 176-178, 181, 182, 187-
    189, 199-203, 207, 209, 213, 214, 216, 217,
    221, 222, 229, 230, 232, 233, 236, 248, 253,
    261, 262

R

ramelteon ……………………87, 89, 91, 131
Rapid Eye Movement (REM) 睡眠 …· 57
RBD …………………………………157, 159
Richmond Agitation Sedation Scale
    (RASS) …………………………………123
rifampicin ……………………………182
risperidone ……… 61-63, 86-88, 90, 105, 113,
    115-117, 119-121, 127-131, 158, 159, 164,
    165, 167, 176, 196, 203, 207, 209, 217, 221,
    222, 224, 225, 229-231, 236, 237, 248, 250,
    253, 255, 260, 261, 268, 270
roxatidine ………………………246, 247

S

sertraline ………………………………198
sivelestat ………………………………231
SPECT …………………………………64
sulpiride ………………………………207
suvorexant ………………87, 90, 91, 96, 131

T

theophyline ……………………………70
tiapride …………………105, 106, 176, 207
torsades de pointes …………103, 215, 216
trazodone … 63, 95, 106, 121, 122, 130, 131,
    155, 156, 158, 164, 166, 167, 172-174, 176,
    178, 198, 205, 206, 208, 221, 229
triazolam ………………………199, 200
trihexyphenidyl ………………………60
Trousseau 症候群 ……………260, 261, 263

V

valproate …………………170, 181, 183, 187
vancomycin …………………230, 232, 237

W

WAIS-Ⅲ ………………………………172
WAIS-R …………………………………187
Wernicke-Korsakoff 症候群 ……………194
Wernicke 脳症 …………………………69, 141

JCOPY 88002-586

275

z

zotepine ……………… 115-117, 129, 170, 179, 253, 255-257

和文索引

あ

アカシジア …………………………… 262, 263
悪性リンパ腫 ……………………………… 180
アセチルコリン ………… 60-62, 65, 73, 74
アパシー ……………………………… 149, 150
アルコール依存症 …… 43, 189-191, 196, 197
アルコール離脱けいれん …… 190-192, 197
アルコール離脱症候群 …………… 189-191
アルコール離脱せん妄 … 42-44, 62-64, 93, 122, 190-194, 196, 197
アルツハイマー型認知症 …… 74, 155, 156, 175, 178, 204
アルツハイマー病 …………………………… 175
α 波 ………………………………………… 57
アンビューバッグ ……………………… 102
アンモニア …………………………………… 141

い

意識混濁 …………………………… 13, 53, 58
意識障害 … 13, 38-40, 42, 53, 56, 69, 91, 99, 141, 149, 247, 266
意識変容 ……………………………… 13, 53
医療費 ………………………………………… 14
医療保護入院 ………… 184, 187, 214, 215
胃瘻 ……………………………………… 256, 257
インターロイキン 1（IL-1）………… 54, 56

う

うつ病 ………………………………… 148-150

え

嚥下障害 ………………………… 86, 113
嚥下性肺炎 …… 100, 168, 170, 223, 255, 256
炎症性サイトカイン ………………… 54, 56

お

横紋筋融解症 …………………………… 223, 225

オ

オピオイド …… 70, 71, 74, 197, 200-202, 234, 236
オピオイドローテーション ………… 234
オレキシン受容体拮抗薬 …………… 90, 131

か

外因性精神障害 ……………………………… 12
概日リズム調節障害 …………………… 54, 56
外傷性くも膜下出血 ……………………… 170
外傷性てんかん ……………………………… 169
過覚醒 ………………………………………… 41
化学療法 ……………………… 198, 200, 236, 250
過活動型せん妄 …… 19, 20, 53, 57, 62, 65, 141, 150, 165, 201, 213, 214, 217, 219, 236
拡散強調画像 ……………………………… 150
過鎮静 … 41, 86, 100, 113, 120, 121, 130, 131
感覚遮断 ……………………………… 72, 83
看護必要度 ………………………………… 13
眼振 ………………………………… 206, 266
がん性疼痛 ……………………………… 82
肝性脳症 …… 57, 69, 190, 203, 205, 206, 214, 216
肝不全 …………………………… 23, 74, 235
肝不全用アミノ酸製剤注射液 …… 205, 214
ガンマナイフ ……………………………… 200
緩和医療 ……………………………………… 198
緩和ケア ……………………………… 49, 263
緩和ケア病棟 …… 49, 121, 198, 200, 234, 250

き

基礎律動 ……………………………………… 56
気分高揚 ……………………………………… 187
急性胸部大動脈解離 ……………………… 222
急性呼吸窮迫症候群 ……………………… 231
急性心筋梗塞 ………… 86, 217, 218, 220
急性大動脈解離 ……………………………… 217
急性薬物中毒 ……………………………… 57
橋外髄鞘崩壊症（EPM）……………… 269
緊急入院 ……………………………………… 91
筋固縮 …………………… 178, 252, 266, 268
筋弛緩作用 ……………………………… 223

索 引

く

くも膜下出血 ……………… 162, 163, 167, 168
グルココルチコイド ……………………… 55

け

傾眠 ……………………………………… 19, 41
けいれん閾値 …………… 169, 179, 182, 212
楔前部 ……………………………………… 65
血中濃度 …………………………………… 70
血中半減期（T1/2）…… 114, 121, 128-130
幻覚 ………………………………………… 13, 41
幻視 ………………… 42, 43, 58, 61, 158, 165
見当識 ……………………………… 40, 59, 201
見当識障害 ……………………………… 266
健忘 ………………………… 39, 40, 220

こ

高 CK 血症 ……………………………… 225
高アンモニア血症 ……………………… 203
口渇 ……………………………………… 117
高活性抗レトルウイルス療法 ………… 185
高カリウム血症 ……………… 217, 230, 238
高カルシウム血症 …… 23, 210-214, 234, 235
後期離脱症候群 ………………………… 43
高血圧性脳症 …………………………… 69
高血糖 …………………………………… 57
抗コリン薬 ………… 58, 176, 197, 263
高次脳機能障害 ……………… 162, 168
高照度光療法 …………………………… 216
抗精神病薬 ……61, 76, 86, 102, 106, 109, 114,
　119, 121-124, 129, 130, 131, 163, 164, 176,
　179, 180, 182, 186, 192, 197, 198, 212, 217,
　223, 225, 231, 248, 250, 257, 270
抗てんかん薬 ………………… 70, 181, 197
高ナトリウム血症 ………………… 210, 211
抗パーキンソン病薬 ………………… 70, 176
抗ヒスタミン薬 ………………………… 126
後部帯状回 …………………………… 65, 178
硬膜外血腫 ……………………………… 169
硬膜下血腫 ………… 154, 169, 171, 172
高齢者 ……………………………………… 82
呼吸困難 ………………………………… 82
呼吸不全 …………………………… 74, 86, 235

呼吸抑制 ………………… 86, 100, 123, 126

コリンエステラーゼ阻害薬 ………… 60, 87
混合型せん妄 …………………………… 19, 20
コンサルテーション・リエゾンサービス
　…………………………………… 12, 14, 15
コンサルテーション・リエゾン精神医療
　……………………………………… 148, 175

さ

在院日数 ……………………………… 14, 15
最高血中濃度時間（Tmax）…… 114, 128-130
サイトカイン ……………………………… 55
細胞診 …………………………………… 247
錯視 ……………………………………… 41
錯覚 ……………………………………… 13, 41
酸化的ストレス …………………… 53, 54
三環系抗うつ薬 ………………… 70, 150
三相波 ……………… 57, 142, 203, 205

し

ジギタリス製剤 ………………………… 70
児戯的退行 ………………………… 270, 271
視床下部 - 下垂体 - 副腎皮質系 …… 55, 56
視床髄板内核群 ………………………… 65
姿勢時振戦 ……………………………… 177
持続気道陽圧法 ………………………… 232
持続鎮静 ………………………………… 23
持続的血液濾過透析（CHDF）………… 208
失見当識 …… 13, 20, 39, 43, 180, 246, 252
死亡率 ……………………………… 51, 120
終末期せん妄 …………… 85, 235, 237, 238
終夜ポリグラフィ ……………………… 57
手指振戦 ……………………… 42, 268
手術侵襲 ………………………………… 54
出血性梗塞 ……………………………… 163
術後せん妄 …… 42, 48, 54, 57, 64, 76, 82, 85,
　105, 141, 225-228, 230, 253
腫瘍壊死因子 a（TNF a）……… 54, 56
準備因子 …68, 73, 74, 86, 143, 226, 227
症候性てんかん ………………………… 182
上行性網様体賦活系 ………………… 61
小動物幻視 ……………………………… 42
小脳症状 ………………………………… 259

索　引

食道静脈瘤破裂 …………………………… 190
自律神経症状 ………………… 42, 43, 62, 117
人格変化 …………………………………… 169
神経炎症 ………………………………… 53-56
神経伝達物質 …………………………… 53, 54, 61
神経内分泌 …………………………………… 55, 56
人工呼吸管理 ……………………………… 222
人工透析 …………………………………… 206
心室性不整脈 ……… 103, 212, 216, 217, 228
振戦せん妄 ……… 43, 57, 58, 60, 189, 191
身体因 ……………………………………… 140
身体合併症 ………………………………… 150
身体拘束 ……… 82, 83, 99-101, 109, 143, 144,
　146, 147, 168, 219, 220, 229, 250, 253
診断基準 …………………………………… 17
深部静脈血栓症 …………………………… 99
腎不全 …………………… 23, 74, 209, 235
心房細動 …………………………………… 220
θ波 ………………………………………… 57

す

髄液検査 ………………… 247, 255, 259, 269
遂行機能障害 ……………………………… 169
錐体外路症状 ……… 109, 116, 119, 120, 127,
　128, 130, 131, 186, 261
水頭症 ………………………… 168, 181, 224
髄膜癌腫症 ………………… 247, 259, 268
髄膜脳炎 ……………………… 69, 182, 184
睡眠覚醒リズム …… 41, 53, 58, 62, 116, 131
睡眠時随伴症 ……………………………… 59
睡眠ポリグラフィ検査 ……………… 157, 159
睡眠薬 ………………………………… 82, 220
睡眠リズム障害 …………………………… 122
スクリーニング …………………………… 15
ステロイドパルス療法 …………………… 189

せ

精神運動興奮 ………………………… 19, 43, 53
精神運動性障害 …………………………… 40
精神科リエゾンチーム ………………… 15, 94
生命予後 …………………………………… 51
脊髄小脳変性症 …………………………… 175
セロトニン ……………………………… 62, 63

セロトニン2受容体 ……………………… 63
セロトニン 5-HT2A 受容体 ……… 114, 116
セロトニン 5-HT2C 受容体 …………… 116
前交通動脈瘤破裂 ………………………… 163
全身麻酔 ……………………………… 54, 91
選択的 α2アゴニスト …………………… 123
前頭葉症状 ………………………………… 168
前脳基底核 ………………………………… 61
全脳照射 ……………… 180, 181, 200, 202
せん妄スクリーニング・ツール（DST）… 30
せん妄リンクナース ……………………… 95

そ

早期離脱症候群 …………………………… 42
総合病院 ……………………………… 14, 109
促進因子 …………………………………… 68

た

第1世代抗精神病薬 ……………… 106, 218
第2世代抗精神病薬 …… 106, 116, 128, 176,
　217, 229, 236
代謝性脳症 …………………………… 57, 69
大腿骨骨折 ………………………………… 72
大動脈解離 ………………………………… 220
大動脈内バルーンパンピング ………… 218
大脳辺縁系 ……………………………… 53, 62
脱水 …………………………………… 77, 211
脱抑制 ……… 39, 169, 187, 270, 271

ち

チトクローム P450 ……………………… 203
注意障害 ……………………………… 23, 53
中心性橋髄鞘崩壊症（CPM）… 210, 266, 269
中脳皮質系 ………………………………… 61
昼夜逆転 …………………………………… 41
昼夜リズム ………………………………… 20
直接因子 ……… 54, 55, 68, 69, 101, 105, 132,
　133, 140, 143, 144, 146, 147
治療チーム ………………………………… 14

て

低アルブミン血症 ……… 70, 203, 212, 234
低栄養 ……………………………………… 77

278

索 引

低活動型せん妄 ……… 14, 19-21, 37, 49, 50,
　57, 131, 141, 148, 150, 151, 153, 181, 205,
　206, 225, 226, 234, 236, 266
低カリウム血症 …… 103, 212, 215-217, 265
低カルシウム血症 ………………… 210, 211
低酸素血症 ……………………… 50, 222
低振幅速波 ……………………………… 57
低ナトリウム血症 ……… 210, 212, 247, 265-
　267, 271
低マグネシウム血症 ………………… 103, 212
適応外使用 …………………… 105, 106, 109
δ波 ……………………………………… 57
電解質異常 …………………………… 73, 103
電気けいれん療法 ……………………… 270

と

動悸 ……………………………………… 42
疼痛 …………………………… 72, 74, 77
糖尿病 …………………… 129, 130, 209
頭部 MRI ……………… 259, 265, 272
頭部 SPECT ………… 247, 255, 259, 269
頭部外傷 ……………………………… 172
頭部外傷後遺症 ……………………… 169
ドパミン …………………… 61-63, 65
ドパミン D2 受容体 …… 114, 116, 128-130
ドパミンアゴニスト …………… 176, 177
ドパミン系 …………………………… 61
ドパミン受容体遮断薬 ……………… 61

に

日内変動 …………………………… 13, 149
尿毒症 …………………………… 57, 207
尿毒症性脳症 ……………… 57, 69, 206
認知症 … 33, 50, 51, 55, 57, 64, 71, 74, 82,
　85, 86, 91, 104, 106, 109, 112, 141, 143,
　152-154, 169, 175, 225, 256, 257

の

脳幹脳炎 ……………………… 187, 188
脳幹網様体 …………………………… 61
脳幹網様体賦活系 …………………… 53
脳血管障害 ………… 162, 163, 211, 227
脳血管攣縮 ……………………… 163, 168

脳原発悪性リンパ腫 ………………… 181
脳梗塞 ……………………… 162, 163, 166
脳挫傷 ………………………………… 169
脳出血 ……………………… 162, 173
脳腫瘍 ………………………………… 57
脳卒中 ……………………………… 162
脳転移 …… 23, 198, 200, 213, 234, 235, 254,
　259
脳波検査 …………………………… 142
脳浮腫 ……………………………… 163
ノルアドレナリン ………………… 62, 63
ノルアドレナリンα1受容体 …… 114, 117

は

背外側前頭前野 ……………………… 65
敗血症 …………………………… 57, 238
発汗 …………………………… 42, 43
バックバルブマスク ………………… 223
羽ばたき振戦 ………………………… 203
パルスオキシメーター ……… 102, 103, 217
バルビツレート ……………………… 63
汎発性腹膜炎 ……………… 229, 231
パーキンソン病 ……………… 175-177

ひ

被暗示性 ……………………………… 72
被害妄想 ……… 13, 42, 43, 61, 253
尾状核 ………………………………… 65
ヒスタミン H1 受容体 ……… 114, 116
ビタミン B1 …………………… 141
ビタミン B12 …………………… 141
非ヘルペス性辺縁系脳炎 ……………… 184
びまん性軸索損傷 ………………… 169
非薬物療法的の介入 …………… 76-78
評価スケール …………………… 17, 21
頻脈 …………………………… 42, 43, 62

ふ

不安定狭心症 ……………………… 218
複雑部分発作 ………………… 183, 184
複雑部分発作重積状態 ……………… 184
複視 ………………………………… 266
副腎皮質ステロイド ………………… 234

索 引

不動化 ……………………………… 77, 82
不眠 ………………………… 40, 41, 77, 83

へ

ヘルペス脳炎 …………………… 141, 183
辺縁系脳炎 ……………………… 184, 250
ベンゾジアゼピン受容体作動薬 …… 70, 82,
　91, 95, 100-103, 122-126, 185, 186, 191-
　193, 197, 199, 206, 218, 223, 224, 228, 236,
　263
便秘 ………………………………… 82, 117
β遮断薬 …………………………………… 263

ほ

放射線療法 …………… 181, 213, 214, 250
傍腫瘍性症候群 ………………… 259, 260

ま

末梢静脈挿入式中心静脈カテーテル … 236
麻痺性イレウス ………………………… 236
慢性硬膜下血腫 ………………… 173, 174

み

ミクログリア ……………………… 54, 61

む

無顆粒球症 ……………………………… 176
ムスカリン性アセチルコリン（mACh）受
　容体 ……………………………………… 117

め

メラトニン ………………………………… 56
メラトニン受容体作動薬 ………… 89, 131

や

夜間せん妄 …………… 13, 20, 39, 143
薬剤性せん妄 ………… 146, 150, 197, 202
薬剤性パーキンソニズム ……………… 225
薬物相互作用 …………………… 70, 150

ゆ

有害事象 …… 85-87, 89, 105, 109, 113, 119,
　124, 128
有訴時指示 ……………………………… 113
誘発因子 …… 68, 71, 73, 76, 77, 85, 99, 101,
　105, 132, 133, 140, 143, 147, 226, 227
有病率 …………………………… 48, 49

よ

葉酸 ………………………………… 141
要素性幻聴 ……………………………… 42
予後 ………………………………… 50, 51

ら

ラクナ梗塞 ……………………………… 162

り

リエゾン精神科医 …………… 14, 197
リエゾンリンクナース ……………… 95
離脱せん妄 ……………………………… 199

れ

レビー小体型認知症 …… 74, 175, 176, 178,
　179

ろ

老化 ……………………………… 53

280　　　JCOPY 88002-586

【著者紹介】

わ だ けん
和田　健

1990 年　3 月	岡山大学医学部卒業
1990 年　4 月	岡山大学神経精神医学教室（現・精神神経病態学教室）入局
1991 年　6 月	香川県立中央病院神経内科
1993 年　4 月	高見病院（現・希望ヶ丘ホスピタル）
1996 年 10 月	岡山療護センター精神科
1997 年　5 月	岡山大学病院精神神経科医員
2000 年　4 月	広島市立広島市民病院精神科副部長
2006 年　4 月	広島市立広島市民病院精神科部長
2011 年　4 月	広島市立広島市民病院精神科主任部長
	現在に至る

専門領域

コンサルテーション・リエゾン精神医学，器質性精神障害の診断治療，気分障害の診断治療

所属学会

日本精神神経学会（専門医，指導医），日本総合病院精神医学会（専門医，指導医，評議員，理事），日本臨床精神神経薬理学会（専門医，指導医），日本サイコオンコロジー学会，日本てんかん学会，日本循環器心身医学会（理事）

© 2019　　　　　　　　　　　　　　第 1 版発行　2019 年 7 月 25 日

ポケット版 **改訂 せん妄の臨床**　　（定価はカバーに表示してあります）

リアルワールド・プラクティス

	著　者	和　田　　　　健
検　印	発行者	林　　　峰　子
省　略	発行所	株式会社 新興医学出版社

〒113-0033　東京都文京区本郷 6 丁目 26 番 8 号
電話　03（3816）2853　　FAX　03（3816）2895

印刷　株式会社 藤美社　　　ISBN 978-4-88002-586-5　　郵便振替　00120-8-191625

- ・本書の複製権・翻訳権・上映権・譲渡権・公衆送信権（送信可能化権を含む）は株式会社新興医学出版社が保有します。
- ・本書を無断で複製する行為（コピー、スキャン、デジタルデータ化など）は、著作権法上での限られた例外（「私的使用のための複製」など）を除き禁じられています。研究活動、診療を含み業務上使用する目的で上記の行為を行うことは大学、病院、企業などにおける内部的な利用であっても、私的使用には該当せず、違法です。また、私的使用のためであっても、代行業者等の第三者に依頼して上記の行為を行うことは違法となります。
- ・ **JCOPY**〈出版者著作権管理機構 委託出版物〉
  本書の無断複製は著作権法上での例外を除き禁じられています。複製される場合は、そのつど事前に、出版者著作権管理機構（電話 03-5244-5088、FAX 03-5244-5089、e-mail：info@jcopy.or.jp）の許諾を得てください。